Kohlhammer

Die Herausgebenden

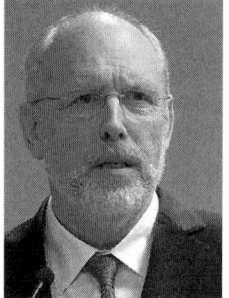

Prof. Dr. Dr. h. c. Gerhard Dannecker ist Seniorprofessor für Strafrecht und Strafprozessrecht an der Ruprecht-Karls-Universität Heidelberg

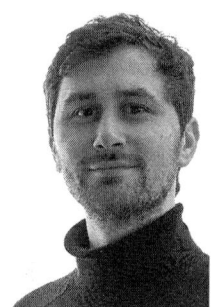

Tilmann Dittrich, LL.M. (Medizinrecht), ist Doktorand an der Heinrich-Heine-Universität Düsseldorf

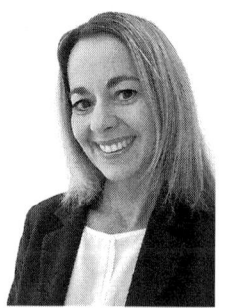

Dr. Nadja Müller ist Rechtsanwältin und Partnerin bei der Dilling Rechtsanwälte Partnerschaftsgesellschaft mbB Köln

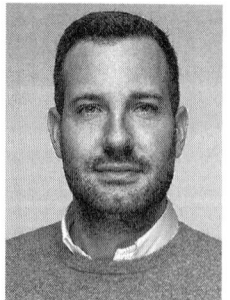

Marcel Schaich, MBA, ist Volljurist und Senior Consultant der Controllit AG Hamburg

Gerhard Dannecker
Tilmann Dittrich
Nadja Müller
Marcel Schaich

Das krisenresiliente Krankenhaus und MVZ

Kontinuität von Betriebsabläufen in Zeiten
von Krisen und Cyberangriffen sichern

Verlag W. Kohlhammer

Dieses Werk einschließlich aller seiner Teile ist urheberrechtlich geschützt. Jede Verwendung außerhalb der engen Grenzen des Urheberrechts ist ohne Zustimmung des Verlags unzulässig und strafbar. Das gilt insbesondere für Vervielfältigungen, Übersetzungen, Mikroverfilmungen und für die Einspeicherung und Verarbeitung in elektronischen Systemen.

Die Wiedergabe von Warenbezeichnungen, Handelsnamen und sonstigen Kennzeichen in diesem Buch berechtigt nicht zu der Annahme, dass diese von jedermann frei benutzt werden dürfen. Vielmehr kann es sich auch dann um eingetragene Warenzeichen oder sonstige geschützte Kennzeichen handeln, wenn sie nicht eigens als solche gekennzeichnet sind.

Es konnten nicht alle Rechtsinhaber von Abbildungen ermittelt werden. Sollte dem Verlag gegenüber der Nachweis der Rechtsinhaberschaft geführt werden, wird das branchenübliche Honorar nachträglich gezahlt.

Dieses Werk enthält Hinweise/Links zu externen Websites Dritter, auf deren Inhalt der Verlag keinen Einfluss hat und die der Haftung der jeweiligen Seitenanbieter oder -betreiber unterliegen. Zum Zeitpunkt der Verlinkung wurden die externen Websites auf mögliche Rechtsverstöße überprüft und dabei keine Rechtsverletzung festgestellt. Ohne konkrete Hinweise auf eine solche Rechtsverletzung ist eine permanente inhaltliche Kontrolle der verlinkten Seiten nicht zumutbar. Sollten jedoch Rechtsverletzungen bekannt werden, werden die betroffenen externen Links soweit möglich unverzüglich entfernt.

1. Auflage 2024

Alle Rechte vorbehalten
© W. Kohlhammer GmbH, Stuttgart
Gesamtherstellung: W. Kohlhammer GmbH, Stuttgart

Print:
ISBN 978-3-17-042443-2

E-Book-Formate:
pdf: ISBN 978-3-17-042444-9
epub: ISBN 978-3-17-042445-6

Geleitwort

Christoph Wilhelm Hufeland war es, der in seinem 1860 erschienen Buch »Makrobiotik oder die Kunst das menschliche Leben zu verlängern« den Satz »Vorbeugen ist besser als Heilen!« formulierte. Damit assoziieren wir, dass man lieber auf Nummer sicher geht bzw. kein Risiko eingeht und sich in alle Richtungen absichern sollte, denn »Vorsicht ist die Mutter der Porzellankiste« und als Maßstab für unser Handeln gilt häufig safety first. Und wir wissen auch, dass es im Gesundheitswesen um Leben und Gesundheit geht und die Patientensicherheit daher einen sehr hohen Stellenwert hat.

Das Sicherheitsdenken haben wir verinnerlicht. Doch wie weit richten wir dabei unseren Blick auf das Nicht-Alltägliche? Ist uns bekannt, ob unsere Gesundheitseinrichtung durch ein Jahrhunderthochwasser betroffen sein wird, wer einem Krisenstab angehört und wer je nach Ereignis unverzüglich zu benachrichtigen ist, oder wer einspringt, wenn der erste Ansprechpartner aufgrund des Schadensereignisses selbst nicht helfen kann? Das sind Fragen, welche die Leitungsebene eines Krankenhauses oder medizinischen Versorgungszentrums beschäftigen müssen. Das vorliegende Buch zeigt verdienstvoll auf, inwieweit dazu rechtliche Verpflichtungen bestehen und welche Management-Prozesse jeweils proaktiv zu etablieren sind.

Krisen sind Ereignisse, durch die akute Gefahren für Menschen und andere Lebewesen, für die Umwelt, für die Vermögenswerte oder für die Reputation eines Unternehmens drohen. Sie können also vielfältigen Charakter haben und ganz unterschiedliche Reaktionen erfordern. Lange schienen Naturkatastrophen nur andere Erdregionen zu betreffen. Die Finanzkrise, die Coronakrise und zunehmende Cyberkriminalität haben uns in Erinnerung gerufen, dass das krisenresiliente Krankenhaus keine Selbstverständlichkeit ist, sondern dass wir uns auf Krisen verschiedenster Art einstellen müssen. Dass es dazu in vielen Bereichen zusätzlicher Hilfestellung bedarf, haben die Herausgeber erkannt. Ihre Themenzusammenstellung ermöglicht es, durch den Vergleich verschiedener Krisenszenarien den Blick für die jeweiligen Besonderheiten zu schärfen und alle wesentlichen Risiken zu erfassen.

Viele Krankenhäuser befinden sich aufgrund rückläufiger Fallzahlen im Nachgang zur Corona-Pandemie und der für sie ungeklärten Folgen der anstehenden großen Krankenhausfinanzreform im finanziellen Krisenmodus. Dies darf jedoch nicht dazu verleiten, in einem zunehmend digitaler werdenden Gesundheitswesen die dadurch neu entstehenden Sicherheitsrisiken zu verkennen. Wir müssen Mitarbeitende sensibilisieren, Schutzmaßnahmen zu ergreifen sowie Notfallpläne nicht nur zu implementieren, sondern deren Umsetzung auch einzuüben.

Ich wünsche dem Buch insbesondere in den Führungsebenen der Gesundheitseinrichtungen eine große Beachtung. Durch den Autorenkreis, seine Praxisnähe und zugleich sein wissenschaftliches Fundament, verfügt es dazu über die besten Voraussetzungen.

Berlin, den 26.11.2023

Prof. Dr. Karsten Scholz, Leiter des Dezernats Recht der Bundesärztekammer sowie Honorarprofessor an der Leibniz-Universität Hannover

Vorwort

»Die Mitgliedstaaten stellen sicher, dass die Leitungsorgane wesentlicher und wichtiger Einrichtungen die (…) ergriffenen Risikomanagementmaßnahmen im Bereich der Cybersicherheit billigen, ihre Umsetzung überwachen und für Verstöße (…) verantwortlich gemacht werden können.«

Diese Vorschrift entstammt der neuen NIS-2-Richtlinie, einer europäischen Richtlinie, die zum Ziel hat, die Netzwerk- und Informationssicherheit in kritischen Einrichtungen zu verbessern. Die Umsetzung dieser Richtlinie wird das BSIG mit seinen Kritischen Infrastrukturen maßgeblich beeinflussen.

Die Vorschrift macht deutlich, dass Leitungspersonen von kritischen Einrichtungen in Zeiten signifikanter Bedrohungen aus dem Cyberbereich eine wichtige Aufgabe im Kampf um die Resilienz der Einrichtung zukommt. Längst ist Cybersicherheit nicht mehr nur die Aufgabe von »IT-Nerds«, sondern der Geschäftsführung, des Vorstands und des Aufsichtsrats.

Die Herausgeber dieses Buches haben diese Herausforderung zum Anlass genommen, die rechtlichen Aspekte mit denen eines Risikomanagements zu verknüpfen. Insbesondere dem Business-Continuity-Management kommt hierbei zentrale Bedeutung zu, um über seinen präventiven Ansatz die Resilienz der Einrichtung zu stärken. Da in diesem Zusammenhang eine weitgehende Verrechtlichung stattgefunden hat, ist es notwendig, die Synergien mit dem Compliance-Management aufzuzeigen.

Gerade im Gesundheitswesen besteht für die Einrichtungen eine Vielzahl an Gefahren. Neben den genannten Cyberrisiken zählen hierzu als weitere Risikobereiche: Brand, Hygiene, Umweltkatastrophen und Lieferkettenengpässe. Für den Bereich der vertragsärztlichen wie auch der stationären Versorgung gelten hierbei eine Reihe gesetzlicher Vorschriften, bei deren Missachtung spürbare Sanktionen mit reputationsschädigenden Rechtsfolgen drohen. Nicht zuletzt geht es darum, die Gesundheitsversorgung aufrechtzuerhalten und Personenschäden zu vermeiden.

Verstärkt wird die Komplexität der hohen Gefahrenlage im Gesundheitswesen durch eine Reihe neuer Vorschriften, die auf Krankenhäuser und MVZ-Strukturen zukommen. Hierzu zählt die Umsetzung der bereits genannten NIS-2-Richtlinie für den Cyberbereich, aber auch ihres Pendants im nicht-cyberbezogenen Bereich, der Resilienz-Richtlinie, sowie das im März 2024 in Kraft getretene Gesetz zur Verbesserung der Digitalisierung des Gesundheitswesens und der AI Act der Europäischen Union. All diese Gesetzesvorhaben werden bereits in dem vorliegenden Werk aufgegriffen und finden Berücksichtigung.

Der Kreis der Herausgeber dankt den Autoren, die mit ihrem Expertenwissen und ihrer Erfahrung über die Auslegung der Rechtsnormen hinaus wertvolle Praxishinweise zum Datenschutzrecht, zur Rolle der Strafverfolgungsbehörden, zur Bedeutung von Versicherungslösungen sowie zur praktischen Umsetzung eines Business-Continuity-Managements liefern. Darüber hinaus gilt unser besonderer Dank Frau Borgböhmer und Frau Hartmann vom Kohlhammer-Verlag, die die Herausgeber bei der Veröffentlichung des Werkes stets unterstützt und insbesondere dafür gesorgt haben, dass die Aktualität trotz der Vielzahl an Gesetzesvorhaben gewahrt werden konnte.

Heidelberg, Düsseldorf, Köln und Stuttgart, im März 2024

Prof. Dr. Dr. h. c. Gerhard Dannecker, Tilmann Dittrich, Dr. Nadja Müller und Marcel Schaich

Inhaltsverzeichnis

Geleitwort				5
Vorwort				7
Verzeichnis der Autorinnen und Autoren				13
1	**Krisenresilienz als Aufgabe und Herausforderung für Krankenhäuser und MVZ-Strukturen**			**17**
	1.1	Einleitung		17
	1.2	Die Entwicklungen der Gefahrenbereiche		19
		1.2.1	Schadensszenario Brandereignis	19
		1.2.2	Schadensrisiko Hygiene	20
		1.2.3	Schadensszenario Cybervorfall	21
		1.2.4	Schadensszenario Lieferkette	22
		1.2.5	Schadensszenario Umweltkatastrophe	23
		1.2.6	Szenario Pandemie	24
	1.3	Die Verantwortung der Krankenhäuser		24
	1.4	Die Einbindung in die Krankenhaus-Compliance		26
	1.5	Die Verantwortung der MVZ		28
	1.6	Rechtsfolgen einer mangelhaften Krisenresilienz unter Berücksichtigung der Abrechnung		29
		1.6.1	Rechtsfolgen im Normalfall	29
		1.6.2	Rechtsfolgen im Notfall	29
		1.6.3	Krisenresilienz und Abrechnungsbetrug	30
	1.7	Fördermöglichkeiten und gesetzgeberisches Handeln		31
2	**Rechtsgrundlagen des BCM und Compliance**			**33**
	2.1	Unionsrechtliche Vorgaben und ihre Umsetzung in nationales Recht		33
		2.1.1	Entwicklungen auf der Ebene der Europäischen Union	33
		2.1.2	IT-Sicherheit nach dem Gesetz über das Bundesamt für Sicherheit in der Informationstechnik, dem IT-Sicherheitsgesetz und nach § 391 SGB V	36
		2.1.3	Zwischenergebnis	43

	2.2	Rechtspflicht zur Einführung eines BCM	43
		2.2.1 Rechtspflicht zur Einführung eines BCM nach § 91 Abs. 2 AktG	43
		2.2.2 Rechtspflicht zur Einführung eines BCM nach §§ 76, 93 AktG bzw. § 43 GmbHG	44
		2.2.3 Krisenfrüherkennung nach § 1 StaRUG	48
		2.2.4 Fazit	50
	2.3	BCM als Gegenstand der bilanzrechtlichen Berichterstattung	50
		2.3.1 Vorgaben des HGB	51
		2.3.2 Strafbarkeit nach § 331 HGB	51
	2.4	Verrechtlichungstendenzen infolge strafrechtlicher und ordnungswidrigkeitenrechtlicher Vorgaben	52
		2.4.1 Strafbarkeit wegen Untreue nach § 266 StGB	52
		2.4.2 Weitere Strafbarkeitsrisiken	55
	2.5	Compliance und ihr Verhältnis zum BCM	61
		2.5.1 Compliance – Bedeutung und Rechtsgrundlagen	61
		2.5.2 Folgen mangelhafter Compliance	69
		2.5.3 Anforderungen an eine effektive Compliance	70
		2.5.4 Parallelen und Schnittmengen von Compliance und BCM	79
		2.5.5 Betriebskontinuität als Compliance-Pflicht?	82
	2.6	Standardisierte Empfehlungen zum BCM	83
	2.7	Fazit	84
3	**Spezielle Bereiche des BCM im Krankenhaus und in MVZ-Strukturen**		**86**
	3.1	Cybersicherheit	86
		3.1.1 Begrifflichkeiten beim Thema Cybersicherheit	86
		3.1.2 Angriffsarten, das Big Game Hunting und Cybercrime-as-a-Service	87
		3.1.3 Auswirkungen von Cybervorfällen auf Krankenhäuser und MVZ-Strukturen	89
		3.1.4 Praxisbeispiele von Cyberangriffen im Gesundheitswesen	90
	3.2	Cybersicherheit in Krankenhäusern	92
		3.2.1 Verfassungsrechtliche Grundlagen der Cybersicherheit im Gesundheitswesen	92
		3.2.2 Unionsrechtliche Regelungen zur Cybersicherheit	93
		3.2.3 Krankenhäuser im Anwendungsbereich des BSIG	95
		3.2.4 Krankenhäuser nach § 391 SGB V	106
		3.2.5 Anforderungen der DS-GVO an Krankenhäuser	109
		3.2.6 Künstliche Intelligenz im Krankenhaus: Bedrohungen und Potenziale	113
		3.2.7 Personenschäden durch Cybervorfälle in Krankenhäusern	117
		3.2.8 Cyberversicherungen aus rechtlicher Sicht	119

		3.2.9	Lösegeldzahlungen als Strafbarkeitsrisiko?	120
		3.2.10	Cybervorfall und der Kontakt mit Behörden	121
		3.2.11	Fazit	121
	3.3	Cybersicherheit in MVZ-Strukturen		122
		3.3.1	Regelungsgeschichte des § 390 SGB V	123
		3.3.2	Personeller Anwendungsbereich des § 390 SGB V	123
		3.3.3	Regelungsinhalt des § 390 SGB V	124
		3.3.4	Anforderungen der KBV-Richtlinie	125
		3.3.5	Zertifizierte Dienstleister nach § 390 SGB V	128
		3.3.6	Datensicherheit in MVZ-Strukturen	129
		3.3.7	Sanktionen gegen MVZ-Strukturen im Bereich Cybersicherheit	131
		3.3.8	Praxishinweise für MVZ-Strukturen	132
		3.3.9	Auswirkungen des Digitalgesetzes	132
	3.4	KRITIS-Dachgesetz		134
		3.4.1	Einleitung zum KRITIS-Dachgesetz	134
		3.4.2	Referentenentwurf des KRITIS-Dachgesetzes	135
		3.4.3	Folgen für die Zukunft	138
	3.5	Krankenhausalarm- und -einsatzplanung		139
		3.5.1	Rechtsgrundlagen der KAEP	140
		3.5.2	Inhalt des Handbuchs/Etablierung KAEP	141
		3.5.3	Rechtsfolgen einer ineffektiven KAEP und der Blick in die Zukunft	146
	3.6	Brandschutz im Krankenhaus		147
		3.6.1	Einführung zum Brandschutz	147
		3.6.2	Besondere Rechtsgrundlagen für den Brandschutz	149
		3.6.3	Vorschriften für Leitungsorgane	150
		3.6.4	Brandschutzleitfäden ohne Normcharakter	151
		3.6.5	Umsetzung des Brandschutzes im Krankenhaus	151
	3.7	Priorisierungssituationen im Krankenhaus		153
		3.7.1	Einführung	153
		3.7.2	Strafrechtliche Bewertung von Triage-Entscheidungen	154
		3.7.3	Triage in der Pandemie	155
		3.7.4	Folgen für das Krankenhaus	156
4	**Der Cyberangriff aus Sicht der Staatsanwaltschaft**			**157**
	4.1	Erscheinungsformen aktueller Ransomware-Gruppierungen		157
	4.2	Ermittlungen bei Ransomware-Angriffen – Art, Umfang und Zuständigkeiten		159
	4.3	Warum sich Strafanzeigen lohnen		161
5	**Versicherungslösungen für Krankenhäuser**			**165**
	5.1	Risiken durch Cyber-Angriffe steigen		165
	5.2	Große Risiken durch Datenschutzverletzungen		168
	5.3	Die Cyberversicherung als »Allheilmittel«?		168

	5.4	Welche Voraussetzungen müssen für eine Cyberversicherung erfüllt sein?	171
	5.5	Voraussetzungen für den Leistungsfall	172
	5.6	Ersetzt eine D&O-Versicherung die Cyberversicherung?	173
	5.7	Benötigt ein Krankenhaus eine eigenständige Vertrauensschadenversicherung?	174
	5.8	Fazit	175
6	**BCM in der Praxis**		**176**
	6.1	Einleitende Ausführungen zu BCM aus praktischer Sicht	176
		6.1.1 Ziel der Implementierung eines BCMS	177
		6.1.2 Funktionsweise des BCM	178
	6.2	Organisationsstruktur im BCM	178
		6.2.1 Strategische Ebene	178
		6.2.2 Taktische Ebene	180
		6.2.3 Operative Ebene	181
	6.3	BCM-Programm	181
		6.3.1 Initiierung	183
		6.3.2 Analysephase	184
		6.3.3 BC-Lösungskonzept	189
		6.3.4 Implementierung risikomindernder Maßnahmen	195
		6.3.5 Planung	197
		6.3.6 Validierung	199
		6.3.7 Schulung und Awareness	200
	6.4	Fazit	202
7	**Fazit – kurz gefasst**		**203**
Verzeichnisse			**205**
	Abkürzungsverzeichnis		205
	Literaturverzeichnis		209
	Stichwortverzeichnis		214

Verzeichnis der Autorinnen und Autoren

Prof. Dr. Dr. h. c. Gerhard Dannecker ist Seniorprofessor an der Universität Heidelberg. Seine Forschungs- und Tätigkeitsschwerpunkte liegen im Wirtschafts- und Steuerstrafrecht, im Kartellordnungswidrigkeitenrecht sowie im europäischen und internationalen Strafrecht. Er war seit dem Jahr 1992 Universitätsprofessor und Lehrstuhlinhaber für Strafrecht, Strafprozessrecht und Informationsrecht an der Universität Bayreuth. Ab dem Jahr 2007 war er Ordinarius an der Ruprecht-Karls-Universität Heidelberg und ab 2009 Direktor des dortigen Instituts für deutsches, europäisches und internationales Strafrecht und Strafprozessrecht. Seit Oktober 2018 ist er Seniorprofessor für Strafrecht und Strafprozessrecht an der Universität Heidelberg und Of Counsel bei einer Kanzlei im Wirtschaftsstrafrecht in Würzburg.

Dr. Johannes Dilling ist Rechtsanwalt und Partner einer auf Compliance, Organhaftung und D&O-Versicherung spezialisierten Kanzlei in Köln. Er hat über die Themen Managerhaftung und D&O-Versicherung promoviert und verfügt über langjährige Erfahrung in der Compliance-Beratung. Er ist Lehrbeauftragter für Compliance im Masterstudiengang Wirtschaftsrecht an der Universität zu Köln.

Tilmann Dittrich, LL.M. Medizinrecht, ist ausgebildeter Rettungsassistent und schloss im Jahr 2019 das erste juristische Staatsexamen in Freiburg im Breisgau ab. Im Anschluss hieran absolvierte er einen Weiterbildungs-Masterstudiengang im Medizinrecht an der Heinrich-Heine-Universität Düsseldorf und ist aktuell Rechtsreferendar im OLG-Bezirk Düsseldorf; er ist Doktorand von Herrn Prof. Dr. Frister an der Heinrich-Heine-Universität Düsseldorf. In zahlreichen wissenschaftlichen Beiträgen hat er sich mit der Cybersicherheit und Kritischen Infrastrukturen, insbesondere im Gesundheitswesen, befasst, sowie mit Fragen des Medizinstrafrechts und dem Recht der Notfallmedizin.

Jan Ippach, LL.M. Medizinrecht, ist als Rechtsanwalt in der auf den Gebieten des Medizinrechts sowie des Wirtschaftsrechts im Gesundheitswesen bundesweit tätigen Kanzlei DR. HALBE RECHTSANWÄLTE mit Standorten in Köln und Berlin beschäftigt; er veröffentlicht und hält Vorträge zu medizin- und datenschutzrechtlichen Themen. Seine Beratungsschwerpunkte liegen u. a. in dem Bereich der vertragsärztlichen Versorgung, dort insbesondere auch in den Bereichen IT-Sicherheit und Telematikinfrastruktur.

Daniel Joos ist Jurist und Referent im Innenministerium Baden-Württemberg. Zuvor war er als Referent beim Landesbeauftragten für den Datenschutz und die

Informationsfreiheit Baden-Württemberg im Bereich des Beschäftigtendatenschutzes und als Rechtsanwalt für Arbeitsrecht in einer internationalen Wirtschaftskanzlei in Stuttgart tätig.

Philipp Kuhn ist Oberstaatsanwalt bei der Generalstaatsanwaltschaft Stuttgart. Er leitet dort seit 2017 die für ganz Baden-Württemberg zuständige Zentralstelle für die Bekämpfung der Informations- und Kommunikationskriminalität (»Cybercrime-Zentralstelle«; kurz: ZIK). Seit seinem Eintritt in die baden-württembergische Justiz im Jahr 2006 war er als Richter in einer Zivil- und Strafkammer des Landgerichts Stuttgart, bei der Staatsanwaltschaft Stuttgart im Bereich der Bekämpfung der Organisierten Kriminalität sowie im Rahmen einer Abordnung für vier Jahre beim Justizministerium des Landes Baden-Württemberg tätig.

Dr. Kristof Meding promovierte im Bereich des Maschinellen Lernens an der Universität Tübingen und dem Max-Planck-Institut für Intelligente Systeme. Dabei untersuchte er, wie Menschen und Algorithmen kausale Informationen verarbeiten. Anschließend erforschte er diese Themen sowie die allgemeine Funktionsweise von Maschinellem Lernen als Postdoktorand, bevor er als Referent des technischen Datenschutzes zum LfDI kam. Hier betreut er als KI-Beauftragter der Behörde die KI-Aktivitäten des LfDI BW.

Dr. Nadja Müller war seit 2005 in der Verteidigung in Wirtschaftsstrafsachen tätig, bevor sie sich auf die Compliance-Beratung spezialisierte. Hier war sie zwischenzeitlich bei einem Rechtsanwaltsarm einer großen Wirtschaftsprüfungsgesellschaft sowie als Referentin Recht und Chief Compliance Officer eines Wirtschaftsunternehmens tätig. Seit 2023 ist sie Partnerin in der Dilling Rechtsanwälte Partnerschaftsgesellschaft mbB. Neben ihrer anwaltlichen Tätigkeit habilitiert sich Frau Dr. Müller am Institut für deutsches, europäisches und internationales Strafrecht und Strafprozessrecht der Universität Heidelberg und ist seit dem Jahr 2019 Lehrbeauftragte an der Juristischen Fakultät der Universität Heidelberg im Medizin- und Gesundheitsrecht.

Matthias Rosenberg berät seit 1999 Unternehmen verschiedenster Branchen in den Bereichen Business-Continuity-Management (BCM), IT Service Continuity Management (ITSCM) und Krisenmanagement. Der erfahrene Diplom-Betriebswirt und Vorstand der Controllit AG ist darüber hinaus Dozent an der Hochschule für öffentliche Verwaltung (HfÖV) und schult Fachleute in der BCM Academy, dem führenden europäischen Institut für Trainings in diesen Fachgebieten. Seine Tätigkeiten tragen maßgeblich dazu bei, Unternehmen auf die Herausforderungen im BCM, ITSCM und Krisenmanagement vorzubereiten.

Marcel Schaich, MBA, ist Jurist und Senior Berater bei der Controllit AG in Hamburg. Er berät nationale und internationale Unternehmen im Bereich Business-Continuity-Management und Krisenmanagement und ist zertifizierter Business-Continuity-Manager (BCM Academy GmbH). Vor seiner Tätigkeit bei der Controllit AG war er als Rechtsanwalt bei einer internationalen Wirtschaftskanzlei in der

Praxisgruppe Compliance und Wirtschaftsstrafrecht tätig. Parallel zu seiner Tätigkeit für die Controllit AG absolviert er derzeit die Laufbahnausbildung im höheren feuerwehrtechnischen Dienst beim Land Rheinland-Pfalz (Brand-, Katastrophen- & Zivilschutz).

Nikolaus Stapels ist ein renommierter Cyber-Sicherheits-Spezialist und fokussiert sich seit 2013 auf die digitalen Herausforderungen im Gesundheitswesen. Mit profundem Wissen schützt er Unternehmen vor Cyber-Risiken. Seine klare Kommunikation und Expertise machen ihn europaweit zu einem gefragten Berater in Sachen Datensicherheit.

1 Krisenresilienz als Aufgabe und Herausforderung für Krankenhäuser und MVZ-Strukturen

Gerhard Dannecker, Tilmann Dittrich, Nadja Müller, Marcel Schaich

1.1 Einleitung

Bevor die bereits im Titel angedeuteten Krisenszenarien dargestellt und diesbezügliche Hilfestellungen gegeben werden, soll in die Thematik eingeführt und der Aufbau des Handbuchs erläutert werden, um den praktischen Umgang mit diesem Buch zu erleichtern. Das Werk nähert sich den Regelungen für Krankenhäuser und MVZ-Strukturen[1] zur Vorsorge vor und zum Umgang mit Krisenereignissen aus juristischer Perspektive de lege lata, geht aber auch auf bereits absehbare Rechtsentwicklungen de lege ferenda ein, um den sich bereits abzeichnenden neuen Anforderungen in diesem Bereich Rechnung zu tragen.

Das Business-Continuity-Management (BCM) stellt einen Schwerpunkt des Umgangs mit Krisen dar. Hierbei handelt es sich um einen Managementprozess, der darauf angelegt ist, die Funktionsfähigkeit einer Einrichtung bei störenden Ereignissen aufrechtzuerhalten. Es sticht durch seinen präventiven Charakter heraus. Gerade für die Gesundheitsversorgung stellt das BCM den Schlüssel dar, um den gesetzlichen Aufgaben auch in Störfällen nachkommen zu können und die Gesundheit der Bevölkerung zu sichern.

Die Besonderheit des BCM liegt darin, dass der Gesetzgeber, sei es auf EU-Ebene, auf Ebene des Bundes oder auch auf Ebene der Länder, bereits Regelungen getroffen hat, die verschiedene Aspekte des BCM betreffen. Während einige der Regelungen, wie etwa die Vorschriften zur Cybersicherheit von Kritischen Infrastrukturen des Gesetzes über das Bundesamt für Sicherheit in der Informationstechnik (BSIG) (▶ Kap. 3.2.1), bereits in der Rechtsprechung behandelt und im Schrifttum intensiv diskutiert werden, werden andere Vorschriften, wie etwa die seit längerem bestehenden Regelungen zur Krankenhausalarm- und -einsatzplanung (KAEP) (▶ Kap. 3.5), unter rechtlichen Gesichtspunkten wenig erörtert. Die praktische Bedeutung auch solcher Vorschriften wird in Zukunft noch deutlich zunehmen. Bereits das BSIG hat in den vergangenen Jahren mehrere Überarbeitungen erlebt, welche die Verpflichtungen der Kritischen Infrastrukturen gesteigert haben. Durch die Anfang 2023 in Kraft getretene NIS-2-Richtlinie (▶ Kap. 3.2.1) wird es deutlich

---

1 Wenn im Buch nur der Begriff des Krankenhauses verwendet wird, sind hier regelmäßig auch die MVZ-Strukturen inbegriffen, sofern nicht gesondert auf die Unanwendbarkeit hingewiesen wird oder sich dies klar aus dem Kontext ergibt.

mehr betroffene Einrichtungen geben, für die der nationale Gesetzgeber Vorschriften erlassen muss (▶ Kap. 3.2.3, Abschnitt »Umsetzung der NIS-2-RL in Deutschland«). Der Pflichtenkanon wird durch die zeitgleich mit der NIS-2-Richtlinie verabschiedete Resilienz-RL noch einmal erweitert (▶ Kap. 3.4.1).

Bereits hieraus wird deutlich, dass das BCM längst ein Thema geworden ist, das sowohl die Führungsebene als auch die Rechts- wie auch die Compliance-Abteilung eines Krankenhauses bzw. eines MVZ-Trägers »auf dem Schirm« haben muss. Krisenresilienz ist weder alleinige Aufgabe der IT-Abteilung noch alleinige Aufgabe des Krisenmanagements. Krisenresilienz ist ein Führungsthema, das nicht vollständig delegiert werden kann und für das es spezifischer Fachkenntnisse bedarf.

Das Handbuch geht daher nach der Einführung im *zweiten Kapitel* (▶ Kap. 2) – »Rechtsgrundlagen des BCM und die Compliance« – dezidiert auf das Verhältnis zwischen Compliance-Management und BCM ein (▶ Kap. 2.5), um zu konkretisieren, welche Anforderungen an die Leitungsebene und welche an Compliance-Officer einer Einrichtung gestellt werden, wenn es um die Einhaltung der rechtlichen Vorgaben mit BCM-Bezug geht. Außerdem wird dargelegt, welche Compliance-Maßnahmen erforderlich sind, um auf Verstöße gegen gesetzliche Vorgaben oder interne Regelungen zu reagieren. Diese Maßnahmen betreffen sowohl interne Compliance-Verfahren als auch die Einbindung Dritter.

Anschließend folgt im *dritten Kapitel* (▶ Kap. 3) – »Spezielle Bereiche des BCM im Krankenhaus und in MVZ-Strukturen« – eine eingehende Erörterung der für die verschiedenen Krisenszenarien geltenden rechtlichen Regelungen sowie eine Darstellung der sich aus zukünftigen Gesetzen ergebenden Anforderungen (bspw. aus dem Kritis-Dachgesetz, ▶ Kap. 3.4), damit die aufwändige Krisenvorsorge bereits frühzeitig in Angriff genommen werden kann und nicht eine Anpassung in kleinen Schritten erfolgen muss. Den Schwerpunkt dieses Kapitels bilden die Vorschriften zur Cybersicherheit von Krankenhäusern und MVZ-Strukturen. Außerdem wird die Einbindung des Bundesamtes für Sicherheit in der Informationstechnik (BSI) dargestellt.

Im *vierten Kapitel* (▶ Kap. 4) wird ausgeführt, dass die von einem Cyberangriff betroffenen Einrichtungen verpflichtet sind, sich frühzeitig an die Ermittlungsbehörden zu wenden. Den Ermittlungsbehörden in Baden-Württemberg gelang so bspw. im Jahr 2023 in Zusammenarbeit mit US-amerikanischen Behörden ein wichtiger Schlag gegen die Hacking-Gruppierung »Hive«, die auch Gesundheitseinrichtungen attackiert hatte.[2] Auf diese Weise kann die Resilienz eines gesamten Systems gestärkt werden. Zudem wird dargelegt, welche Rolle die Strafverfolgungsbehörden bei Cyberangriffen spielen.

Ein ebenfalls wichtiger Akteur für Unternehmen im Bereich Cybersicherheit sind Versicherungen. Der Beitrag im *fünften Kapitel* (▶ Kap. 5) – »Versicherungslösungen für Krankenhäuser« – gibt daher einen Überblick, welche Erwartungen an den Dreiklang der in Betracht kommenden Versicherungslösungen – D&O-Versicherung, Cyberversicherung, Vertrauensschadensversicherung – gestellt werden kön-

---

2 https://www.swr.de/swraktuell/baden-wuerttemberg/cyber-angriffe-unternehmen-behoerden-pressekonferenz-us-justiz-100.html, sämtliche Online-Quellen wurden zuletzt am 15.07.2023 abgerufen.

nen, aber auch darüber, was die Versicherungsunternehmen von den Krankenhäusern erwarten.

Das *sechste Kapitel* (▶ Kap. 6) – »BCM in der Praxis« – stellt die zu ergreifenden Maßnahmen anhand gängiger BCM-Standards vor. In diesem Kapitel wird dargelegt, wie die rechtlichen Vorgaben von der Leitungsebene des Unternehmens und der Compliance umgesetzt werden können und welche Anforderungen sich hieraus für die Ebene der Abteilungsleitung ergeben.

Einen letzten Kurzüberblick über die einzelnen Schwerpunkte des Buchs liefert das abschließende *siebente Kapitel* (▶ Kap. 7), das die wesentlichen Aspekte zusammenfassend aufgreift und so dazu beitragen will, dass sich die Verantwortlichen in Krankenhäusern und MVZ-Strukturen immer wieder die elementaren Herausforderungen im Zusammenhang mit der Krisenresilienz vor Augen führen können.

1.2 Die Entwicklungen der Gefahrenbereiche

Krankenhäuser und MVZ-Strukturen nehmen als Bestandteil der Gesundheitsversorgung eine elementare Aufgabe für das Funktionieren des Gemeinwesens wahr. Sowohl die stationäre als auch die ambulante Versorgung sind für die Bevölkerung nicht hinwegzudenken. Daher müssen sie den ihnen zugewiesenen Aufgaben umfassend und in höchster Versorgungsqualität nachkommen. Allerdings ist diese *Kontinuität der Versorgung* seit jeher Gefahren ausgesetzt.

Zu den »Dauerbrennern« der Bedrohungsszenarien für die Versorgungsqualität durch Brandereignisse, Hygienemängel etc. sind in den letzten Jahren *neue Gefahrenbereiche* hinzugekommen, die in der Praxis immer wieder zu Störungen der Funktionsfähigkeit von Gesundheitseinrichtungen geführt haben. Insbesondere das Szenario der Cyberangriffe bedroht sowohl die öffentliche Verwaltung als auch sämtliche Wirtschaftssektoren in Deutschland. Doch im Gesundheitswesen sind solche Angriffe besonders heikel, da stets nicht nur wirtschaftliche Gefahren, sondern auch solche für Gesundheit und Leben der Patientinnen und Patienten sowie der Mitarbeitenden drohen. Dies macht es notwendig, dass *Krankenhäuser und MVZ-Strukturen eine Krisenresilienz aufbauen*, um für solche Gefährdungen gewappnet zu sein und ihren eigenen Ansprüchen, aber auch denen des Gesetzgebers und der Krankenkassen genügen zu können.

1.2.1 Schadensszenario Brandereignis

Eine solche Gefahr geht seit jeher von *Brandereignissen* aus. Denn bei Krankenhäusern (und teilweise auch bei MVZ) handelt es sich um große Gebäude und oft um Gebäudekomplexe, in denen eine Vielzahl von Gefahrenherde für Brände bestehen. Kein Krankenhaus kommt heute ohne umfangreiche technische Brandschutzanlagen aus. Insbesondere die zunehmende Digitalisierung im Gesundheitswesen hat hier noch einmal zu einem deutlichen Gefahrenzuwachs geführt. Bereits kleine Brände in IT-Räumen können große Schäden für die Betriebskontinuität der Einrichtung bewirken. Brandschutz ist daher auch IT-Sicherheit. Außerdem sind in Krankenhäusern Gefahrstoffe gelagert (bspw. Sauerstoff), die für die medizinische Versorgung benötigt werden, zugleich aber auch besondere Risiken für Brände bergen. Erschwert wird die Überwachung dieses Gefahrenbereichs dadurch, dass eine Gesundheitseinrichtung, anders als etwa übliche Bürogebäude, im Brandfall nicht einfach und schnell geräumt werden kann. Es werden bettlägerige Patientinnen und Patienten versorgt, bei deren Evakuierung besondere Maßnahmen und Sicherungsvorkehrungen notwendig sind. Vergrößert wird dieser Aufwand dann, wenn die Patientinnen und Patienten für ihr Überleben oder die Aufrechterhaltung ihres Gesundheitszustands und Genesungsfortgangs auf intensivmedizinische Behandlungen angewiesen sind. Daher sind Brandschutzübungen für die Leitungspersonen sowie für die sonstigen Beschäftigten in Krankenhäusern üblich, allein aber nicht ausreichend (▶ Kap. 3.6).

1.2.2 Schadensrisiko Hygiene

Ebenfalls ein klassisches Feld betriebsbeeinträchtigender Risiken für Krankenhäuser und MVZ-Strukturen stellt der Bereich der *Hygiene* dar. Hygiene-Vorfälle, die zu Stationsschließungen geführt haben, haben in der Vergangenheit immer wieder für mediale Aufmerksamkeit und damit einhergehende Reputationsschäden für die betroffenen Einrichtungen gesorgt. Auf die Spitze getrieben wurde dieser Gefahrenbereich durch den Ausbruch der Corona-Pandemie im Frühjahr 2020 (▶ Kap. 1.2.6).

Fallbeispiele aus dem Risikobereich der Hygiene

Im Jahr 2017 wurde in einem Bonner Krankenhaus als Vorsichtsmaßnahme aufgrund von Krätze-Fällen eine komplette Station geschlossen. Anschließend wurde die Station in einem mehrstufigen Verfahren gereinigt und desinfiziert, während die erkrankten Patienten auf einer Isolierstation behandelt wurden.[3]

Während der Corona-Pandemie musste das Klinikum Bayreuth im Januar 2021 seine Häuser für einige Zeit schließen, da der Verdacht einer hochansteckenden Coronamutation bestand. Mehr als 3000 Mitarbeitende des Klinikums mussten sich in Quarantäne begeben und durften keine öffentlichen Verkehrsmittel mehr benutzen, um zur Arbeit zu kommen. Patienten wurden nur in absoluten Notfällen aufgenommen und nach zwei negativen Testergebnissen entlassen.[4]

---

3 https://www.welt.de/regionales/nrw/article169617591/Bonner-Krankenhaus-schliesst-ganze-Station-wegen-Kraetze.html.
4 https://www.aerzteblatt.de/nachrichten/120545/Klinikum-Bayreuth-Rund-3-000-Mitarbeiter-unter-Quarantaene.

1.2.3 Schadensszenario Cybervorfall

Unter den neuen Gefahrenbereichen sind zuvörderst die durch *Cyberangriffe und Cybervorfälle* drohenden Gefahren zu nennen. Denn Krankenhäuser und MVZ-Strukturen sind hochtechnologische Einrichtungen, die ohne informationstechnologische Systeme und Prozesse in einem vernetzten Raum nicht mehr funktionsfähig sind. Dies beginnt unmittelbar bei der medizinischen Versorgung, wenn bspw. telemetrische und telemedizinische Verfahren genutzt werden, und reicht über das Verwaltungs- und Abrechnungssystem bis in die Krankenhauslogistik und das Personalmanagement solcher Einrichtungen. Krankenhäuser und MVZ können hier aber nicht nur als einzelne Einheiten in den Blick genommen werden, sondern gehören vielfach Trägergesellschaften, bei denen es sich aus Kosten- und Verwaltungsgründen anbietet, gemeinsame Systeme einzuführen und zu nutzen. Daher wird nachfolgend nicht der Begriff des MVZ, sondern der MVZ-Strukturen verwendet, sei es, weil mehrere MVZ miteinander vernetzt sind oder gemischte Strukturen aus Krankenhäusern und MVZ vorhanden sind.

Fallbeispiel Rehaklinik Bad Säckingen 2022

Laut Medienberichten wurde eine Rehaklinik im südbadischen Bad Säckingen mit einer durchschnittlichen Belegung von bis zu 150 Rehabilitanden im Oktober 2022 Opfer eines Hackerangriffs.[5] Hiervon war im Ort auch ein MVZ mit verschiedenen Fachrichtungen und zwei Standorten betroffen (Ergänzung der Autoren: vermutlich aufgrund historisch gewachsener IT-Strukturen nach der Schließung des Krankenhauses). Nachdem die IT-Abteilung den Angriff auf die Systeme der Klinik bemerkt hatte, wurden sämtliche Server heruntergefahren und der Lösegeldforderung nicht Folge geleistet. Stattdessen begann die Klinik gemeinsam mit einem Dienstleister mit dem Aufbau eines neuen Netzwerks.

Einige Monate nach diesem Ereignis wurde der Schaden durch die Klinik auf eine sechsstellige Summe geschätzt.[6] Die Verwaltungsabläufe in der Klinik und im MVZ mussten vorübergehend analog durchgeführt werden. Im Nachgang verbesserte die Klinik ihre IT-Systeme und brachte diese auf ein höheres Schutzniveau. In diesem Zusammenhang wurden zumindest Überlegungen über regelmäßige Tests der IT-Systeme angestellt. Außerdem wurde die Entkoppelung der IT von Klinik und MVZ vorangetrieben.

Die Gefahren für die Cybersicherheit bedeuten unter *mehreren Gesichtspunkten eine Herausforderung*. Die Herausforderung wird bereits bei den Ursachen von Cybervorfällen ersichtlich. Vielfach wird der Begriff des Cyberangriffs herangezogen, weil Cyberkriminelle mit verschiedenen Angriffsmustern das Krankenhaus oder die MVZ-Struktur attackieren. Doch hier sind Cyberkriminelle vielfach auf die »Mit-

---

5 https://www.suedkurier.de/region/hochrhein/bad-saeckingen/cyberangriff-hacker-legen-bad-saeckinger-reha-klinik-lahm;art372588,11342157.
6 https://www.suedkurier.de/region/hochrhein/bad-saeckingen/so-schuetzen-sich-rehaklinik-und-mvz-nach-dem-massiven-hackerangriff;art372588,11430146.

hilfe« aus dem Krankenhaus angewiesen. So bedarf es bei *Phishing-Attacken* (▶ Kap. 3.1.2) regelmäßig der Mitwirkung von Beschäftigten, damit die Cyberkriminellen ihr Ziel erreichen können, indem Beschäftigte bspw. mit einer Schadsoftware infizierte E-Mail-Anhänge öffnen. Ein weiteres Risiko geht von Sicherheitslücken in den IT-Systemen aus, die Cyberkriminelle für ihre Angriffe ausnutzen können. Hier kann ein Fehlverhalten der Leitungsebene, der IT-Abteilung oder eines sonstigen Anwenders begünstigend sein. Die Cybersicherheit wird daher stets durch den *Risikofaktor Mensch* maßgeblich beeinflusst. Es bietet sich daher die Verwendung allgemeinerer Begriffe an, etwa des *Cybervorfalls* bzw. Cybersicherheitsvorfalls oder der Störung für die Cybersicherheit. Eine weitere Herausforderung ergibt sich aus *den Variationen möglicher Folgen* durch einen Cybervorfall. Dies liegt am aufgezeigten Einsatzgebiet von vernetzten Systemen im Krankenhaus und in MVZ-Strukturen. Durch einen Cybervorfall kann unmittelbar die Gesundheitsversorgung der Patientinnen und Patienten betroffen sein. Die Gesundheitsversorgung kann aber auch durch weitere Einschränkungen beeinflusst werden: Weil der Zugriff auf notwendige Daten nicht möglich ist, wenn die Kommunikation im Krankenhaus und mit Dritten nicht mehr funktioniert, der Nachschub an notwendigem Material nicht mehr gelingt oder die Planung von Operationen außer Kraft gesetzt ist und mithin planbare und elektive Eingriffe verschoben werden müssen. Zudem kann ein Abfluss von Daten über Patienten- und Mitarbeiter stattfinden, wodurch ein erheblicher Reputationsschaden neben weiteren wirtschaftlichen Folgen (▶ Kap. 3.2.5) droht.

1.2.4 Schadensszenario Lieferkette

Ein weiterer »moderner« Gefahrenbereich für Krankenhäuser und MVZ-Strukturen, der nicht auf eine einzige Gefahrenquelle reduziert werden kann, betrifft *die Gefährdung von Lieferketten*, die sich in unterschiedlichsten Auswirkungen zeigt. Als Beispiele der jüngeren Vergangenheit kann auf Lieferengpässe in der Corona-Pandemie oder infolge der Schiffshavarie im Suez-Kanal Ende März 2021 oder den im Februar 2022 ausgebrochenen Russland-Ukraine-Krieg verwiesen werden. Viele Gebrauchsgegenstände für Krankenhäuser werden nicht in Deutschland produziert, sondern im Ausland und haben einen langen Lieferweg. Zudem haben sich wirtschaftliche Vorgänge so entwickelt, dass keine große Rückfall-Mengen in Lagern vorgehalten werden, weshalb auch bei in Deutschland produzierten Produkten Lieferschwierigkeiten drohen können bzw. die inländischen Hersteller oft auf internationale Produkte angewiesen sind. In der Lieferkette (engl.: *Supply Chain*) bedarf es einer besonderen Zusammenarbeit zwischen den Geschäftspartnern, um kontinuitätsbeeinträchtigende Ereignisse frühzeitig zu erkennen und auf Ausweichpläne zurückgreifen zu können, damit nicht die Gesundheitsversorgung in Mitleidenschaft gezogen wird. Dies muss zwingend auch in den jeweiligen Vertragswerken berücksichtigt werden (▶ Kap. 6.3.3, Abschnitt »Dienstleister-/Lieferantenausfall«). Doch nicht nur bei medizinischen Produkten können Engpässe auftreten. So betraf der weltweite Chipmangel, ausgelöst durch die Corona-Pandemie, auch die Brandmeldeanlagen in Krankenhäusern.[7] Ebenso sind Lieferketten unter dem Blickwinkel der IT-Sicherheit bedroht. Sichtbar wurde dies etwa bei der »Log4Shell«-Schwachstelle in der weit verbreiteten Java-Bibliothek Log4, vor der das BSI Ende 2021 warnte.[8] Die in den Krankenhäusern und MVZ-Strukturen verwendeten Systeme und Prozesse setzen sich oft aus vielen Lösungen und Bestandteilen zusammen, die von unterschiedlichen Herstellern stammen. Eine Schwachstelle in einem solchen Bauteil kann zur Beeinträchtigung des verwendeten Systems oder Prozesses und damit zur Beeinträchtigung der Gesundheitsversorgung und der Verwaltung führen. Die Supply Chain betrifft daher gegenständliche, aber auch technische/digitale Bestandteile. Sie ist daher nicht nur aufgrund des Lieferkettensorgfaltspflichtengesetzes, das Krankenhäuser zu einem menschenrechts- und umweltbezogenen Handeln verpflichtet[9], sondern auch aus dem Blickwinkel der Krisenresilienz relevant. Hierfür hat sich der Begriff der *Supply Chain Resilience* durchgesetzt.[10] Letztlich führt kein Weg an einem ganzheitlichen Lieferketten-Management vorbei.

1.2.5 Schadensszenario Umweltkatastrophe

Dramatische Bilder zeigten sich im Sommer 2021 bei der Flutkatastrophe im Westen Deutschlands. Sie forderte eine Vielzahl an Todesopfern und führte zu Schäden und Beeinträchtigungen in vielen Regionen, deren Aufarbeitung noch mehrere Jahre dauern wird. Experten gehen davon aus, dass die Zahl solcher Naturereignisse im Zuge des *Klimawandels* zunehmen wird. Offenkundig betraf die Flutkatastrophe auch die Gesundheitsversorgung. Trotz der Offenkundigkeit lohnt ein genauerer Blick auf die Auswirkungen solcher Naturereignisse, um hieraus notwendige Maßnahmen für den Gesundheitsbereich ableiten zu können. So kann die Gesundheitseinrichtung selbst Schaden nehmen, etwa durch Flutereignisse, Erdbeben und sonstige Gefahren. Zudem kann plötzlich die Zahl der Patientinnen und Patienten ansteigen. Für solche Massenereignisse sind die Krankenhäuser per Gesetz verpflichtet, Notfallpläne vorzuhalten und Übungen durchzuführen. Dies fällt in den Bereich der *Krankenhausalarm- und -einsatzplanung (KAEP)* (▶ Kap. 3.5). Die Arbeit der Gesundheitseinrichtungen wird weiterhin dadurch erschwert, dass die Infrastruktur in der Gegend gestört wird. So musste in einem betroffenen Krankenhaus im Ahrtal nach der Räumung der Einrichtung zunächst die Strom- und Trinkwasserversorgung in Zusammenarbeit mit einer Hilfsorganisation wieder-

---

7 Vgl. den Bericht von Focus Online v. 09.02.2022, in dem ein Hersteller nur durch Umplanungen der Produktion die für die Inbetriebnahme eines Krankenhauses notwendigen Brandmelder und Notrufanlagen liefern konnte (der Bericht ist abrufbar unter: https://www.focus.de/finanzen/news/unternehmen-in-existenznot-durch-halbleitermangel-chipengpass-unternehmen-schlachten-jetzt-schon-waschmaschinen-aus_id_46612530.html).
8 Die überarbeitete Pressemeldung des BSI v. 16.12.2021 ist abrufbar unter: https://www.bsi.bund.de/DE/Service-Navi/Presse/Pressemitteilungen/Presse2021/211211_log4Shell_WarnstufeRot.html.
9 Dittrich/Etterer, KH-J 2022, 11 ff.; Dittrich/Lippert, MedR 2023, 638 (639); Wagner/Ruttloff/Schuler, GuP 2023, 41.
10 Köhler/Schlüchtermann, Klinik Management aktuell 2021, 57 ff.

hergestellt werden. Auch die Kommunikation wurde durch den Ausfall des Telefonnetzes erschwert.[11] Zudem waren die Zufahrtswege für Personal, Rettungsdienste, Lieferanten und andere Dienstleister eingeschränkt.

1.2.6 Szenario Pandemie

Die Corona-Pandemie führte im Dezember 2021 dazu, dass kaum einer Bürgerin oder einem Bürger der Begriff der *Kritischen Infrastruktur* unbekannt blieb. So wurde die Arbeitsbelastung für das Ärzte- und Pflegepersonal öffentlich diskutiert. Auch vereinzelte vorübergehende (Teil-)Schließungen von Einrichtungen wurden bereits bekannt:

Fallbeispiel Klinikschließung Bayreuth 2021

Das Klinikum Bayreuth gab, wie bereits erwähnt, im Januar 2021 die vorübergehende Schließung von Stationen bekannt.[12] Hintergrund war der Verdacht des Ausbruchs einer hochansteckenden Coronavirus-Variante. Rund 3000 Mitarbeitenden des Klinikums wurde untersagt, mit öffentlichen Verkehrsmitteln den Arbeitsweg anzutreten. Sie mussten sich in häusliche Quarantäne begeben. Eine Aufnahme von Notfallpatienten erfolgte nur in absoluten Ausnahmefällen, und Entlassungen bedurften zweier negativer Corona-Tests. Von Seiten des Klinikums beurteilte man die Lage als angespannt, aber unter Kontrolle. Als Krisenmaßnahme fanden u. a. Reihentestungen statt.

Eine solch flächendeckende Gefährdung, wie sie aufgrund der »Omikron-Variante« für Kritische Infrastrukturen kurzzeitig angenommen wurde, stellte jedoch eine Besonderheit dar.[13] Unabhängig davon waren im Zuge der Pandemie umfassende und herausfordernde Personalmanagement-Maßnahmen notwendig, um die Betriebsfähigkeit der Gesundheitseinrichtungen kontinuierlich zu gewährleisten (▶ Kap. 6.3.3, Abschnitt »Personalausfall«).

1.3 Die Verantwortung der Krankenhäuser

Nach § 27 Abs. 1 S. 1 SGB V haben Versicherte einen Anspruch auf Krankenbehandlung. Diese umfasst nach § 27 Abs. 1 S. 2 Nr. 5 SGB V auch die *Krankenhaus-*

---

11 Dittrich/Müller, KH-J 4/2021, 105 (106).
12 https://www.aerzteblatt.de/nachrichten/120545/Klinikum-Bayreuth-Rund-3-000-Mitarbeiter-unter-Quarantaene.
13 https://www.handelsblatt.com/unternehmen/mittelstand/familienunternehmer/corona-pandemie-4-2-millionen-infizierte-wie-die-omikron-welle-aktuell-firmen-und-kliniken-lahmlegt/28232906.html.

behandlung. Die Leistungen aus der GKV unterstehen nach §§ 2 Abs. 1, Abs. 4; 12 Abs. 1 SGB V dem *Wirtschaftlichkeitsgebot* und müssen daher ausreichend, zweckmäßig und wirtschaftlich sein. Hinzu kommt das Qualitätsgebot: Nach § 2 Abs. 1 S. 3 SGB V i. V. m. § 135a Abs. 1 S. 2 SGB V müssen *Qualität und Wirksamkeit der Leistungen* dem allgemein anerkannten Stand der medizinischen Erkenntnisse entsprechen und den medizinischen Fortschritt berücksichtigen.

Aus dem Wirtschaftlichkeits- und Qualitätsgebot ergeben sich für Krankenhäuser vielfältige Rechtspflichten und Herausforderungen. Diese Gebote dienen der *Steuerung und Rationalisierung* der Leistungspflicht in der GKV. Hierbei geht es darum, Prozesse und Abläufe zu optimieren, die noch vorhandenen Mittel effizient einzusetzen und einer Verschwendung entgegenzuwirken. Notwendige und zweckmäßige Maßnahmen sind nicht zu rationalisieren, wohl aber darüber hinausgehende Maßnahmen, um so objektiv zu hohe Beitragszahlungen der Versicherten und einen damit einhergehenden unverhältnismäßigen Grundrechtseingriff zu verhindern und für alle Versicherten eine standardmäßige Grundversorgung zu sichern.[14] Das Wirtschaftlichkeits- und das Qualitätsgebot betreffen zum einen unmittelbar die eigentliche Behandlung, indem u. a. der Aspekt der fachlichen Qualität sowie der Grad des medizinischen Nutzens bei der Entscheidung über eine Behandlung zulasten der GKV zu beachten sind.[15] Zum anderen ergeben sich Anforderungen an den »Hintergrund« einer Behandlungsleistung. So fallen hohe Standards im Bereich der Hygiene sowie beim Einsatz von Medizinprodukten in den Bereich des Qualitätsgebots. Insbesondere aus der Pflicht, den medizinischen Fortschritt bei der Leistungserbringung zu berücksichtigen, folgt aber auch, dass beim Einsatz von IT-Systemen im Krankenhaus, deren Ausfall oder Beeinträchtigung aufgrund eines Cybervorfalls sich nachteilig auf den Behandlungserfolg und die Patientengesundheit auswirken können, ebenfalls zumindest die sich *aus § 8a BSIG und § 391 SGB V ergebenden Anforderungen an den Schutz der IT-Sicherheit in allen Krankenhäusern als Teilaspekt des Qualitätsgebots* umgesetzt werden.[16]

Der medizinische Standard spielt aber nicht nur beim Wirtschaftlichkeits- und Qualitätsgebot des Sozialrechts eine Rolle, sondern nimmt auch im zivilrechtlichen Arzthaftungsrecht eine herausragende Stellung ein. Denn die Behandlung hat nach § 630a Abs. 2 BGB nach dem zum Zeitpunkt der Behandlung bestehenden allgemein anerkannten fachlichen Standard zu erfolgen. Hierzu zählt, dass das eingesetzte Personal ausreichend qualifiziert ist sowie dass bei der Behandlung eingesetzte technische Geräte vor Beeinflussungen durch Dritte geschützt sind – bspw. ein System zur Überwachung von Patienten ausreichend vor Cyberangriffen geschützt und in ein krankenhausweites Informationssicherheits-Managementsystem (ISMS) aufgenommen ist. Gleiches gilt für den aufkommenden Einsatz von *Künstlicher Intelligenz* im Gesundheitswesen, wenn bspw. Systeme der Radiologie mit Künstlicher Intelligenz arbeiten (▶ Kap. 3.2.1).

In Krisensituationen wächst die Verantwortung der Krankenhäuser. Sie müssen dementsprechend auf solche Schadenslagen vorbereitet sein. So sind sie durch die

---

14 Nebendahl in: Spickhoff, SGB V, § 2 Rn 18; Scholz in: Becker/Kingreen, § 2 Rn. 16.
15 Barkow-von Creytz in: Spickhoff, SGB V, § 12 Rn. 4.
16 Dittrich, GuP 2021, 165.

Landeskrankenhausgesetze zur Erstellung und Einübung von Notfallplänen verpflichtet. Konkretisierende Vorgaben ergeben sich aus dem »Handbuch Krankenhausalarm- und -einsatzplanung KAEP« des BBK.[17]

Eine solche Verantwortung betrifft nicht nur Plankrankenhäuser nach dem SGB V, sondern auch Privatkliniken. Die Betreiber von Privatkrankenanstalten bedürfen einer Konzession der zuständigen Behörde nach § 30 Abs. 1 GewO. Eine erteilte Konzession kann auch wieder nach § 48 VwVfG zurückgenommen werden, wenn sich nachträglich herausstellt, dass ein Versagungsgrund i. S. d. § 30 Abs. 1 S. 2 GewO vorgelegen hat.[18] Als Versagungsgrund im Hinblick auf die Krisenfestigkeit von Privatkliniken kommt v. a. § 30 Abs. 1 S. 2 Nr. 1a GewO in Betracht, wenn Tatsachen vorliegen, welche die ausreichende medizinische oder pflegerische Versorgung der Patienten als nicht gewährleistet erscheinen lassen. Hierzu gehört auch, dass hygienische Standards und solche bei der medizinisch-technischen Ausstattung gewährleistet werden, also auch Ereignisse mit betriebsbeeinträchtigenden Auswirkungen aus diesen Bereichen oder für diese Bereiche vermieden werden.[19]

1.4 Die Einbindung in die Krankenhaus-Compliance

Im Verlauf des hier vorliegenden Handbuchs wird deutlich, dass insbesondere im Bereich der Cybersicherheit im Gesundheitswesen eine zunehmende Verrechtlichung stattfindet, welche die Krankenhäuser und MVZ-Strukturen vor immer höhere Herausforderungen stellt, um den rechtlichen Anforderungen gerecht zu werden und negative Rechtsfolgen zu vermeiden. Seit etwa einem Vierteljahrhundert wird der Verantwortung von Leitungspersonen für das eigene rechtskonforme Verhalten und das des Unternehmens im Bereich der *Compliance* große Aufmerksamkeit gewidmet.

Diese Entwicklung hat dazu beigetragen, dass mehrere Gesetzgebungsvorstöße zur Einführung eines Unternehmensstrafrechts, auch als *Verbandssanktionengesetz* bezeichnet, unternommen, aber bislang nicht umgesetzt wurden. Dieses Schicksal traf zuletzt den Entwurf für ein Gesetz zur Stärkung der Integrität in der Wirtschaft der großen Koalition im Jahr 2020.[20] Im Koalitionsvertrag der »Ampel-Koalition« aus dem Jahr 2021 sind ebenfalls Unternehmenssanktionen angesprochen.[21] Es zeichnet sich aber gegenwärtig keine Umsetzung dieses Gesetzesvorhabens ab.

---

17 Das Handbuch des BBK ist abrufbar unter: https://www.bbk.bund.de/DE/Themen/Gesundheitlicher-Bevoelkerungsschutz/Krankenhausalarmplanung/krankenhausalarmplanung_node.html.
18 Marcks in: Landmann/Rohmer, GewO, § 30 Rn. 26.
19 Marcks in: Landmann/Rohmer, GewO, § 30 Rn. 20a; vgl. hierzu den Gem. RdErl. d. Ministers für Arbeit, Gesundheit und Soziales und des Ministers für Wirtschaft, Mittelstand und Technologie des Landes NRW v. 03. 01. 1989 (MBl. NRW S. 68), Punkte 2.14 und 2.16.
20 BT-Drs. 19/23568.
21 Schneider/Albert, KH-J 1/2022, 9.

Mittlerweile haben sich Compliance-Strukturen in sämtlichen Bereichen des Wirtschaftslebens etabliert, wenn auch in unterschiedlicher Intensität und in variierendem Umfang. Dies entspricht den Grundsätzen der berühmten *Neubürger-Entscheidung*, mit der das LG München I im Jahr 2013 erste Maßstäbe für die Compliance aus Sicht der Rechtsprechung formulierte. In diesem Urteil verlangte das Gericht angemessene Compliance-Maßnahmen in Unternehmen.[22] Der BGH griff das Thema Compliance-Management in einer Entscheidung im Jahr 2017 hinsichtlich der Bemessung einer Geldbuße nach § 30 OWiG auf. So sei für die Bemessung der Geldbuße zudem von Bedeutung, inwieweit die Nebenbeteiligte ihrer Pflicht, Rechtsverletzungen aus der Sphäre des Unternehmens zu unterbinden, genügt und ein effizientes Compliance-Management installiert habe, das auf die Vermeidung von Rechtsverstößen ausgelegt sei.[23]

Auch im Gesundheitswesen gehören Compliance-Abteilungen zum Alltag der Krankenhäuser. Für den Bereich der Cybersicherheit ergeben sich hier »neue« Herausforderungen, die ein strukturiertes Vorgehen erfordern, damit reputationsschädigende und teure Cybervorfälle verhindert werden. Dies beginnt bereits damit, dass nicht jeder Leitungsperson das technische Thema der Cybersicherheit zugänglich ist, was in zusätzlich erforderlichen Maßnahmen resultiert, um die Bedeutung der Gefahren verstehen und die Umsetzung von Vorschriften in diesem technischen Bereich tatkräftig im Unternehmen angehen zu können. Diesem Problem versucht die NIS-2-RL bzw. das NIS2UmsuCG durch verpflichtende Schulungen der Leitungsebene entgegenzuwirken (▶ Kap. 3.2.3, Abschnitt »Umsetzung der NIS-2-RL in Deutschland«). Die zunehmende Verrechtlichung mit bedeutenden Rechtsfolgen bei Cybervorfällen führt dazu, dass das Risikomanagement im Unternehmen i. S. e. Systems zur Vermeidung von nachteiligen wirtschaftlichen Folgen immer mehr mit dem Compliance-Management zusammenwächst. Hinzu kommt, dass nicht nur im Bereich der Cybersicherheit Verrechtlichungen stattfinden, sondern auch auf europäischer Ebene ein solches Streben vorherrscht, Kritische Infrastrukturen gegen sämtliche cyber- und nicht-cyberbezogenen Risiken für ihre Resilienz abzusichern.

Bei einem strukturierten Vorgehen muss eine klare Rollenverteilung festgelegt werden. Es muss proaktiv und präventiv in der Normallage ein Management-Prozess etabliert werden, um in dieses strukturierte Vorgehen sämtliche wichtigen Akteure im Krankenhaus und ggf. externen Dienstleister und Institutionen einzubinden. Im Krisenfall müssen Zuständigkeitsbereiche und zu bewältigende Aufgaben durch etablierte Management-Prozesse klar bestimmt sein. Dies gilt v. a. für die Expertinnen und Experten bei der Bewältigung des Krisenfalles. So muss die IT-Abteilung ihre Notfallmaßnahmen abarbeiten können, ohne dass sie von außen gestört wird; sie muss aber auch mit anderen Abteilungen zusammenarbeiten, bspw. mit dem Bettenmanagement oder der OP-Planung, darüber hinaus auch mit der Rechtsabteilung oder externen Rechtsberatern, damit rechtliche Verpflichtungen eingehalten werden können. Denn für die Einschätzung, ob bspw. eine meldepflichtige Störung

---

22 LG München I, Urt. v. 10.12.2013–5 HK 1387/10, NZG 2014, 345.
23 BGH, Urt. v. 09.05.2017–1 StR 265/16, NZWiSt 2018, 379 Rn. 118; bestätigt in BGH, Urt. v. 27.4.2022–5 StR 278/21, NZWiSt 2022, 410, 413.

oder ein Datenschutzvorfall vorliegt, reicht nicht nur eine juristische Expertise aus, sondern es müssen vor allem auch technische Erwägungen berücksichtigt werden, wie einschneidend bspw. ein Ereignis ist und ob es sich durch technische Maßnahmen schnell beenden lässt.

1.5 Die Verantwortung der MVZ

Neben der stationären Versorgung kommt auch der *vertragsärztlichen und ambulanten Versorgung* grundlegende Bedeutung für die Gesundheit der Bevölkerung zu. Wurde die vertragsärztliche und ambulante Versorgung früher allein durch Einzelarztpraxen und ärztliche Zusammenschlüsse (BAG etc.) erbracht, sind seit dem GKV-Modernisierungsgesetz 2003[24] auch *MVZ an dieser Versorgung beteiligt.* Die ursprünglich nur interdisziplinär geplanten, mittlerweile auch fachgleichen MVZ sollen eine medizinische Versorgung von ärztlichen und nicht-ärztlichen Heilberufen unter unternehmerischer Führung mit Freiberuflern und Angestellten durch zugelassene Leistungserbringer ermöglichen.[25] Zur Verantwortung der MVZ zählen u. a. die Sicherstellung der vertragsärztlichen Versorgung und die Wahrung des Wirtschaftlichkeits- und Qualitätsgebots des SGB V. Selbstverständlich muss die Behandlung dem medizinischen Standard entsprechen, um weder sozial- noch zivilrechtliche und erst recht keine strafrechtlichen Konsequenzen zu haben.

Aus dem Blickwinkel der Krisenresilienz kommt v. a. MVZ-Strukturen besondere Bedeutung zu. Diese sind im Vergleich zu den Einzelarztpraxen und BAG besonders gefährdet. Denn die MVZ sind oft in größere Strukturen eingebettet, sei es in ausschließliche MVZ-Gruppen oder in Krankenhaus-Konzerne, die nach § 95 Abs. 1a SGB V hinsichtlich MVZ gründungs- und beteiligungsberechtigt sind. Insbesondere aufgrund der rechtlichen Zulässigkeit und Sinnhaftigkeit von Investorenbeteiligungen stehen MVZ-Strukturen aktuell im Fokus heftiger Debatten.[26] Die genannten MVZ-Strukturen nutzen nun gemeinsame Prozesse und Systeme. Ereignen sich in diesen Prozessen und Systemen Krisenereignisse, weil bspw. durch einen Cybervorfall das gemeinsam genutzte Verwaltungssystem oder Servereinheiten ausfallen oder durch Ereignisse in der Lieferkette die Versorgung mit medizinischen Gegenständen beeinträchtigt ist, wird offensichtlich, dass sich solche MVZ-Strukturen in den Gefährdungen und mithin auch im Organisationsaufwand deutlich von denen anderer Leistungserbringer im vertragsärztlichen Bereich unterscheiden und in ihrer Management-Professionalisierung den Krankenhäusern nahekommen.

---

24 Gesetz zur Modernisierung der gesetzlichen Krankenversicherung (GKV-Modernisierungsgesetz – GMG) v. 14.11.2003, BGBl. I, 2190.
25 BT-Drs. 15/1525, 74, Fiedler/Weber, NZS 2004, 358 ff.
26 Willaschek, ZRP 2023, 125.

1.6 Rechtsfolgen einer mangelhaften Krisenresilienz unter Berücksichtigung der Abrechnung

Eine mangelhafte Krisenresilienz kann für Krankenhäuser und MVZ-Strukturen einen »bunten Strauß« an Rechtsfolgen verwaltungs-, straf- und zivilrechtlicher Natur nach sich ziehen.

1.6.1 Rechtsfolgen im Normalfall

Es muss noch nicht einmal zu einem Krisenereignis gekommen sein; bereits die unzureichende Umsetzung von Rechtsvorschriften (insbesondere von Vorschriften zur Gefahrenvermeidung) kann zu negativen Rechtsfolgen führen. Dies soll beispielhaft an den Kritischen Infrastrukturen aufgezeigt werden, zu denen aktuell Großkrankenhäuser und in Zukunft ein großer Kreis weiterer Krankenhäuser (▶ Kap. 3.2.3, Abschnitt »Umsetzung der NIS-2-RL in Deutschland«) gehören wird. Denn die Betreiber Kritischer Infrastrukturen sind im Hinblick auf ihre IT-Sicherheit verpflichtet, alle zwei Jahre dem Bundesamt für Sicherheit in der Informationstechnik (BSI) die Einhaltung der organisatorischen und technischen Vorkehrungen zum Schutz vor IT-Vorfällen nachzuweisen (▶ Kap. 3.2.1). Diese Nachweispflicht, die zur Aufdeckung von Sicherheitsmängeln führen kann, birgt hohe Bußgeldrisiken, die sich deutlich erhöhen, wenn festgestellte Sicherheitsmängel nicht behoben werden. Außerdem kann das BSI anlassunabhängig Anfragen an den Betreiber der Kritischen Infrastruktur stellen und Begehungen durchführen. Solche Anfragen und Begehungen können auch die Landesdatenschutzbehörden durchführen, um u. a. die Umsetzung der Anforderungen an die Datensicherheit i. S. d. Datenschutz-Grundverordnung (DS-GVO) zu überprüfen. Daher drohen sämtlichen Krankenhäusern und MVZ-Strukturen, unabhängig von der Zugehörigkeit zu den Kritischen Infrastrukturen, *bereits im Normalfall* Sanktionen, wenn es zu Rechtsverstößen kommt.[27]

1.6.2 Rechtsfolgen im Notfall

Deutlich schwerwiegender sind die drohenden Rechtsfolgen, wenn es *tatsächlich zu einem Krisenereignis* im Krankenhaus oder in einer MVZ-Struktur gekommen ist, was u. a. auch an der Sichtbarkeit für die Behörden und die Öffentlichkeit liegt. Denn in einer solchen Situation bestehen besondere Rechtspflichten, deren Missachtung zusätzlich zur Verantwortung für das Ursprungsereignis negative Rechtsfolgen nach sich ziehen können, so insbesondere Meldepflichtverletzungen nach dem BSIG und der DS-GVO, einschließlich der Verletzung der dortigen Benachrichtigungspflicht bei Cybervorfällen (▶ Kap. 3.2.3, Abschnitt »Zentrale Stelle zur Sicherheit in der Informationstechnik und die Meldepflicht nach dem BSIG; ▶ Kap. 3.2.5, Abschnitt

---

[27] Nadeborn/Dittrich, ICLR 1/2022, 273, 274.

»Die Datenpanne: Bußgeldpraxis und Schadensersatz«). Kommt es zur *Schädigung* von *Patienten* infolge eines solchen Ereignisses, so drohen straf- und zivilrechtliche Sanktionen für die hierfür unmittelbar verantwortlichen Individualpersoenen, aber auch für die Einrichtung und ihre Leitungspersonen, ggf. auch für weitere Unternehmensangehörige mit Sonderfunktionen (bspw. für Angehörige der Compliance-Abteilung oder des Krisenstabs). Weiterhin wird die *Reputation* einer Einrichtung erheblich leiden, wenn sie selbst einen Krisenfall ausgelöst hat, aber auch dann, wenn sie bei einem externen Ereignis nicht die von ihr geforderten Maßnahmen ergreifen kann und dadurch zur Schadensvergrößerung beiträgt. Außerdem drohen in solchen Fällen aufsichtsrechtliche Konsequenzen.

1.6.3 Krisenresilienz und Abrechnungsbetrug

Aufgrund der Bedeutung des Wirtschaftlichkeits- und Qualitätsgebots für die Krisenresilienz drohen bei Verfehlungen auch negative Rechtsfolgen, die im Gesundheitswesen allgemein bekannt sind, die aber noch nicht hinreichend mit der Krisenresilienz in Verbindung gebracht werden: die fehlende Abrechnungsfähigkeit ärztlicher Leistungen mit den strafrechtlichen Konsequenzen des sog. *Abrechnungsbetrugs*. In diesem Zusammenhang findet sich mittlerweile eine große Bandbreite an Anwendungsfällen, die von Kritikern als weit losgelöst vom eigentlichen Betrugsdelikt eingestuft werden und zu einer erhöhten Wachsamkeit im Gesundheitswesen geführt haben.[28] An dieser Bandbreite hat vor allem die sogenannte *streng-formale Betrachtungsweise* des Sozialrechts, nach der die Leistung eines Krankenhauses oder eines MVZ insgesamt nicht erstattungsfähig ist, wenn sie auch nur in Teilbereichen den an die Abrechnung gestellten Anforderungen nicht genügt[29], einen maßgeblichen Anteil. Denn die Rechtsprechung wendet bei der Bestimmung des Betrugsschadens, unter teilweiser Zustimmung der juristischen Literatur, diese Betrachtungsweise auch im Strafrecht an, mit der Folge, dass eine Kompensation in der Form, dass die Krankenkasse infolge der tatsächlich erbrachten Leistungen Aufwendungen erspart hat, die ihr bei Inanspruchnahme eines anderen Arztes entstanden wären, bei der Schadensberechnung nicht stattfindet. Bei jeglichem Verstoß gegen sozialrechtliche Vorgaben – und gerade im Zusammenhang mit der IT-Sicherheit bestehen hier Regelungen im SGB V – entfällt die gesamte Abrechenbarkeit der erbrachten Leistung. Dies kann für die Verantwortlichen in den Gesundheitseinrichtungen zu Betrugsvorwürfen und auch -verurteilungen führen.[30] Als weitere Fallgestaltung für den Abrechnungsbetrug im Zusammenhang mit Cyberangriffen kommt in Betracht, dass für die Abrechnung relevante Informationen, bspw. die bereits genannten Nachweise über durchgeführte Maßnahmen im Rahmen von DRG und OPS, durch den Angriff und die einhergehende Verschlüsselung bzw. den Verlust nicht mehr verfügbar sind. Rechnet man solche Krankenhausbehandlungen trotz Fehlens der erforderlichen Leistungsnachweise ab,

---

28 Ulsenheimer/Gaede, ArztStrafR, Rn. 1570 ff.
29 BSG Urteil vom 06.05.1975, Az. 6 RKa 22/74.
30 NK-StGB/Kindhäuser/Hoven, § 263 Rn. 315a.

dürfte es regelmäßig an der Abrechnungsfähigkeit der Leistungen fehlen und ein Betrugsrisiko bestehen.

1.7 Fördermöglichkeiten und gesetzgeberisches Handeln

Sieht man sich mit den eingangs bereits angesprochenen Regularien und Gefahren konfrontiert, stellt sich für Leitungspersonen in den Einrichtungen unmittelbar die Frage nach der Finanzierbarkeit der rechtlich vorgegebenen Anforderungen. Teilweise werden die Anforderungen bereits durch die normale Vergütung von Leistungen abgegolten, teilweise gibt es aber auch Sondermöglichkeiten der Finanzierung.

Solche Sondermöglichkeiten sieht bspw. das *Krankenhauszukunftsgesetz* aus dem Jahr 2020 vor.[31] Mit diesem Gesetz sollen Defizite der Digitalisierung in Krankenhäusern behoben werden.[32] Daher wurde ein *Krankenhauszukunftsfonds* geschaffen, dessen Zweck nach § 14a Abs. 2 Nr. 3 KHG u. a. die Förderung notwendiger Investitionen in Krankenhäusern in die Informationssicherheit ist. Nach § 14a Abs. 3 S. 5 KHG sind mindestens 15 Prozent der gewährten Fördermittel für Maßnahmen zur *Verbesserung der Informationssicherheit* zu verwenden. Hierzu zählen u. a. die Beschaffung, Errichtung, Erweiterung oder Entwicklung von IT-Anlagen, IT-Systemen und IT-Verfahren, um den Vorgaben des im Verlauf dieses Handbuchs vertieft behandelten § 391 SGB V zu genügen. Der Antragszeitraum für Fördermittel aus dem Krankenhauszukunftsfonds lief allerdings zum 31.12.2021 ab. Trotz der Zufriedenheit mit diesem Förderungsvorhaben kam auch berechtigte Kritik auf, weil zwar eine Anschubförderung zum Ausgleich von Defiziten sinnvoll ist, allerdings nach einer einmaligen Förderung die Mühen für mehr IT-Sicherheit und Krisenresilienz nicht gelöst sind und demnach dauerhaft gefördert werden müssen.[33]

Für Kritische Infrastrukturen nach dem BSIG, für die auf diese Fördermöglichkeit nicht zurückgegriffen werden kann, sind außerdem bereits im Rahmen des *Krankenhausstrukturfonds Vorhaben zur Verbesserung der IT-Sicherheit* förderungsfähig.[34] Der Ausschluss der Kritischen Infrastrukturen aus dem Krankenhauszukunftsfonds wurde ebenfalls in der Branche kritisch aufgenommen, zumal die Förderung der IT-Sicherheit für die Kritischen Infrastrukturen im Rahmen des

---

31 Gesetz für ein Zukunftsprogramm Krankenhäuser (Krankenhauszukunftsgesetz – KHZG) v. 23.10.2020, BGBl. I, 2208; Dochow/Raptis/Herpers in Kipker, Cybersecurity, Kap. 16 Rn. 17.
32 Stollmann/Halbe, MedR 2022, 785.
33 https://background.tagesspiegel.de/gesundheit/khzg-verbessert-it-sicherheit-kaum.
34 Stollmann/Halbe, MedR 2022, 785, 792.

Pflegepersonal-Stärkungsgesetzes im Jahr 2018[35] nicht so erfolgreich verlief wie erwartet und deshalb die Sorge des Gesetzgebers vor einer Doppelförderung durch das KHZG unbegründet gewesen sein dürfte.[36]

Zuzustimmen ist der ebenfalls geäußerten Kritik der *Kassenärztlichen Bundesvereinigung* an der Förderung der Krankenhäuser durch das KHZG wegen der damit einhergehenden Verstärkung der Asymmetrie zwischen der Unterstützung der Krankenhäuser und der Unterstützung der vertragsärztlichen Leistungserbringer für mehr Digitalisierung und Informationssicherheit.[37] Mit der gesetzlichen Verankerung der IT-Sicherheit in der vertragsärztlichen Versorgung gemäß § 390 SGB V ist offenkundig, dass die Investitions- und Betriebskosten auch finanziell gefördert werden müssen. Dies gilt erst recht aufgrund der aufgezeigten Verzahnung von Einrichtungen aus dem stationären und vertragsärztlichen Bereich, wenn etwa bei Trägergesellschaften, denen sowohl Krankenhäuser als auch MVZ-Strukturen angehören, Systeme und Prozesse gemeinsam genutzt werden.

Doch nicht nur für den Bereich der IT-Sicherheit sind Förderungen notwendig. Aus vielen anderen eingangs erwähnten Risikobereichen drohen ebenfalls Gefährdungen für die Funktionsfähigkeit von Krankenhäusern und MVZ-Strukturen, bspw. aus dem Umweltbereich oder durch Gefährdungen der Lieferkette. Solche Risikobereiche machen zum einen technische und organisatorische Maßnahmen in Gesundheitseinrichtungen notwendig, sie erfordern aber zum anderen auch den Auf- und Ausbau von Know-how zur Risikobewältigung beim eingesetzten Personal. Auch das BBK weist im Handbuch KAEP darauf hin, dass ein suffizientes Notfallmanagement kostenintensiv ist und aktuell im dualen System der Krankenhausfinanzierung nicht berücksichtigt wird.[38]

Letztlich zeigt sich insgesamt ein *erheblicher Förderungsdruck*. So sind zwar Anstoßprojekte zur Förderung von Sicherheitsmaßnahmen und -prozessen (bspw. der IT-Sicherheit durch das KHZG) sinnvoll, da damit überhaupt ein Grundstein für die Krisenresilienz geschaffen werden kann. Dennoch muss darauf hingewiesen werden, dass die geforderten Risikomanagementprozesse und Strukturmaßnahmen in den Einrichtungen nicht bereits mit einem ersten Anstoß dauerhaft effektiv sind, sondern konstant gefördert werden müssen. Dies gilt erst recht, wenn gesetzliche Vorgaben zur universalen Krisenresilienz (▶ Kap. 3.2.1) in nationales Recht umgesetzt worden sind. Denn man sollte sich aus Sicht des Gesetzgebers nicht mit dem Aufstellen von Regelungen zufriedengeben, da dies noch nicht zu deren Implementation und Awareness hinsichtlich der drohenden Gefahren führt, wenn offensichtlich ist, dass die geforderten Maßnahmen aktuell nicht zu finanzieren sind. Finanzielle Fördermaßnahmen hingegen steigern das Bewusstsein innerhalb der Einrichtungen für die Risiken sowie die Innovation in Einrichtungen und in der externen Wirtschaft.

---

35 Gesetz zur Stärkung des Pflegepersonals (Pflegepersonal-Stärkungsgesetz – PpSG) v. 11.12.2018, BGBl. I, 2394.
36 https://background.tagesspiegel.de/gesundheit/khzg-verbessert-it-sicherheit-kaum.
37 Stellungnahme der KBV zur Formulierungshilfe des BMG zum KHZG v. 14.08.2020, S. 3 (abrufbar unter: https://www.kbv.de/html/47546.php).
38 »Handbuch Krankenhausalarm- und -einsatzplanung KAEP« des BBK, S. 19.

2 Rechtsgrundlagen des BCM und Compliance

Gerhard Dannecker, Nadja Müller, Johannes Dilling

2.1 Unionsrechtliche Vorgaben und ihre Umsetzung in nationales Recht

2.1.1 Entwicklungen auf der Ebene der Europäischen Union

Vor dem Hintergrund der Corona-Pandemie sowie der Energiekrise entstand ein verstärktes Bewusstsein für die Bedeutung der *Krisenvorsorge und Notfallplanung* auch auf Ebene der Europäischen Union. Insbesondere die Corona-Pandemie machte deutlich, dass Maßnahmen der Notfall- und Krisenvorsorge gerade im Gesundheitsbereich von höchster Bedeutung sind.

Vorsorgemaßnahmen im Gesundheitsbereich

Vor diesem Hintergrund hat die Union im Rahmen des Pakets zur Europäischen Gesundheitsunion vier Verordnungen erlassen, um die Fähigkeit der Union selbst zur Prävention, Erkennung und raschen Reaktion auf grenzüberschreitende Gesundheitsgefahren zu verbessern. Bei diesen Verordnungen handelt es sich um:

- eine Verordnung zu schwerwiegenden grenzüberschreitenden Gesundheitsgefahren: Verordnung des Europäischen Parlaments und des Rates zu schwerwiegenden grenzüberschreitenden Gesundheitsgefahren und zur Aufhebung des Beschlusses Nr. 1082/2013/EU[39];
- überarbeitete Mandate für das Europäische Zentrum für die Prävention und die Kontrolle von Krankheiten (European Centre for Disease Prevention and Control, ECDC) und für die Europäische Arzneimittel-Agentur (European Medicines Agency, EMA)[40];
- einen Notfallrahmen für medizinische Gegenmaßnahmen[41];

---

39 https://germany.representation.ec.europa.eu/news/eu-krisenvorsorge-drei-grenzuberschrei tende-gesundheitsgefahren-2022-07-12_de.
40 https://germany.representation.ec.europa.eu/news/eu-krisenvorsorge-drei-grenzuberschrei tende-gesundheitsgefahren-2022-07-12_de.
41 https://germany.representation.ec.europa.eu/news/eu-krisenvorsorge-drei-grenzuberschrei tende-gesundheitsgefahren-2022-07-12_de.

- die Einrichtung einer Europäischen Behörde für die Krisenvorsorge und -reaktion bei gesundheitlichen Notlagen (HERA) durch die Europäische Kommission im September 2021 zur Entwicklung, Herstellung, Beschaffung und gerechte Verteilung der wichtigsten medizinischen Gegenmaßnahmen innerhalb der EU.[42]

Resilienz gegenüber physischen und digitalen Risiken

Die Kommission nahm die *Sabotage an kritischen Infrastrukturen* – insbesondere den Nord-Stream-Pipelines –zum Anlass, die Mitgliedstaaten dazu aufzurufen, dringend Maßnahmen zur Erhöhung der Widerstandsfähigkeit kritischer Infrastruktur zu ergreifen und umzusetzen.

Gegenwärtig wird an weiteren Vorgaben auf EU-Ebene gearbeitet, um physische und digitale Kritische Einrichtungen resilienter zu machen.[43]

Schutz von Netz- und Informationssystemen

Bereits im Jahr 2016 führte die EU mit der *Richtlinie zur Netz- und Informationssicherheit (NIS-Richtlinie)*[44] die ersten EU-weiten Vorgaben zur Verstärkung der europäischen Zusammenarbeit in Bezug auf die Cybersicherheit sowie zur Stärkung der Cyber-Resilienz der Union ein.

Die NIS-Richtlinie statuiert dabei Sicherheitspflichten für Betreiber Kritischer Infrastrukturen wie Krankenhäuser, Energienetze, Forschungslabore und Produzenten wichtiger Medizinprodukte und Arzneimittel.[45]

Am 16.01.2023 trat die *Richtlinie über Maßnahmen für ein hohes gemeinsames Cybersicherheitsniveau in der Union (NIS-2-Richtlinie)*[46] in Kraft (▶ Kap. 3.2.2) und soll – wie die an demselben Tag in Kraft getretene Resilienz-Richtlinie[47] (▶ Kap. 3.4.1) – den Schutz kritischer Infrastrukturen verbessern; sie weitet hierfür die Cybersicherheitsvorgaben auf weitere Sektoren und mehr Unternehmen aus.[48]

---

42 https://germany.representation.ec.europa.eu/news/eu-krisenvorsorge-drei-grenzuberschreitende-gesundheitsgefahren-2022-07-12_de.
43 Siehe https://www.consilium.europa.eu/de/policies/eu-crisis-response-resilience/.
44 Richtlinie (EU) 2016/1148 des Europäischen Parlaments und des Rates vom 06.07.2016 über Maßnahmen zur Gewährleistung eines hohen gemeinsamen Sicherheitsniveaus von Netz- und Informationssystemen in der Union, ABlEU L 194/1.
45 Richtlinie (EU) 2016/1148 des Europäischen Parlaments und des Rates vom 06.07.2016 über Maßnahmen zur Gewährleistung eines hohen gemeinsamen Sicherheitsniveaus von Netz- und Informationssystemen in der Union, ABlEU L 194/1 ff.
46 Richtlinie (EU) 2022/2555 des Europäischen Parlaments und des Rates vom 14.12.2022 über Maßnahmen für ein hohes gemeinsames Cybersicherheitsniveau in der Union, zur Änderung der Verordnung (EU) Nr. 910/2014 und der Richtlinie (EU) 2018/1972 sowie zur Aufhebung der Richtlinie (EU) 2016/1148 (NIS-2-Richtlinie), ABlEU L 333/80.
47 https://data.consilium.europa.eu/doc/document/ST-15623-2022-INIT/de/pdf.
48 Richtlinie (EU) 2022/2555 des Europäischen Parlaments und des Rates vom 14.12.2022 über Maßnahmen für ein hohes gemeinsames Cybersicherheitsniveau in der Union, zur Änderung der Verordnung (EU) Nr. 910/2014 und der Richtlinie (EU) 2018/1972 sowie zur Aufhebung der Richtlinie (EU) 2016/1148 (NIS-2-Richtlinie), ABlEU L 333/80, 143 ff. (Anhang).

Schutz Kritischer Infrastrukturen

Die *Richtlinie über die Resilienz kritischer Einrichtungen (Critical Entities Resilience / CER-Richtlinie) vom 14.12.2022* enthält ein überarbeitetes Konzept für die Widerstandsfähigkeit Kritischer Infrastruktur, bei dem die aktuelle und zu erwartende Risikolage, die zunehmenden wechselseitigen Abhängigkeiten zwischen den verschiedenen Sektoren und auch die immer stärkeren Wechselbeziehungen zwischen physischen und digitalen Infrastrukturen besser berücksichtigt werden.[49] Die Umsetzung dieser Richtline wird in Deutschland im sog. Kritis-Dachgesetz erfolgen (▶ Kap. 3.4.1).

Diese Richtlinie, welche die Richtlinie zur Ermittlung und Ausweisung europäischer kritischer Infrastrukturen (EKI) aus dem Jahr 2008[50] ersetzt, ist zum 16.01.2023 in Kraft getreten und weist im Gegensatz zur EKI-Richtlinie einen deutlich erweiterten Anwendungsbereich auf: Während die EKI-Richtlinie nur für den Energie- und den Verkehrssektor gilt, umfasst die Resilienz-Richtlinie wesentlich mehr Wirtschaftszweige: Energie, Verkehr, Banken, Finanzmarktinfrastrukturen, Gesundheit, Trinkwasser, Abwasser, digitale Infrastruktur, öffentliche Verwaltung und Raumfahrt.[51] Die Sektoren decken sich weitgehend mit denen der NIS-2-Richtlinie, was darauf zurückzuführen ist, dass die Resilienz-Richtlinie gemeinsam mit der NIS-2-Richtlinie nach den Vorstellungen der Kommission eine Synergie bildet und kritische Einrichtungen umfassend krisensicher machen soll.[52]

Die Resilienz-Richtlinie betont, dass kritische Einrichtungen – also auch Krankenhäuser als Mitglieder des Gesundheitssektors – in der Lage sein müssen, »*ihre Fähigkeit zu stärken, Sicherheitsvorfälle, die die Erbringung wesentlicher Dienste stören könnten, zu verhindern, sich davor zu schützen, darauf zu reagieren, sie abzuwehren, zu begrenzen, aufzufangen, zu bewältigen und sich von solchen Vorfällen zu erholen.*«[53] Die Resilienz-Richtlinie gibt deshalb den Mitgliedstaaten auf, nationale Strategien zur Stärkung der Resilienz kritischer Einrichtungen zu etablieren, mindestens alle vier Jahre eine Risikobewertung durchzuführen und eine Liste der kritischen Einrichtungen zu erstellen, die grundlegende Dienste erbringen. Diese kritischen Einrichtungen müssen *relevante Risiken ermitteln*, welche die Erbringung grundlegender Dienste erheblich beeinträchtigen können; sie müssen *geeignete Maßnahmen ergrei-*

---

49 ABl. v. 27.12.2022, L 333/164.
50 Richtlinie 2008/114/EG des Rates v. 08.12.2008 über die Ermittlung und Ausweisung europäischer kritischer Infrastrukturen und die Bewertung der Notwendigkeit, ihren Schutz zu verbessern.
51 Richtlinie (EU) 2022/2557 des Europäischen Parlaments und des Rates vom 14.12.2022 über die Resilienz kritischer Einrichtungen und zur Aufhebung der Richtlinie 2008/114/EG des Rates, ABlEU L 333/164, 193 ff. (Anhang).
52 Dittrich, MMR 2022, 1039, 1043.
53 Richtlinie (EU) 2022/2557 des Europäischen Parlaments und des Rates vom 14.12.2022 über die Resilienz kritischer Einrichtungen und zur Aufhebung der Richtlinie 2008/114/EG des Rates, ABlEU L 333/164, 165.

fen, um ihre Resilienz zu gewährleisten, und den zuständigen Behörden *Störfälle melden*.[54]

2.1.2 IT-Sicherheit nach dem Gesetz über das Bundesamt für Sicherheit in der Informationstechnik, dem IT-Sicherheitsgesetz und nach § 391 SGB V

Wie die europäischen Entwicklungen zeigen, ist die IT-Sicherheit gerade auch im Gesundheitswesen von großer Bedeutung: zum einen, weil beim Einsatz von Technologien zur Behandlung von Patienten – z.B. im Falle eines netzwerkfähigen Medizinprodukts – Schwachstellen in der IT unmittelbar zu einer Bedrohung für Leib und Leben der Patienten führen können; zum anderen sind Gesundheitsdaten in datenschutzrechtlicher Hinsicht besonders sensibel, weil ein Abfluss solcher Daten – z.B. im Rahmen eines Cyberangriffs – zu einer erheblichen Verletzung des allgemeinen Persönlichkeitsrechts der Betroffenen führen kann. Für Rechtsverstöße droht das Datenschutzrecht hohe Geldbußen an.[55] Darüber hinaus sind Akteure im Gesundheitswesen oft auch gesetzlichen und vertraglichen Daten- und Geheimhaltungspflichten unterworfen – Ärzte und Personen, die an der beruflichen Tätigkeit der Ärzte mitwirken, sogar strafbewehrten Pflichten.[56] Wie wichtig gerade die Cybersicherheit für Krankenhäuser ist, zeigt die Cyberattacke gegen das Universitätsklinikum Düsseldorf im Jahr 2020, die dazu führte, dass sich das Klinikum mit etwa 50.000 stationären Patienten pro Jahr für knapp zwei Wochen von der Notfallversorgung abmelden musste und in deren Zusammenhang es zum Tod einer Patientin kam, der letztlich jedoch nicht sicher auf eine verlängerte Anfahrt aufgrund der Abmeldung der Notaufnahmen zurückgeführt werden konnte (▶ Kap. 3.1.4).[57]

Vorgaben des IT-Sicherheitsgesetzes (IT-SiG) und des Gesetzes über das Bundesamt für Sicherheit in der Informationstechnik (BSIG)

Mit dem Schutz Kritischer Infrastrukturen in Deutschland als wesentlichem Ziel wurde im Jahr 2015 das IT-Sicherheitsgesetz[58] erlassen, mit dem ein neues Sicherheitsregime unter der Aufsicht des Bundesamts für Sicherheit in der Informationstechnik (BSI) eingeführt wurde. Das IT-Sicherheitsgesetz ist ein Artikelgesetz, das

---

54 Richtlinie (EU) 2022/2557 des Europäischen Parlaments und des Rates vom 14.12.2022 über die Resilienz kritischer Einrichtungen und zur Aufhebung der Richtlinie 2008/114/EG des Rates, AblEU L 333/164, 175 ff.
55 Nach Art. 83 DS-GVO können Geldbußen von bis zu 20 000 000 EUR oder im Fall eines Unternehmens (Konzerns) von bis zu 4 % seines gesamten weltweit erzielten Jahresumsatzes des vorangegangenen Geschäftsjahrs verhängt werden.
56 Tschammler, PharmR 2019, 509.
57 Dazu Dittrich, MMR 2022, 267, 268 m.w.N.; siehe auch https://www.deutschlandfunk.de/notaufnahme-geschlossen-der-hackerangriff-auf-die-uniklinik-100.html.
58 Gesetz zur Erhöhung der Sicherheit informationstechnischer Systeme v. 17.06.2015, BGBl 2015 Teil I Nr. 31, S. 1364 ff.

neben dem Gesetz über das Bundesamt für Sicherheit in der Informationstechnik (BSIG)[59] auch das Energiewirtschaftsgesetz, das Telemediengesetz, das Telekommunikationsgesetz und weitere Gesetze änderte und ergänzte. Dieses Gesetz basiert auf der Cyber-Sicherheitsstrategie des Bundesministeriums des Innern aus dem Jahr 2011, die auf eine zunehmende IT-Gefährdungslage und insbesondere ein Bedrohungspotential für Kritische Infrastrukturen (KRITIS) reagiert hat.[60]

Das IT-Sicherheitsrecht ist eine Querschnittsmaterie mit einer bislang nicht in einer einheitlichen Kodifikation zusammengefassten Vielzahl an Vorschriften, die im Kern öffentliches Gefahrenabwehrrecht enthalten.[61] Besondere Bedeutung hat hier insbesondere das BSIG, das für einen bestimmten Adressatenkreis konkrete Anforderungen an die Organisation und Überwachung von IT-Systemen festlegt. Dieses Gesetz wird durch die Verordnung des BMI zur Bestimmung Kritischer Infrastrukturen (BSI-KritisV)[62] ergänzt.

Betreiber Kritischer Infrastruktur (KRITIS)

Schon im Rahmen der »Nationalen Strategie zum Schutz Kritischer Infrastrukturen«[63] aus dem Jahr 2009 definierte das BMI *Kritische Infrastrukturen (KRITIS)* als »*Organisationen und Einrichtungen mit wichtiger Bedeutung für das staatliche Gemeinwesen, bei deren Ausfall oder Beeinträchtigung nachhaltig wirkende Versorgungsengpässe, erhebliche Störungen der öffentlichen Sicherheit oder andere dramatische Folgen eintreten würden*«.[64] KRITIS zeichnen sich demnach durch eine besondere Versorgungsrelevanz für den deutschen Markt aus.

§ 2 Abs. 10 BSIG stellt zunächst klar, dass es KRITIS überhaupt nur in bestimmten Sektoren gibt, darunter – neben sechs weiteren – im *Gesundheitssektor*.[65] Eine weitere Konkretisierung erfährt der KRITIS-Begriff durch die *BSI-KritisV*: Hiernach sollen die Akteure im Gesundheitswesen prüfen, ob und inwieweit sie Betreiber von Kritischen Infrastrukturen sind. Das ist der Fall, wenn sie (i) Kritische Dienstleistungen nach § 6 Abs. 1 BSI-KritisV erbringen, (ii) diese Kritischen Dienstleistungen durch eine Einrichtung erbringen, die unter die in Anhang 5 der BSI-KritisV genannten Anlagenkategorien fällt, (iii) die betreffende Einrichtung die

---

59 Gesetz über das Bundesamt für Sicherheit in der Informationstechnik (BSI-Gesetz – BSIG) vom 14.08.2009, BGBl. I S. 2821.
60 Zur Umsetzung der EU-Richtlinie zur Gewährleistung einer hohen Netzwerk- und Informationssicherheit (NIS-Richtlinie) erfuhr das BSIG im Jahr 2017 geringfügige Änderungen; insbesondere die Aufsichtsbefugnisse des BSI wurden verschärft, Tschammler, PharmR 2019, 509.
61 Tschammler, PharmR 2019, 509, 510.
62 Tschammler, PharmR 2019, 509, 510.
63 BMI, Nationalen Strategie zum Schutz Kritischer Infrastrukturen, 2009, zu finden unter https://www.bmi.bund.de/SharedDocs/downloads/DE/publikationen/themen/bevoelkerungsschutz/kritis.pdf?__blob=publicationFile&v=4.
64 BMI, Nationalen Strategie zum Schutz Kritischer Infrastrukturen, 2009, S. 5.
65 Tschammler, PharmR 2019, 509, 510.

in Anhang 5 Teil 3 der BSI-KritisV genannten Schwellenwerte erreicht oder überschreitet und (iv) das Unternehmen Betreiber dieser Einrichtung ist.[66]

Zu den *kritischen Dienstleistungen in der Gesundheitsbranche* zählen:

- die stationäre medizinische Versorgung,
- die Versorgung mit unmittelbar lebenserhaltenden Medizinprodukten,
- die Versorgung mit rezeptpflichtigen Arzneimitteln und
- die Laboratoriumsdiagnostik.

Krankenhäuser mit *mind. 30.000 vollstationären Fällen pro Jahr* sind gem. § 6 i. V. m. Anhang 5 BSI-KritisV als Kritische Infrastruktur anzusehen. Diese Schwelle überschreiten schätzungsweise 5–10 Prozent aller Krankenhäuser in Deutschland.[67]

Pflichten nach §§ 8a, b BSIG

Krankenhäuser treffen als KRITIS-Betreiber im Gesundheitswesen die in §§ 8a, 8b BSIG genannten Pflichten, insbesondere die Pflicht, angemessene organisatorische und technische IT-Sicherheitsvorkehrungen zu treffen, die im Einklang mit dem Stand der Technik stehen und verhältnismäßig sind (*Sicherheitspflicht*). Es geht also um die Etablierung präventiver Maßnahmen zur Vermeidung ernsthafter Störungen der IT (§ 8a Abs. 1 BSIG) (▶ Kap. 3.2.1).

Da der Stand der Technik keine feststehende, sondern eine dynamische Größe ist, die einer fortwährenden Entwicklung unterliegt, gilt es, die *Sicherheitsvorkehrungen* regelmäßig *zu aktualisieren* (▶ Kap. 3.2.1).[68]

Die Einhaltung dieser Anforderungen haben KRITIS-Betreiber nach § 8a Abs. 3 BSIG alle zwei Jahre *gegenüber dem BSI nachzuweisen* (▶ Kap. 3.2.1), z. B. durch Audits, Zertifikate oder Testate. Werden dabei Mängel festgestellt, kann das BSI gem. § 8a Abs. 3 S. 5 BSIG ihre Beseitigung verlangen.[69]

Darüber hinaus kann das BSI die *Einhaltung der Pflichten* bei KRITIS-Betreibern nach § 8a Abs. 4 BSIG auch *überprüfen*; für die Überprüfung erhebt das BSI Gebühren, wenn es auf Grund von Anhaltspunkten, die berechtigte Zweifel an der Einhaltung der Anforderungen begründen, tätig geworden ist.

KRITIS-Betreiber haben daneben nach § 8b Abs. 4 und 4a BSIG *Störungen dem BSI unverzüglich zu melden* (▶ Kap. 3.2.1), wenn es sich um Störungen der Verfügbarkeit, Integrität, Authentizität und Vertraulichkeit ihrer informationstechnischen Systeme, Komponenten oder Prozesse handelt, die zu einem Ausfall oder zu einer erheblichen Beeinträchtigung der Funktionsfähigkeit der von ihnen betriebenen Kritischen Infrastrukturen geführt haben oder führen können. In einem solchen Fall

---

66 Tschammler, PharmR 2019, 509, 515.
67 Dochow, MedR 2022, 100 (103); Jorzig/Sarangi, Digitalisierung im Krankenhaus, S. 85; »Krankenhäuser als kritische Infrastrukturen – Umsetzungshinweise der Deutschen Krankenhausgesellschaft«.
68 Deusch/Eggendorfer in: Taeger/Pohle, Computerrechts-Handbuch, Kap. 50.1, Rn. 412.
69 Riehm/Meier, MMR 2020, 571.

kann das BSI die Herausgabe der zur Bewältigung der Störung notwendigen Informationen einschließlich personenbezogener Daten verlangen.

Mit dem *IT-Sicherheitsgesetz 2.0*[70] ist den KRITIS-Betreibern seit dem 01.05.2023 auch die Pflicht zum Einsatz »intelligenter« Systeme zur Angriffserkennung aufgegeben (§ 8a Abs. 1a i. V. m. § 2 Abs. 9b BSIG), wobei das BSI hier unterstützend eine Malwareerkennungsplattform zur Verfügung stellt (▶ Kap. 3.2.1).

Vergleichbare Pflichten sind »*Unternehmen im besonderen öffentlichen Interesse*«, die von »erheblicher volkswirtschaftlicher Bedeutung für die Bundesrepublik Deutschland oder die für solche Unternehmen als Zulieferer [...] von wesentlicher Bedeutung sind« (vgl. § 2 Abs. 14 Nr. 2 BSIG), seit dem 28.05.2021 auferlegt. Auch diese Unternehmen sind dem BSI zum Nachweis ihrer Sicherheitsvorkehrungen verpflichtet und haben etwaige Störungen ihrer IT-Systeme unverzüglich zu melden (§ 8f Abs. 1, 7 und 8 BSIG). Damit werden die sich aus dem BSIG ergebenden Pflichten auch auf weitere – nicht direkt dem Anwendungsbereich des Gesetzes unterfallende – Unternehmen erstreckt: Einerseits besteht nach dem Gesetz die Möglichkeit, auch Zulieferer von großen Unternehmen als »Unternehmen im besonderen öffentlichen Interesse« zu qualifizieren, und andererseits sind die Betreiber »Kritischer Infrastrukturen« gehalten, die hohen IT-rechtlichen Anforderungen an ihre Dienstleister (vertraglich) weiterzugeben.[71]

Verstöße gegen die Pflichten der KRITIS-Unternehmen sind je nach Tatbestand gem. § 14 BSIG mit Geldbußen zwischen 100.000 bis 2 Mio. EUR bewehrt (vgl. die Übersicht bei ▶ Kap. 3.2.1). Von den Pflichten gem. § 8d BSIG ausgenommen sind Unternehmen mit weniger als 50 Beschäftigten und einem Jahresumsatz von weniger als zehn Mio. EUR (KMU – kleine und mittlere Unternehmen).[72] Dies gilt auch nach Umsetzung der NIS-2-Richtlinie (▶ Kap. 3.2.1).

Branchenspezifischer Sicherheitsstandard »Medizinische Versorgung«

Zur Erfüllung des vorgegebenen IT-Sicherheitsniveaus können sich KRITIS-Betreiber nach § 8a Abs. 2 BSIG an *branchenspezifischen Standards* (B3S) orientieren (▶ Kap. 3.2.1); im Falle des Gesundheitssektors an dem branchenspezifischen Sicherheitsstandard »Medizinische Versorgung«[73], der auf die Umsetzung des in § 8a Abs. 1 BSIG vorgegebenen Sicherheitsniveaus bei gleichzeitiger Wahrung des üblichen Versorgungsniveaus der Patientenversorgung und der Verhältnismäßigkeit der umzusetzenden Maßnahmen abzielt. Dafür sollte u. a. ein Informationssicherheits-

---

70 Zweites Gesetz zur Erhöhung der Sicherheit informationstechnischer Systeme vom 18.05. 2021, zu finden unter https://www.bmi.bund.de/SharedDocs/downloads/DE/gesetzestexte/it-sicherheitsgesetz-2.pdf?__blob=publicationFile&v=2.
71 Bräutigam/Habbe, NJW 2022, 809, 810.
72 Deusch/Eggendorfer in: Taeger/Pohle, Computerrechts-Handbuch, Kap. 50.1, Rn. 413; eingehend dazu auch Dittrich, MMR 2022, 267 ff.; Riehm/Meier, MMR 2020, 571.
73 Branchenspezifische Sicherheitsstandard »Medizinische Versorgung, Stand 08.12.2022, zu finden unter https://www.dkgev.de/fileadmin/default/Mediapool/2_Themen/2.1_Digitalisierung_Daten/2.1.4._IT-Sicherheit_und_technischer_Datenschutz/2.1.4.1._IT-Sicherheit_im_Krankenhaus/B3S_v1.2_Einreichung_Eignungsfeststellung_BSI_final_Gesamtdokument.pdf.

Managementsystem (ISMS) etabliert und aufrechterhalten werden, für das der Standard einen »iterativen Ansatz zur Umsetzung« bieten will.[74]

KRITIS-Schutzziele sind demnach die Behandlungseffektivität und die Patientensicherheit, deren Aufrechterhaltung im Rahmen der Informationssicherheit durch die Informationssicherheits-Schutzziele Verfügbarkeit, Integrität, Authentizität und Vertraulichkeit sichergestellt werden soll (▶ Kap. 3.2.1).[75]

Dort wird unter dem Stichwort »*Betriebliches Kontinuitätsmanagement*« geregelt, dass »zur Sicherstellung der vollstationären medizinischen Versorgung (»kritische Dienstleistung des Sektors«) [...] bestimmte Systeme, Komponenten und Prozesse benötigt [werden], die im Einzelfall – abhängig vom Versorgungsauftrag, den jeweils verfügbaren Ressourcen sowie weiteren Einflussfaktoren – unterschiedlich ausgeprägt sein können. Entscheidend ist, dass für die Aufrechterhaltung des Versorgungsniveaus angemessene organisatorische und technische Vorkehrungen getroffen werden. Der erforderliche Aufwand darf hierbei nicht außer Verhältnis zu den Folgen eines Ausfalls oder einer Beeinträchtigung stehen. Damit nach einer Störung oder dem Ausfall dieser Systeme, Komponenten und Prozesse der Geschäftsbetrieb aufrechterhalten werden und eine schnellstmögliche Wiederherstellung auf ein vordefiniertes Niveau erfolgen kann, sind entsprechende Maßnahmen vorzusehen. Die im B3S-Geltungsbereich liegenden Systeme, Komponenten und Prozesse müssen entsprechend im betrieblichen Kontinuitätsmanagement berücksichtigt werden.«[76]

Im Einzelnen muss die *Aufrechterhaltung der kritischen Dienstleistungen im Störungs- sowie im Notfall* sichergestellt sein und es müssen geeignete Maßnahmen zur schnellstmöglichen Wiederherstellung vorgesehen werden. Das betriebliche Kontinuitätsmanagementsystem beinhaltet laut B3S u. a. die Verankerung des betrieblichen Kontinuitätsmanagementsystem in einer Leitlinie, die Festlegung einer Verantwortlichkeit für das betriebliche Kontinuitätsmanagementsystem sowie einer Umsetzung- und Bewertungsmethode. Letztere soll regelmäßig, mindestens jährlich, zum Einsatz kommen, um die Zielerreichung zu überprüfen.

Das betriebliche Kontinuitätsmanagement enthält als Kernelement eine *Risikoanalyse*, in deren Rahmen es gilt, Kern- und Unterstützungsprozesse mit hohem Risiko zu identifizieren und zu dokumentieren.

»Für jeden dieser Kern- und Unterstützungsprozesse MUSS folgendes dokumentiert werden:

a. eine kurze Beschreibung der Kern- und Unterstützungsprozesse,
b. eine Begründung, warum der Prozess ein zentraler Prozess bzw. ein Prozess mit hohem Risiko ist (im Rahmen einer Auswirkungsanalyse sind mögliche Bedrohungen für die Kern- und Unterstützungsprozesse im B3S-Geltungsbereich zu identifizieren und die daraus möglicherweise resultierenden Auswirkungen auf den Geschäftsbetrieb zu bewerten),

---

74 B3S »Medizinische Versorgung, S. 8.
75 B3S »Medizinische Versorgung«, V1.2, S. 9.
76 B3S »Medizinische Versorgung«, V1.2, S. 60 f., zu finden unter https://www.dkgev.de/filead min/default/Mediapool/2_Themen/2.1_Digitalisierung_Daten/2.1.4._IT-Sicherheit_und_ technischer_Datenschutz/2.1.4.1._IT-Sicherheit_im_Krankenhaus/B3S_v1.2_Einrei chung_Eignungsfeststellung_BSI_final_Gesamtdokument.pdf.

c. wer für die Kern- und Unterstützungsprozesse verantwortlich ist (Prozess-Verantwortlicher),
d. wie lange ein Ausfall der Kern- und Unterstützungsprozesse toleriert werden kann (Maximal tolerierbare Ausfallzeit – MTA).

Diese Festlegung SOLL als Grundlage für die im Risikomanagement vorgesehene Kritikalitätsbewertung genutzt werden.«[77]

Für die hierbei identifizierten Kern- und Unterstützungsprozesse mit hohem Schadenspotenzial müssen weiterhin *Geschäftsfortführungspläne* erstellt werden, die Notfall- und Wiederanlaufpläne umfassen. Diese Pläne müssen den Mitarbeitenden zur Verfügung stehen; darüber hinaus kann es sinnvoll sein, sie auch Lieferanten, Dienstleistern und Dritten verfügbar zu machen.

Außerdem sieht der Branchenstandard vor, dass die im Notfall zu verwendenden Kommunikationswege (*Alarmierungspläne*) festgelegt sein müssen. Prozessbeteiligte Mitarbeitende müssen deren Inhalt kennen und die Pläne zur Verfügung haben (ggf. kann es auch hier sinnvoll sein, Lieferanten, Dienstleistern und Dritten die Pläne zugänglich zu machen).

Um sicherzustellen, dass die Pläne im Ernstfall auch funktionieren, sollen regelmäßig *Notfallübungen* durchgeführt werden, die sich an der Kritikalität der Prozesse und Systeme orientieren.[78]

Somit gibt der Branchenstandard in dezidierter Form die Umsetzung eines klassischen Business-Continuity-Management (BCM) vor, wie man es u. a. etwa in der ISO 22301:2019 findet.[79]

Verpflichtung zur Einführung von IT-Sicherheitssystemen nach § 391 SGB V

Eine Vorgabe zur Umsetzung von IT-Sicherheitsmaßnahmen durch Krankenhäuser findet sich auch in § 391 Abs. 1 SGB V. Hiernach sind Krankenhäuser verpflichtet, bezüglich derjenigen informationstechnischen Systeme, Komponenten oder Prozesse, die für die Funktionsfähigkeit des jeweiligen Krankenhauses und die Sicherheit der verarbeiteten Patienteninformationen wesentlich sind, *IT-Sicherheitsmaßnahmen* einzurichten.

Die Regelung des § 75c SGB V aF, die im Jahr 2019 durch das Gesetz für eine bessere Versorgung durch Digitalisierung und Innovation (DVG)[80] eingeführt wurde, erfuhr durch das Gesetz zum Schutz elektronischer Patientendaten in der Telematikinfrastruktur (PDSG)[81] im Jahr 2020 eine Änderung: Entgegen ihrer Einordnung im Kapitel »Beziehungen der Krankenkassen zu den Leistungserbringern«, Abschnitt »Beziehungen zu Ärzten, Zahnärzten und Psychotherapeuten«, erster Titel »Sicherstellung der vertragsärztlichen und vertragszahnärztlichen Ver-

---

77 B3S »Medizinische Versorgung«, V1.2, S. 60.
78 B3S »Medizinische Versorgung«, V1.2, S. 61 f.
79 Siehe dazu auch ▶ Kap. 2.6 und eingehend ▶ Kap. 6.3.
80 Gesetz für eine bessere Versorgung durch Digitalisierung und Innovation (DVG) v. 09.12.2019, BGBl. I 2562.
81 Gesetz zum Schutz elektronischer Patientendaten in der Telematikinfrastruktur (PDSG) v. 14.10.2020, BGBl. I 2115.

sorgung«, enthielt die Norm ausschließlich Vorgaben für die IT-Sicherheit in Krankenhäusern. Der Regelungsstandort rechtfertigte sich allein durch die inhaltliche Nähe zu § 75b SGB V aF, der fast gleichlautend ebenfalls darauf ausgerichtet war, Bedrohungspotenziale für solche Einrichtungen einzudämmen, die keine kritische Infrastruktur i. S. d. BSI-Gesetzes (KRITIS) darstellten und deshalb nicht bereits unter die BSI-Kritis-Verordnung fielen.[82] Für letztere galten Vorgaben zur Implementierung von IT-Sicherheitsmaßnahmen außerhalb der technischen und organisatorischen Maßnahmen des Datenschutzrechts.[83] Diese »Standortproblematik« der Vorschriften wurde nun durch das Digitalgesetz[84] im Jahr 2024 korrigiert, die IT-Sicherheitsvorschriften sind nun gesammelt in den §§ 390 ff. SGB V verortet.

Krankenhäuser sind seit dem 01.01.2022 verpflichtet, nach dem Stand der Technik *angemessene organisatorische und technische Vorkehrungen* zur Vermeidung von Störungen der Verfügbarkeit, Integrität und Vertraulichkeit sowie »der weiteren Sicherheitsziele« zu treffen. Bei Letzteren handelt es sich um nicht näher definierte weitere Sicherheitsziele, wie etwa die Authentizität, Patientensicherheit und Behandlungseffektivität, Verbindlichkeit und Zurechenbarkeit.[85]

In allen Bereichen müssen die Vorkehrungen dem *Stand der Technik* entsprechen. Der Stand der Technik wiederum ist in Anlehnung an gängige Sicherheitsstandards aus anderen Bereichen der Informationsverarbeitung sowie an in der Praxis erfolgreich etablierte Methoden und Verfahren zu bestimmen.[86]

Wie im BSIG muss der Stand der Technik nicht zu jedem Zeitpunkt eingehalten, aber spätestens *alle zwei Jahre angepasst* werden. Der Kreis zum BSIG schließt sich mit § 391 Abs. 4 SGB V, in dem explizit festgehalten ist, dass Krankenhäuser jedenfalls dann ausreichende IT-Sicherheitsanforderungen erfüllen, wenn sie einen *nach § 8a Abs. 2 BSIG vom BSI anerkannten* B3S in der jeweils gültigen Fassung anwenden.

Auch wenn die Anforderungen an die Sicherheitsvorkehrungen damit dem KRITIS-Standard entsprechen, sieht § 391 SGB V – anders als das BSIG (s. o.) – *keine Nachweis- und Meldepflichten* etc. vor. Auch die Anwendung anderer Branchenstandards ist durch die Bezugnahme auf das BSI-Gesetz nicht ausgeschlossen (»insbesondere«). Jedoch wird diesbezüglich nicht die Vermutung begründet, dass diese dem IT-Sicherheitsstandard gerecht werden.

§ 391 Abs. 5 SGB V stellt klar, dass Krankenhäuser, die bereits gem. § 8a BSI-Gesetz als Betreiber Kritischer Infrastrukturen gelten, nicht dem Pflichtenkreis des § 391 SGB V unterfallen. Krankenhäuser mit mind. 30.000 vollstationären Fällen pro Jahr sind gem. § 6 i. V. m. Anhang 5 BSI-KritisV als Kritische Infrastruktur anzusehen.

---

82 BT-Drs. 19/20708, 167.
83 Becker/Kingreen/Kircher, SGB V, § 75c Rn. 1.
84 Gesetz zur Beschleunigung der Digitalisierung des Gesundheitswesens (Digital-Gesetz – DigiG) v. 22.03.2024 (BGBl. I, Nr. 101).
85 Becker/Kingreen/Kircher, SGB V, § 75c Rn. 2.
86 BeckOK SozR/Wendtland, SGB V, § 75c Rn. 2.

2.1.3 Zwischenergebnis

Sofern Krankenhäuser nicht bereits als KRITIS-Betreiber in den Anwendungsbereich des BSIG fallen, treffen sie ähnlich gelagerte Pflichten aus § 391 SGB V, die – wie die §§ 8a, 8b BSIG – durch denselben Branchenspezifischen Sicherheitsstandard »Medizinische Versorgung« konkretisiert werden. Dieser Standard gibt dezidiert vor, ein betriebliches Kontinuitätsmanagement umzusetzen. Nachfolgend wird aufgezeigt, dass diese Verpflichtung darüber hinaus auch aus allgemeinen Vorgaben des Gesellschaftsrechts abgeleitet werden kann.

2.2 Rechtspflicht zur Einführung eines BCM

Die Rechtgspflicht zur Einführung eines BCM kann sich aus § 91 Abs. 2 AktG, §§ 76, 93 AktG, § 43 GmbHG und aus § 1 StaRUG ergeben.

2.2.1 Rechtspflicht zur Einführung eines BCM nach § 91 Abs. 2 AktG

Vorsorgemaßnahmen im Rahmen eines BCM werden in der Betriebswirtschaftslehre ohne Weiteres als Element eines umfassenden Risikomanagements aus § 91 Abs. 2 AktG abgeleitet. Hiernach hat der Vorstand einer Aktiengesellschaft (AG) geeignete Maßnahmen zu treffen, damit Entwicklungen, die den Fortbestand des Unternehmens gefährden können, frühzeitig erkannt werden. Demgegenüber hat man sich in der Rechtswissenschaft bis vor Kurzem mit der Anerkennung einer solchen Rechtspflicht noch schwer getan[87]: Aufgrund des Gesetzeswortlauts des § 91 Abs. 2 AktG wurde argumentiert, der Gesetzgeber statuiere lediglich eine Pflicht zur Einrichtung eines Systems, das »den Fortbestand der Gesellschaft gefährdende Entwicklungen früh erkenne«. Es gehe damit also weder um den Umgang mit Risiken (sondern nur darum, »Entwicklungen zu beobachten«), noch müsse auf nachteilige Entwicklungen dem Wortlaut nach in irgendeiner Form reagiert werden. Überdies erfasse die Regelung nicht jede nachteilige Entwicklung, sondern lediglich bestandsgefährdende Entwicklungen, also solche, die sich auf die Ertrags-, Finanz- oder Vermögenslage der Gesellschaft erheblich (im Sinne eines Insolvenzrisikos) auswirken.[88]

Die Diskussion darüber, ob das *Risikomanagementsystem* nach § 91 Abs. 2 AktG umfassend zu verstehen ist und deshalb auch Risiken – wie sie mit der Nichtein-

---

87 Federmann/Müller/Friedrichsen/Schaich, CB 2021, 107; Helmrich, NZG 2011, 1252.
88 Siehe dazu Federmann/Müller/Friedrichsen/Schaich, CB 2021, 107 f. m.w.N.; Helmrich, NZG 2011, 1252, 1253.

haltung von Notfallvorsorgemaßnahmen verbunden sind – erfassen muss[89], hat sich mit dem Inkrafttreten des Gesetzes zur Stärkung der Finanzmarktintegrität (Finanzmarktintegritätsstärkungsgesetz – FISG)[90] zwischenzeitlich erübrigt: Im Rahmen des FISG wurde § 91 AktG ein neuer Absatz 3 hinzugefügt, wonach der Vorstand einer börsennotierten Gesellschaft »*darüber [über § 91 Abs. 2 AktG] hinaus*« ein im Hinblick auf den Umfang der Geschäftstätigkeit und die Risikolage des Unternehmens angemessenes und wirksames internes Kontrollsystem und Risikomanagementsystem einzurichten hat.[91] Wenn die Pflicht zur Einrichtung eines umfassenden Risikomanagementsystems also nicht bereits aus § 91 Abs. 2 AktG abgeleitet wurde, ergibt sie sich nunmehr explizit aus § 91 Abs. 3 AktG.[92]

Ein solches umfassendes Risikomanagement beinhaltet die *Identifikation aller Risiken* – also auch solcher Risiken, die mit Betriebsstörungen und -unterbrechungen einhergehen können, und zwar uneingeschränkt: Risiken, die durch *Defizite in der oder Angriffe auf die Informationssicherheit* entstehen, sowie *betriebsstörende Beeinträchtigungen* wie Brand, Naturkatastrophen (etwa die Flutereignisse im Ahrtal, die auch eine Klinik erheblich getroffen haben[93]), mögliche Ausfälle von Energie, Personal (Pandemie) oder notwendigen Medizinprodukten und Medikamenten.[94]

Unabhängig von der Frage, ob Krankenhäuser als KRITIS-Betreiber nach §§ 8a, 8b BSIG oder nach § 391 SGB V i. V. m. B3S verpflichtet sind, Vorsorgemaßnahmen und ein betriebliches Kontinuitätsmanagement für die IT-Sicherheit zu implementieren, trifft sie also die Pflicht, im Rahmen eines umfassenden Risikomanagements nach § 91 Abs. 1 und 3 AktG Risiken, wie sie ein BCM abfangen will, zu analysieren und entsprechende Maßnahmen zu ergreifen.

Wie nachfolgend aufgezeigt werden soll, ergibt sich diese Pflicht auch aus der unternehmerischen Sorgfaltspflicht nach §§ 76, 93 AktG bzw. 43 GmbHG.

2.2.2 Rechtspflicht zur Einführung eines BCM nach §§ 76, 93 AktG bzw. § 43 GmbHG

Eine Pflicht zur Vorhaltung von Notfallvorsorgemaßnahmen im Sinne des BCM kann auch aus den §§ 76, 93 AktG bzw. § 43 GmbHG abgeleitet werden.[95]

Nach § 93 AktG haben die Vorstandsmitglieder einer AG bei ihrer Geschäftsführung die Sorgfalt eines ordentlichen und gewissenhaften Geschäftsleiters anzuwenden (ebenso nahezu wortgleich § 43 Abs. 1 GmbHG[96] für den Geschäftsführer

---

89 S. a. Preussner/Pananis, BKR 2004, 347, 349.
90 Gesetz zur Stärkung der Finanzmarktintegrität (Finanzmarktintegritätsstärkungsgesetz – FISG), BGBl Jg. 2021 Teil I Nr. 30 v. 10.06.2021, S. 1534.
91 Müller in: FS für G. Dannecker, S. 249, 254 f.
92 Federmann/Müller/Friedrichsen/Schaich, CB 2021, 107, 108; Müller in: FS für G. Dannecker, 2023, S. 249, 255.
93 Siehe https://www.aerztezeitung.de/Wirtschaft/Klinik-Versorgung-in-Hochwasser-Gebieten-muss-neu-konzipiert-werden-421431.html.
94 https://www.wiwo.de/politik/deutschland/lieferengpaesse-so-dramatisch-treffen-die-arzneimittel-engpaesse-deutschland/28873502.html.
95 Helmrich, NZG 2011, 1252, 1253 f.
96 S. a. BT-Drucks. 13/9712, S. 15.

einer GmbH). Je nachdem, wie ein Krankenhaus gesellschaftsrechtlich organisiert ist, trifft die Krankenhausleitung demnach die Pflicht zur Umsetzung eines BCMS unmittelbar aus der unternehmerischen Sorgfaltspflicht.

Allgemeine Verhaltens- und Pflichtenstandards des § 93 Abs. 1 S. 1 AktG

»Die Vorstandsmitglieder einer AG haben bei ihrer Geschäftsführung die *Sorgfalt eines ordentlichen und gewissenhaften Geschäftsleiters* anzuwenden. Eine Pflichtverletzung liegt nicht vor, wenn das Vorstandsmitglied bei einer unternehmerischen Entscheidung vernünftigerweise annehmen durfte, auf der Grundlage angemessener Information zum Wohle der Gesellschaft zu handeln« (§ 93 Abs. 1 AktG).

Die Vorschrift des § 93 AktG definiert den Sorgfaltsmaßstab der Unternehmensleitung: Sie gibt zum Schutz des Gesellschaftsvermögens *Verhaltens- und Pflichtenstandards guter Unternehmensführung* vor. Dazu gehört auch die *Pflicht zur Schadensprävention*.[97]

Vorbeugende Notfallvorsorgemaßnahmen, wie sie das BCM vorsieht, dienen ersichtlich der Schadensprävention, geht es doch darum, Pläne vorzuhalten, die Betriebsstörungen oder -ausfälle möglichst geringhalten und ein schnelles Wiederanlaufen des Betriebes bzw. der betrieblichen Prozesse ermöglichen. Insofern ist es naheliegend, eine Verpflichtung zur Umsetzung solcher präventiver Maßnahmen aus dem Normzweck des § 93 Abs. 1 S. 1 AktG abzuleiten – explizit vorgegeben sind solche Maßnahmen nach dem Wortlaut freilich nicht.

Während die Frage, inwieweit ein mit Risiken behaftetes Handeln und insbesondere Risikogeschäfte der Unternehmensleitung noch als sorgfaltsgemäß betrachtet werden können, in der Literatur breit erörtert wird, steht der Aspekt der Schadensprävention in der Diskussion um den Inhalt des § 93 Abs. 2 AktG eher im Hintergrund.[98]

Gegenstand und Reichweite des § 93 AktG

§ 93 Abs. 1 S. 1 AktG kommt nach h. M. eine Doppelfunktion zu: Einerseits handelt es sich um eine objektive (ggf. haftungsrelevante) *Verhaltenspflicht* und andererseits um einen *Verschuldensmaßstab*. Weil der Tatbestand generalklauselartig weit gefasst ist, ist anerkannt, dass sich aus ihm einzelne Verhaltenspflichten im Wege der Konkretisierung ergeben:

- *Treuhänderische Natur der Geschäftsleiteramts und organschaftliche Treuepflicht*
  Ausfluss der unternehmerischen Sorgfaltspflicht ist, dass die Unternehmensleitung *wie ein treuhänderischer Verwalter fremden Vermögens* zu handeln hat, dass sie – ex ante betrachtet – so agieren muss, wie die Unternehmensleitung eines Unternehmens vergleichbarer Art und Größe, die nicht mit eigenen Mitteln wirt-

---

97 BGHZ 219, 193 Rn. 44 = NZG 2018, 1189; Henssler/Strohn GesR/Dauner-Lieb, 5. Aufl. 2021, § 93 AktG Rn. 1; Koch in: Koch, Aktiengesetz 17. Aufl. 2023, § 93 AktG Rn. 1.
98 Müller in: FS für G. Dannecker, S. 249, 255 ff.

schaftet, sondern der treuhänderischen Natur des Geschäftsleiteramts Rechnung trägt.[99] Der Sorgfaltspflicht wird grundsätzlich dann entsprochen, wenn die Unternehmensleitung zum Wohl und Vorteil der Gesellschaft und zur Abwendung von Schäden handelt.[100]

Dies schließt nicht aus, dass auch *geschäftliche Risiken* eingegangen werden dürfen – dies gehört grundsätzlich zur unternehmerischen Tätigkeit. Wenn jedoch *bestandsgefährdende Risiken* eingegangen werden, liegt es nahe, dass der Pflicht, für Bestand und dauerhafte Rentabilität des Unternehmens zu sorgen, nicht Genüge getan wird; insoweit bedarf es einer Einzelfallbetrachtung.[101]

In die gleiche Richtung wie die Pflicht zum treuhänderischen Verwalten des fremden Vermögens geht die *organschaftliche Treuepflicht*, die aus der treuhänderischen Natur der Geschäftsleitung abgeleitet wird.[102] Hiernach ist jedes Mitglied des Vorstands bzw. der Geschäftsführung verpflichtet, in allen Angelegenheiten, die Interessen der Gesellschaft berühren, allein deren Wohl und nicht den eigenen Nutzen oder den Vorteil anderer im Auge zu haben. Die organschaftliche Treuepflicht geht damit inhaltlich weit über den Grundsatz von Treu und Glauben nach § 242 BGB hinaus.[103]

- *Legalitätsprinzip*
Nach h. M. leitet sich aus der unternehmerischen Sorgfaltspflicht auch die Legalitätspflicht ab. Die Geschäftsführung ist hiernach nicht nur zu eigener Regeltreue und Rechtskonformität verpflichtet; sie hat auch sicherzustellen, dass sich die *Gesellschaft und ihre Mitarbeitenden regelkonform verhalten*. Die Sicherstellung wird dabei durch die Umsetzung präventiver Maßnahmen – sog. Compliance-Maßnahmen (▶ Kap. 2.5) – erreicht. Die Pflicht der Unternehmensleitung zur Etablierung angemessener Compliance-Maßnahmen im Unternehmen wird demnach in § 93 Abs. 2 AktG verankert.[104] Ausnahmen von der Legalitätspflicht werden dabei grundsätzlich nicht zugelassen – wo also Rechtsverstöße stattfinden, kann nicht mit einer unternehmerischen Risikoentscheidung argumentiert werden.[105]

Business Judgement Rule des § 93 Abs. 1 S. 2 AktG

Die sog. Business Judgement Rule, nach der eine Pflichtverletzung nicht vorliegt, wenn das Vorstandsmitglied bei einer unternehmerischen Entscheidung vernünftigerweise annehmen durfte, auf der Grundlage angemessener Information zum

---

99 LG Essen 25.04.2012, NZG 2012, 1307 – Arcandor.
100 BeckOGK/Fleischer, AktG § 93 Rn. 16 m.w.N.
101 Koch, AktG, § 93 Rn. 25.
102 Henssler/Strohn GesR/Dauner-Lieb, § 93 AktG Rn. 8.
103 Goette/Goette, DStR 2016, 815, 816 f.
104 LG München I 10.12.2013, ZIP 2014, 570 – Siemens/Neubürger; Henssler/Strohn GesR/Dauner-Lieb, § 93 AktG Rn. 7a.
105 Koch, AktG, § 93 Rn. 12; Goette/Goette, DStR 2016, 815 ff.

Wohle der Gesellschaft zu handeln, greift nicht ein, wenn rechtliche Vorgaben missachtet oder verletzt wurden.[106]

Mit anderen Worten: Wo das Vorhalten eines Business-Continuity-Management-System (BCMS) explizit gesetzlich vorgesehen ist (wie in den §§ 8a, 8b BSIG bzw. 391 SGB V iVm B3S für die Informationssicherheit), kann der Vorstand nicht mit Verweis auf die Business Judgement Rule von der Umsetzung entsprechender Maßnahmen absehen.[107]

Aber auch in den übrigen Fällen ist der Verzicht auf die Umsetzung von BCM-Maßnahmen ebenfalls nicht als unternehmerische Ermessensentscheidung i.S.d. § 93 Abs. 1 S. 2 AktG gerechtfertigt. Dies wird auch mit Blick auf die vom *BGH in Sachen ARAG/Garmenbeck*[108] *entwickelten Grundsätze zum unternehmerischen Ermessensspielraum* deutlich. Die Business Judgement Rule soll demnach der Unternehmensleitung ermöglichen, auf ausreichender Tatsachenbasis auch risikobehaftete unternehmerische Entscheidungen zu treffen[109], selbst wenn sich diese Entscheidungen im Nachhinein als nachteilig darstellen sollten. Das Eingehen von typischen unternehmerischen Risiken gehört zur unternehmerischen Tätigkeit; die Unternehmensleitung trifft insofern keine Erfolgshaftung.[110]

Abgesehen von der Frage, ob es überhaupt als unternehmerische Entscheidung zu qualifizieren ist, wenn die Krankenhausleitung sich – unbewusst, aus Unwissenheit oder aus Kapazitätsgründen – mit Notfallvorsorgemaßnahmen schlicht nicht befasst[111], kann auf der Basis einer angemessenen Information im Sinne der Business Judgement Rule[112] wohl kaum bewusst eine Entscheidung gegen solche Notfallvorsorgemaßnahmen getroffen werden, die sich innerhalb eines schutzwürdigen unternehmerischen Ermessens hält:

Auch wenn nicht jedes potenziell betriebsstörende Ereignis eine hohe Eintrittswahrscheinlichkeit aufweist, beinhalten solche Ereignisse in der Regel ein hohes bis bestandsgefährdendes Schadenspotenzial, auf das mit vergleichsweise überschaubarem Aufwand so reagiert werden kann, dass die schädigenden Auswirkungen deutlich verringert werden.[113] Dies gilt für Unternehmen allgemein und für Krankenhäuser in besonderem Maße, da hier jedes betriebsstörende Ereignis das Potenzial hat, Gesundheit und Leben der Patienten unmittelbar zu gefährden.

Insofern hat die Krankenhausleitung bei der Entscheidungsfindung bezüglich der Umsetzung von BCM-Maßnahmen nicht nur den Bestand und die Rentabilität

---

106 Müller in: FS für G. Dannecker, S. 249, 257.
107 Näher dazu Federmann/Müller/Friedrichsen/Schaich, CB 2021, 55 ff.
108 BGH, Urt. v. 21.04.1997 – II ZR 175/95, BGHZ 135, 244 ff. = NJW 1997, 1926; BGH, Urt. v. 08.07.2014, NZG 2014, 1058.
109 BGH, Urt. v. 21.04.1997 – II ZR 175/95, BGHZ 135, 244; Goette/Goette, DStR 2016, 815, 817.
110 Henssler/Strohn GesR/Dauner-Lieb, § 93 AktG Rn. 17, 18; MüKoAktG/Spindler, § 93 Rn. 25.; Müller in: FS für G. Dannecker, S. 249, 258.
111 RegBegr. BT-Drs. 15/5092, 11; ausf. zu Konkretisierungsbemühungen: Harnos, Gerichtliche Kontrolldichte, 273 ff.; Koch, AktG, § 93 Rn. 35 ff.
112 Koch, AktG, § 93 Rn. 42; Henssler/Strohn GesR/Dauner-Lieb, § 93 AktG Rn. 22; Goette/Goette, DStR 2016, 815, 817, 818.
113 BGH, Urt. v. 21.04.1997 – II ZR 175/95, BGHZ 135, 244.

des Unternehmens in den Blick zu nehmen, sondern vor allem die Patientensicherheit.

Angesichts des Schadenspotenzials, das mit einer Betriebsstörung bzw. einem Betriebsausfall verbunden ist, darf die Krankenhausleitung wohl kaum davon ausgehen, bei einem Verzicht auf Notfallvorsorgemaßnahmen im Sinne des BCM zum Wohle der Gesellschaft zu handeln.[114]

2.2.3 Krisenfrüherkennung nach § 1 StaRUG

In Umsetzung der Restrukturierungsrichtlinie[115] verlangt das am 01.01.2021 in Kraft getretene *Unternehmensstabilisierungs- und Restrukturierungsgesetz (StaRUG)*[116] das Vorhalten eines rollierenden *Krisenfrüherkennungssystems*, das Geschäftsleitern zum einen die Möglichkeit bietet, Krisen frühzeitig zu erkennen und Gegenmaßnahmen einzuleiten, und Gesellschaftern und Geschäftsführern zugleich ein Instrumentarium an die Hand gibt, um Auswirkungen von Krisen abzumildern bzw. zu beseitigen.[117] Auch daraus lässt sich – wie nachfolgend aufgezeigt werden soll – eine Pflicht der Krankenhausleitung zur Umsetzung von Vorsorgemaßnahmen im Sinne des BCM ableiten. Während bei der bislang bereits bestehenden Pflicht zur Überprüfung der Liquiditätslage eines Unternehmens die tatsächliche und rechtliche Fortführungsfähigkeit eines sich bereits in der Krise befindlichen Unternehmens im Vordergrund stand[118], geht es im StaRUG um die Krisenfrüherkennung, die deutlich vorher ansetzt:

Nach § 1 Abs. 1 StaRUG haben Geschäftsleiter haftungsbeschränkter Rechtsträger fortlaufend über Entwicklungen zu wachen, die den *Fortbestand der juristischen Person* gefährden können, und müssen beim Erkennen solcher Entwicklungen *geeignete Gegenmaßnahmen* ergreifen und den Überwachungsorganen unverzüglich *Bericht erstatten*.[119]

Wie das taggenaue Risikomonitoring nach dem StaRUG konkret aussehen soll, wird gesetzlich nicht vorgegeben. Gewiss ist, dass nach dem StaRUG mit seinem restrukturierungsrechtlichen Hintergrund jedenfalls *Finanzkennzahlen* in den Blick zu nehmen sind und besonders auf *Krisenkennzeichen* wie fallende Umsätze[120] und Liquiditätsprobleme zu achten ist.

Als System, das die Anbahnung von Krisen möglichst frühzeitig erkennen soll, hat das Risikomonitoring auch Entwicklungen in den Blick zu nehmen, die sich aktuell noch nicht oder nicht wesentlich auf Finanzkennzahlen auswirken, wohl aber das Potenzial haben, *bei ungehinderter Fortentwicklung in eine Unternehmenskrise*

---

114 Henssler/Strohn GesR/Dauner-Lieb, § 93 AktG Rn. 23; s. a. Müller in: Strafrecht in Deutschland und Europa, FS für G. Dannecker, S. 249, 258 f.
115 Richtlinie (EU) 2019/1023 des Europäischen Parlaments und des Rates vom 20.06.2019, ABlEU L 172/18 ff.
116 Unternehmensstabilisierungs- und -restrukturierungsgesetz (StaRUG) v. 22.12.2020, BGBl. I S. 3256.
117 Haghani, NZI-Beilage 2021, 15.
118 Haghani, NZI-Beilage 2021, 15.
119 Schwintowski, NZG 2021, 901.
120 Grau/Pohlmann/Radunz, NZI 2021, 522, 523.

zu münden: Je früher auch lediglich schwache, eher qualitative Signale in den Blick genommen werden, die etwa von politischen, sozialen, ökologischen und technologischen Entwicklungen ausgehen, desto eher kann einem Negativtrend entgegengesteuert werden.[121] Nur eine solche Sichtweise wird der heutigen Unternehmenswelt gerecht: Die Globalisierung, der digitale Wandel und immer komplexer werdende rechtliche Vorgaben haben großen Einfluss auf Unternehmen und ihre Wettbewerbsposition. Werden hier Entwicklungen verkannt und Maßnahmen versäumt, so hat dies in vielen Fällen früher oder später negative Auswirkungen auf das Unternehmen. Insofern bedarf es bei der Krisenfrüherkennung eines umfassenden Blickes sowohl auf quantitative als auch auf qualitative Signale[122] und insbesondere auch auf kleinere Risiken, die für sich genommen nicht existenzgefährdend oder typischerweise im Insolvenzumfeld zu finden sind. Bei Unternehmenskrisen (und letztlich auch bei Insolvenzen) realisiert sich oftmals nämlich nicht ein existenzgefährdendes Einzelrisiko, vielmehr treffen dort häufig einzelne, per se nicht existenzgefährdende Risiken zusammen und werden zum existenzgefährdenden Szenario.[123]

Im Hinblick darauf, dass ein effektives Krisenfrühwarnsystem alle externen und internen Risiken erfassen und sämtliche potenziellen Krisenstadien[124] in Bezug auf das gesamte wirtschaftliche und rechtliche Umfeld des konkreten Unternehmens sowie alle Bereiche und Prozesse abbilden können muss[125], hilft es nicht, auf die Unwahrscheinlichkeit eines Risikoeintritts oder die Business Judgement Rule zu verweisen, um die Außerachtlassung eines »unwahrscheinlichen« Schadensereignisses zu rechtfertigen.[126]

Auch wenn das Krisenfrüherkennungssystem damit in gewisser Weise ein prognostisches Element beinhaltet[127], sind unvorhersehbare Risiken naturgemäß nicht zu erfassen.[128] Externe und interne Risiken mit gewissen Wahrscheinlichkeiten müssen jedoch erfasst und bewertet werden, unternehmerischen Fehlsteuerungen muss gegengesteuert werden.[129] Dies bedeutet, dass neben finanziellen Risiken (z. B. Liquiditätsproblemen, Forderungsausfällen, Preisvolatilitäten bei Waren und Dienstleistungen) oder Rechtsrisiken[130] auch *betriebsstörende Ereignisse* in den Blick zu nehmen sind. Diese führen, sofern sie nicht ganz unerheblich sind, regelmäßig zu

---

121 Haghani, NZI-Beilage 2021, 15.
122 Haghani, NZI-Beilage 2021, 15.
123 Nickert/Nickert, DStR 2021, 883; s. dazu auch Müller in: FS für G. Dannecker, S. 249, 258.
124 Anerkannte Krisenstadien sind dabei die Stakeholderkrise, also schwindendes Vertrauen und sinkende Kooperationsbereitschaft der Stakeholder, sowie die Strategiekrise, die beinhaltet, dass die Strategie des Unternehmens nicht zum Marktumfeld bzw. zu den Ressourcen passt. Selbstverständlich zählen auch Produkt-, Absatz-, Ertrags- und Liquiditätskrisen zu den charakteristischen Krisenstadien, Bea/Dressler, NZI 2021, 67, 69f.; s. dazu auch Jossé, Business Continuity und Krisenmanagement. Umgang mit Krisen und Großstörungen, S. 35f.
125 Bea/Dressler, NZI 2021, 67, 70.
126 Bea/Dressler, NZI 2021, 67, 70; Müller in: FS für G. Dannecker, S. 249, 262f.
127 Schwintowski, NZG 2021, 901, 903.
128 Schwintowski, NZG 2021, 901, 903.
129 Schwintowski, NZG 2021, 901, 903.
130 Schwintowski, NZG 2021, 901, 907.

Umsatzrückgängen und können im Einzelfall sogar bestandsgefährdend sein.[131] Das gilt umso mehr, als insbesondere die vergangenen Jahre seit 2020 gezeigt haben, dass Pandemien, Cyberangriffe, Energiemangellagen und Lieferengpässe keine Ausnahmeerscheinungen mehr sind, sondern beinahe schon zur Tagesordnung gehören[132]; zudem haben solche betriebsstörenden Ereignisse im Krankenhausbereich ein deutlich erhöhtes Schadenspotenzial, da hier unmittelbar die Patientensicherheit mitgefährdet wird, was zu erheblichen materiellen, aber insbesondere auch zu immateriellen Folgeschäden führen kann.[133]

Insofern sind Risiken, wie sie mit betriebsstörenden Ereignissen einhergehen, grundsätzlich zu den vorhersehbaren Risiken zu zählen, die im Rahmen eines Krisenfrüherkennungssystems zu überwachen sind.[134]

2.2.4 Fazit

Somit ist festzuhalten, dass die Krankenhausleitung – wie die Unternehmensleitung in anderen Bereichen auch – die *Pflicht zu Notfallvorsorgemaßnahmen im Sinne des Business-Continuity-Managements* trifft. Dies ergibt sich aus den Pflichten zur *Implementierung eines umfassenden Risikomanagements nach § 91 Abs. 1 und 3 AktG* sowie aus der *unternehmerischen Sorgfaltspflicht nach den § 93 Abs. 2 AktG bzw. aus § 43 Abs. 2 GmbHG* sowie aus den Vorgaben des StaRUG. Maßnahmen, die auf betriebsstörende Ereignisse vorbereiten und eine rasche Betriebsfortführung oder -wiederaufnahme ermöglichen und somit Schäden oder zumindest Schadensvertiefungen vermeiden, sind unter dem Gesichtspunkt der *Schadensprävention* und des *Risikomanagements* zu ergreifen.

2.3 BCM als Gegenstand der bilanzrechtlichen Berichterstattung

Die Etablierung eines effektiven, den gesetzlichen Vorgaben entsprechenden Risikomanagements hat auch Auswirkungen auf die Bilanzierung: Das Risikomanagementsystem ist regelmäßig Gegenstand der Bilanzberichterstattung und der Jahresabschlussprüfung.

---

131 Siehe Tiecks/Otremba, BC 2020, 278, die Betriebsunterbrechungen, für die kein ausreichendes BCM besteht, grundsätzlich als bestandsgefährdende operative Risiken i. R. d Risikofrüherkennung einordnen.
132 Bea/Dressler, NZI 2021, 67, 70.
133 Müller in: FS für G. Dannecker, S. 249, 262 f.
134 Müller in: FS für G. Dannecker, S. 249, 263.

2.3.1 Vorgaben des HGB

§ 289 Abs. 1 HGB legt fest, dass im Lagebericht der Geschäftsverlauf einschließlich des Geschäftsergebnisses und die Lage der Kapitalgesellschaft so darzustellen sind, dass ein den tatsächlichen Verhältnissen entsprechendes Bild vermittelt wird (true and fair view).[135] Ferner ist im Lagebericht die voraussichtliche Entwicklung mit ihren wesentlichen Chancen und Risiken zu beurteilen und zu erläutern; zugrundeliegende Annahmen sind anzugeben.

Nach § 289 Abs. 2 HGB ist im Lagebericht auch auf die Risikomanagementziele und -methoden der Gesellschaft einschließlich ihrer Methoden zur Absicherung aller wichtigen Arten von Transaktionen einzugehen, die im Rahmen der Bilanzierung von Sicherungsgeschäften erfasst werden.

Diese Vorgaben sind Gegenstand der Abschlussprüfung. Nach § 317 Abs. 2 HGB ist der Lagebericht u. a. darauf zu prüfen, ob er insgesamt ein zutreffendes Bild von der Lage der Kapitalgesellschaft vermittelt. Dabei ist auch zu prüfen, ob die Chancen und Risiken der künftigen Entwicklung zutreffend dargestellt sind.

Bei börsennotierten Aktiengesellschaften ist nach § 317 Abs. 4 HGB außerdem im Rahmen der Prüfung des Jahresabschlusses zu beurteilen, ob der Vorstand die ihm nach § 91 Abs. 2 AktG obliegenden Maßnahmen in einer geeigneten Form getroffen hat und ob das danach einzurichtende Überwachungssystem seine Aufgaben erfüllen kann.

Diese Regelungen gehen auf das Gesetz zur Kontrolle und Transparenz im Unternehmensbereich (KonTraG)[136] v. 27.4.1998 zurück, das die Vorschriften zur Berichterstattung im Lagebericht und Konzernlagebericht um »Erwartungslücken« schließen sollte.[137]

2.3.2 Strafbarkeit nach § 331 HGB

Nach § 331 HGB wird bestraft, wer als Organmitglied einer Kapitalgesellschaft die Verhältnisse der Gesellschaftsverhältnisse im Rahmen der Bilanzberichterstattung (Eröffnungsbilanz, Jahresabschluss, zu dem insbesondere der Lagebericht gehört) unrichtig wiedergibt oder verschleiert.

Während früher der Straftatbestand der Bilanzfälschung praktisch ohne Bedeutung war, avancierte § 331 HGB ab Anfang der 1990er zu dem »Einstiegsdelikt« für die Strafverfolgungsbehörden gegenüber vor allem größeren Aktiengesellschaften und der »zentralen Norm« des Bilanzstrafrechts.[138] Hinzu kommen neuere gesetzgeberische Aktivitäten, die zu einer Ergänzung der Straftatbestände geführt haben.

---

135 Staub-HGB/Großkommentar/Dannecker/Bülte § 331 HGB Rn. 54 ff.;BeckOGK HGB/Waßmer, § 331 Rn. 152.
136 BGBl. 1998 I 786.
137 Staub-HGB/Großkommentar/Dannecker/Bülte § 331 HGB Rn. ;BeckOGK HGB/Waßmer, § 331 Rn. 25; im Einzelnen Staub-HGB/Großkommentar/Dannecker/Bülte Vor § 331 HGB Rn. 63 ff.
138 Eidam in: Park, Kapitalmarktstrafrecht, Rn. 6 m.w.N.; eingehend zur praktischen Bedeutung der Bilanzdelikte Staub-HGB/Großkommentar/Dannecker/Bülte, Vor § 331 HGB Rn. 91 ff.

Die Vorschriften der §§ 331 ff. HGB haben unabhängig vom Geschäftszweck Geltung für alle Kapitalgesellschaften und nach § 335 b HGB auch für bestimmte offene Handelsgesellschaften und Kommanditgesellschaften i. S. d. § 264 a HGB.[139]

Wird im Rahmen der Bilanzberichterstattung also dargestellt, dass ein effektives Risikomanagementsystem vorhanden ist, dieses aber keine Risiken berücksichtigt, welche die betriebliche Kontinuität betreffen, so ist die Darstellung nicht zutreffend und u. U. bilanzstrafrechtlich relevant – jedenfalls bei börsennotierten Aktiengesellschaften, da das Überwachungssystem den Anforderungen des § 91 Abs. 2 und 3 AktG nicht genügt (▶ Kap. 2.2.1).

Darüber hinaus dürfte eine Strafbarkeit wohl nicht in Betracht kommen, da insofern nur eine Systemprüfung, keine Geschäftsführungsprüfung vorgenommen wird.[140]

2.4 Verrechtlichungstendenzen infolge strafrechtlicher und ordnungswidrigkeitenrechtlicher Vorgaben

Unternehmerische Risikoentscheidungen, die nicht von § 93 Abs. 2 AktG bzw. 43 GmbHG gedeckt oder Folge eines defizitären oder nicht vorhandenen Risikomanagements sind, sind nicht nur häufig Ursache unternehmerischer Schieflagen und Insolvenzen, sondern waren in der Vergangenheit auch häufig Gegenstand strafrechtlicher Verfahren.[141]

2.4.1 Strafbarkeit wegen Untreue nach § 266 StGB

Insbesondere im Bankenbereich, in dem Fehlentwicklungen oft auf einer unzutreffenden Risikobeurteilung beruhen, wurde regelmäßig der Vorwurf der nach § 266 StGB strafbaren Untreue erhoben.[142] Insofern stellt sich die Frage, ob auch im Krankenhausbereich unterlassene Notfallvorsorgemaßnahmen und Verstöße gegen die vorgenannten gesellschaftsrechtlichen Vorgaben einen strafrechtlichen Untreuevorwurf nach § 266 StGB begründen können.[143]

Zentrale Voraussetzung einer Untreue nach § 266 Abs. 1 StGB ist zunächst, dass der Täter seine Befugnisse missbraucht (Missbrauchsvariante) oder sonst die ihm

---

139 Eidam in: Park, Kapitalmarktstrafrecht, Rn. 2.
140 IDW PS 340.
141 Preussner/Pananis, BKR 2004, 347, 348; s. auch BGH, Urt. v. 12.10.2016, NZG 2017, 116 ff.
142 Preussner/Pananis, BKR 2004, 347, 348; s. auch BGH, Urt. v. 12.10.2016, NZG 2017, 116 ff.
143 S.a. Helmrich, NZG 2011, 1252 f.

2.4 Verrechtlichungstendenzen

»kraft Gesetzes, behördlichen Auftrags, Rechtsgeschäfts oder eines Treueverhältnisses obliegende Pflicht, fremde Vermögensinteressen wahrzunehmen« (Treubruchsvariante) verletzt und dem betreuten Vermögen dadurch einen Nachteil zufügt.[144] Dabei ist anerkannt, dass der Geschäftsleitung einer Kapitalgesellschaft gegenüber der von ihr zu betreuenden Gesellschaft eine solche Vermögensbetreuungspflicht zukommt.[145] Anerkannt ist darüber hinaus, dass das Unterlassen angemessener Krisenvorsorgemaßnahmen, das zu unverhältnismäßigen oder bestandsgefährdenden Risiken führt, zu einer Strafbarkeit wegen Untreue führen kann.[146] Aus der allgemeinen Leitungspflicht des Vorstandes bzw. Geschäftsführers werden seit jeher weitreichende Pflichten zur Risikokontrolle abgeleitet, deren Verletzung als Pflichtwidrigkeit i. S. d. § 266 StGB relevant sein können.[147]

Maßstab der untreuerelevanten Sorgfaltspflicht ist – entsprechend § 93 Abs. 1 AktG bzw. § 43 Abs. 1 GmbHG – der pflichtbewusste Geschäftsleiter, der gewissermaßen treuhänderisch das Gesellschaftsvermögen zu betreuen hat.[148] Unzweifelhaft hat er dabei einen weiten unternehmerischen Handlungsspielraum, innerhalb dessen der Geschäftsleiter nach pflichtgemäßem Ermessen handeln kann und muss.[149] Allerdings endet dieses Ermessen nach Auffassung des 5. Strafsenats des BGH dort, wo »die Grenzen, in denen sich ein von Verantwortungsbewusstsein getragenes, ausschließlich am Unternehmenswohl orientiertes, auf sorgfältiger Ermittlung der Entscheidungsgrundlagen beruhendes unternehmerisches Handeln bewegen muss, überschritten sind, die Bereitschaft, unternehmerische Risiken einzugehen, in unverantwortlicher Weise überspannt wird oder das Verhalten des Vorstands aus anderen Gründen als pflichtwidrig gelten muss«. Diese als Business Judgement Rule in § 93 Abs. 1 S. 2 AktG kodifizierten Grundsätze (▶ Kap. 2.2.2), die eine Entscheidung auf einer angemessenen Informationsgrundlage und einer Orientierung am Unternehmenswohl erfordern, sind auch Maßstab für das Vorliegen einer Pflichtverletzung im Sinne des Untreuetatbestands. Sind die in § 93 Abs. 1 S. 2 AktG normierten Grenzen unternehmerischen Ermessens überschritten und ist damit die Pflicht gegenüber dem zu betreuenden Unternehmen verletzt worden, so liegt eine Verletzung gesellschaftsrechtlicher Pflichten vor, die so gravierend ist, dass sie zugleich eine Pflichtwidrigkeit i. S. v. § 266 StGB begründet; für eine gesonderte

---

144 Preussner/Pananis, BKR 2004, 347, 351.
145 Schönke/Schröder/Perron § 266 Rn. 8; NK-StGB/Kindhäuser/Hoven, § 266 Rn. 58, 79 f.; Waßmer in: Graf/Jäger/Wittig § 266 Rn. 49; dasselbe gilt für den Aufsichtsrat, siehe nur NK-StGB/Kindhäuser/Hoven, § 266 Rn. 79; Zieschang in: Park, Kapitalmarktstrafrecht, StGB § 266 Rn. 10.
146 Preussner/Pananis, BKR 2004, 347, 351 für Unternehmen der Kreditwirtschaft; s. a. Schork/Reichling, CCZ 2013, 269; Beukelmann, NJW-Spezial 2013, 120; s. a. Helmrich, NZG 2011, 1252; vgl. auch MüKoStGB/Dierlamm/Becker, StGB § 266 Rn. 267 zur Kreditvergabe durch Banken.
147 Zur sog. Organuntreue: Adick, Organuntreue (§ 266 StGB) und Business Judgement, passim; Tiedemann, Wirtschaftsstrafrecht, Rn. 1080 ff.; s. a. Preussner/Pananis, BKR 2004, 347, 351; Federmann/Müller/Friedrichsen/Schaich, CB 2021, 107, 110.
148 MüKoStGB/Dierlamm/Becker, StGB § 266 Rn. 176 ff.; s. a. BGH, Urt. v. 13.5.2004 – 5 StR 73/03 NJW 2004, 2248, 2252.
149 BGH, Urt. v. 21.04.1997 – II ZR 175/95, BGHZ 135, 244; Fischer, StGB, § 266 Rn. 103; Goette/Goette, DStR 2016, 815, 817.

Prüfung der Pflichtverletzung als »gravierend« bzw. »evident« ist insoweit kein Raum.«[150]

Es ist jedenfalls naheliegend, einen Untreuevorwurf gegenüber der Geschäftsleitung begründen zu können, wenn sie kein oder ein defizitäres Krisenfrüherkennungssystem oder Risikomanagement etabliert hat, das Risiken aus Ereignissen, die potenziell zu erheblichen Betriebsstörungen führen, erfasst.[151] Dies gilt umso mehr für den Fall, dass die Geschäftsleitung solche Risiken kennt, ihnen aber nicht mit geeigneten risikominimierenden Maßnahmen begegnet.[152]

Weitere Voraussetzung der Untreue ist, dass durch die Verletzung der Vermögensbetreuungspflicht dem zu betreuenden Gesellschaftsvermögen ein Nachteil zugefügt wird. Nach ganz h. M. entspricht der Begriff des Nachteils dem Begriff des Schadens beim Betrug.[153] Ein solcher Nachteil liegt zum einen vor, wenn eine Vermögensminderung tatsächlich und rechnerisch eingetreten ist, sie liegt zum anderen aber auch bereits bei einer schadensbegründenden[154] Vermögensgefährdung vor, wenn mit der Gefährdung einzelner Vermögenspositionen die Wertschätzung des Gesamtvermögens durch den Wirtschaftsverkehr negativ ausfällt. Teilweise wird die Vermögensgefährdung auch als »schadensgleich« bezeichnet, weil bei wirtschaftlicher Betrachtung bereits eine Verschlechterung der gegenwärtigen Vermögenslage bestehe.[155]

Eine solche Verschlechterung kann beim Unterlassen von Notfallvorsorgemaßnahmen im Sinne des BCM durchaus eintreten. Denn auch wenn der Eintritt eines betriebsstörenden Ereignisses nicht konkret vorhergesagt werden kann, sind solche Ereignisse – sei es Naturereignisse wie Sturm, Überflutung, Erdbeben, aber auch Brand, Cybervorfälle, Pandemie, Energie- und Lieferengpässe – längst nicht mehr unwahrscheinlich, wie die jüngste Zeit eindrücklich gezeigt hat.[156]

Solche Ereignisse bergen ein enorm hohes Schadenspotenzial für Unternehmen und besonders für Krankenhäuser. Ihr plötzlicher und nicht vorhersagbarer Eintritt lässt daher Abhilfemaßnahmen auch nur im Vorfeld zu – durch ein effektives BCM. Insofern resultiert aus einem entsprechenden Untätigbleiben der Geschäftsleitung im Vorfeld die naheliegende Gefahr des endgültigen Vermögensverlusts, da mangelnde Krisenvorsorgemaßnahmen im Sinne des BCM zumindest zu einer Schadensvertiefung in Bezug auf die Betriebsstörung führen.[157]

Teils wird der Eintritt eines Vermögensnachteils oder einer Vermögensgefährdung aber abgelehnt mit dem Hinweis, dass der erforderliche Unmittelbarkeitszusammenhang zwischen dem Pflichtenverstoß der Geschäftsleitung in Form des Unterlassens effektiver BCM-Maßnahmen und der realen Vermögenseinbuße fehle.

---

150 BGH, Urt. v. 12.10.2016, NZG 2017, 116, eingehend dazu NK-StGB/Kindhäuser/Hoven, § 266 Rn. 75b.
151 S. a. Bittmann, NStZ 2011, 361, 363.
152 Preussner/Pananis, BKR 2004, 347, 354; s. a. Bittmann, NStZ 2011, 361, 366.
153 RGSt 71, 333; 73, 283, 285; BGHSt 15, 342, 343 f.; 40, 287, 294 ff.; 43, 293; LK-StGB/Schünemann § 266 Rn. 164; Waßmer in: Graf/Jäger/Wittig § 266 Rn. 161, jeweils m. w. N.
154 Dazu Dannecker in: Graf/Jäger/Wittig § 263 Rn. 92.
155 NK-StGB/Kindhäuser/Hoven, § 266 Rn. 303.
156 S. a. Bea/Dressler, NZI 2021, 67, 70.
157 S. o. Federmann/Müller/Friedrichsen/Schaich, CB 2021, 107, 108.

Vielmehr stünden zwischen Pflichtwidrigkeit und realer Vermögenseinbuße entweder diese betriebsstörenden Ereignisse oder eigenmächtige Handlungen dritter Personen, so dass es beim Unterlassen von Vorsorgemaßnahmen an einer nahe liegenden Gefahr des endgültigen Vermögensverlusts fehle.[158] Allerdings ist zu berücksichtigen, dass, wenn man den Unmittelbarkeitszusammenhang überhaupt noch fordert[159], der Nachteil nicht zeitgleich oder auch nur alsbald nach der schädigenden Handlung eintreten muss. Maßgebend ist vielmehr, dass der Schaden nicht mehr von der Handlung eines Dritten abhängt, dem ein Beurteilungsspielraum oder ein Ermessen eingeräumt ist.[160]

Dass auf solche betriebsstörenden Ereignisse – sei es durch Naturkatastrophen oder Handlungen Dritter – aber allein im Vorfeld durch Notfallvorsorgemaßnahmen mitigierend reagiert werden kann, macht geradezu das Vorliegen des Pflichtwidrigkeitszusammenhangs deutlich. Anders kann dies im Einzelfall sein, wenn etwa das Risikomanagement defizitär ausgestaltet war, die mit der unternehmerischen Maßnahme verbundenen spezifischen Risiken jedoch nicht absehbar waren: Hier kann ein Pflichtwidrigkeitszusammenhang im Einzelfall fehlen – bei gänzlich unterlassenen Notfallvorsorgemaßnahmen ist dies allerdings nicht der Fall.[161] Hier wird durch das Unterlassen der eintretende Schaden vertieft und damit zugleich die naheliegende Gefahr des endgültigen Vermögensverlusts realisiert.

Wenn die Geschäftsleitung also sehenden Auges Notfallvorsorgemaßnahmen im Sinne des BCM unterlässt und sich mit dem Vermögensnachteil im Einzelfall abfindet, handelt sie vorsätzlich und verwirklicht den Straftatbestand der Untreue.[162]

2.4.2 Weitere Strafbarkeitsrisiken

Im Krankenhausbereich sind viele betriebsunterbrechende Szenarien denkbar, bei denen das Unterlassen von Notfallvorsorgemaßnahmen – etwa des Vorhaltens von Notstromaggregaten für Energieengpässe, der Aufstellung von Notfallplänen für pandemiebedingte Personal- oder Ressourcenengpässe, der Lagerhaltung zentraler Medikamente – unmittelbar Leib und Leben der Patienten in Gefahr bringen können.

Strafbarkeit wegen positiven Tuns bei Nichtumsetzung von Notfallvorsorgemaßnahmen i. S. d. BCM

Wenn Notfallvorsorgemaßnahmen i. S. d. BCM im Krankenhaus nicht vorgehalten und Patienten dennoch behandelt werden und sie deshalb zu Schaden kommen, können sich die Krankenhausleitung und Chefärzte einem Strafbarkeitsvorwurf

---

158 BGH, StV 2019, 744, 745; Helmrich, NZG 2011, 1252, 1255.
159 Kritisch dazu überzeugend Rengier in: FS für Sieber, S. 303 ff.; s. a. Saliger, in: Hilgendorf/Kudlich/Valerius (Hrsg.), Handbuch des Strafrechts, Bd. 5, § 35 Rn. 54 f.
160 BGH, NJW 2015, 1618 Rn. 49.
161 Preussner/Pananis, BKR 2004, 347, 354.
162 S. a. Preussner/Pananis, BKR 2004, 347, 355.

wegen Körperverletzung oder gar wegen Totschlags ausgesetzt sehen (vgl. im Kontext mit Cyberangriffen: ▶ Kap. 3.2.7).

Hier stellt sich zunächst die Frage, ob die entsprechend defizitäre Organisation bzw. das unzureichende Risikomanagement, das Notfallvorsorgemaßnahmen i. S. d. BCM nicht oder nicht vollständig umfasst und umsetzt, als *strafbares Tun* (Aufnahme von Patienten und Übernahme der Behandlung trotz unzureichender organisatorischer Maßnahmen) oder als *strafbares Unterlassen* (Unterlassen der erforderlichen Notfallvorsorgemaßnahmen) zu betrachten ist.

Die *Abgrenzung* zwischen Tun und Unterlassen ist deshalb erforderlich, weil die strafrechtliche Verantwortlichkeit für ein Unterlassen eine besondere Rechtspflicht zum Handeln sowie ihre Zumutbarkeit voraussetzt und damit zusätzliche Strafbarkeitsvoraussetzungen bestehen.[163] Die Entscheidung hängt nach h. M. davon ab, auf welcher Verhaltensform – positives Tun oder Unterlassen – der *Schwerpunkt der Vorwerfbarkeit*, also der »Schwerpunkt des strafrechtlich relevanten Verhaltens«, liegt[164]; zumeist ist dies das aktive Tun.[165]

Hält die Krankenhausleitung für Betriebsstörungen oder -ausfälle keine Notfallvorsorgemaßnahmen vor (z. B. keinen ausreichenden Vorrat an unbedingt behandlungsnotwendigen Medikamenten) und ist sie damit ihrer Organisationspflicht nicht oder nicht vollumfänglich nachgekommen bzw. ist ihr Risikomanagement defizitär, so ist die Aufnahme der Patienten ohne die erforderlichen Sicherheitsvorkehrungen als ein strafbares Tun zu werten, wenn dadurch ein Patienten im Notfall zu Schaden kommen.

Dieser Vorwurf kann auch einen Chefarzt treffen, der weiß, dass in seinem Bereich organisatorische Vorkehrungen nicht getroffen worden sind, die im Notfall eine adäquate Behandlung der Patienten ermöglichen. Beseitigt er diese organisatorischen Defizite sehenden Auges nicht und werden Patienten deshalb an der Gesundheit geschädigt oder kommt es gar zu einem Todesfall, so trifft den Chefarzt der Vorwurf der Köperverletzung oder des Totschlags durch aktives Tun.[166] Auch sonst begründet die fehlerhafte Durchführung einer Heilbehandlung regelmäßig den Vorwurf aktiven Tuns und nicht etwa des Unterlassens der gebotenen Behandlung.[167]

Wenn es sich um grundlegendste Notfallvorsorgemaßnahmen (etwa das Vorhalten eines Notstromaggregats) handelt, die nicht getroffen worden sind, wird in solchen Fällen auch das Vorliegen eines bedingten Vorsatzes angenommen; sind zentrale Einzelmaßnahmen vorhanden, aber fehlt es an einem ganzheitlichen BCMS, wird die Gefährdung oder Verletzung und im schlimmsten Fall der Tod eines Patienten zu einem Fahrlässigkeitsvorwurf gegenüber Krankenhausleitung oder Chefärzten führen.

---

163 Schönke/Schröder/Bosch, StGB, Vorbem. § 13, Rn. 158.
164 BGHSt 6, 56, 59; BGHSt 59, 292; 296; Schönke/Schröder/Bosch § Vor § 13 Rn. 158, 159; NK-StGB/Gaede, StGB § 13 Rn. 7, jeweils m. w. N.
165 Schönke/Schröder/Bosch, StGB, Vorbem. § 13, Rn. 158a.
166 Zur Übernahme einer Operation trotz fehlender körperlicher Befähigung hierzu Ulsenheimer, StV 2007, 77, 79.
167 Schönke/Schröder/Bosch, StGB, Vorbem. § 13, Rn. 158b.

Strafbares Unterlassen bei Nichtumsetzung von Notfallvorsorgemaßnahmen i. S. d. BCM

Geht man davon aus, dass der Schwerpunkt der Vorwerfbarkeit im Unterlassen der Umsetzung von Maßnahmen i. S. d. BCM liegt, kann ein Unterlassungsdelikt in Betracht kommen, wenn das Unterlassen erforderlicher Notfallvorsorgemaßnahmen zu einer Gefahrenlage für die Patienten führt, wobei das Unterlassen der physisch-realen Möglichkeit der Umsetzung dieser Maßnahmen für die Gefährdung der Patienten ursächlich und objektiv zurechenbar sein muss.[168]

Im Gegensatz zur Strafbarkeit durch aktives Tun setzt die strafrechtliche Verantwortlichkeit des Unterlassenden voraus, dass er eine Garantenstellung innehat und hieraus eine *Rechtspflicht zum Handeln* erwächst (sog. *Garantenpflicht*).[169]

Eine Strafbarkeit wegen eines Unterlassungsdelikts setzt nach § 13 StGB voraus, dass der Unterlassende Garant für die Abwendung des Erfolgs ist, also wegen einer »besonderen Pflichtenstellung rechtlich dafür einzustehen hat, dass der tatbestandliche Erfolg nicht eintritt«. Die Umstände und Voraussetzung des Entstehens einer strafrechtlichen Garantenstellung nach § 13 StGB sind nicht abschließend geklärt.[170] Grundsätzlich kann zwischen der Garantenstellung, die auf einer *besonderen Schutzpflicht für bestimmte Rechtsgüter* beruht (*Obhuts- und Beschützergarant*)[171], und der Garantenstellung, die sich aus der *Verantwortlichkeit für einen bestimmten Gefahrenbereich* ergibt (*Überwachungs- und Kontrollgarant*), differenziert werden.[172] Dabei sind Überschneidungen möglich.[173]

Während insbesondere die Rechtsprechung als Entstehungstatbestand derartiger Pflichten Gesetz, Vertrag oder eigenes gefährliches Tun heranzieht, wird überwiegend auf die rechtliche Stellung des Unterlassenden zum gefährdeten Rechtsgut oder zum schädigenden Ereignis abgestellt (beim Vertrag etwa ein besonderes Vertrauensverhältnis)[174], teils werden entsprechende Pflichten aus materiellen Kriterien abgeleitet[175] und teilweise wird eine Pflichtenstellung wegen einer Kombination formeller und materieller Kriterien angenommen.[176]

Überwachungsgarantenstellung

Eine Überwachungsgarantenstellung kann sich daraus ergeben, dass jemand für eine Gefahrenquelle verantwortlich ist und sich daraus die Pflicht ergibt, von dieser Gefahrenquelle ausgehende Gefahren für fremde Rechtsgüter zu beseitigen, so z. B., wenn Sachen, Anlagen usw. ordnungsgemäß instand zu halten sind oder jemand für

---

168 Wessels/Beulke/Satzger, Strafrecht AT, § 19 Rn. 1168 ff.
169 NK-StGB/Gaede, StGB § 13 Rn. 4.
170 Siehe dazu nur Schönke/Schröder/Bosch, StGB § 13 Rn. 8 m. w. N.
171 BGHSt 59, 292, 299 ff.
172 Schönke/Schröder/Bosch, StGB § 13 Rn. 9.
173 Wessels/Beulke/Satzger, Strafrecht AT, § 19 Rn. 1176 f.
174 Schönke/Schröder/Bosch, StGB § 13 Rn. 8 m. w. N.
175 Siehe nur BGH 48 82 ff., 301.
176 Engelhart in: FS für Sieber, S. 97, 109 ff.; Schönke/Schröder/Bosch, StGB § 13 Rn. 8.

die Aufrechterhaltung der Ordnung innerhalb bestimmter räumlicher Bereiche verantwortlich ist[177] und sich aus der fehlenden oder fehlerhaften Überwachung Gefahren für Dritte ergeben.

So ergibt sich die Garantenstellung der Geschäftsführung eines Unternehmens anerkanntermaßen daraus, dass sie mit der Eröffnung des Gefahrenbereichs »Unternehmen« eine Gefahrenlage schafft oder andauern lässt und entsprechend dazu verpflichtet ist, in diesem Verantwortungsbereich die erforderlichen Vorkehrungen zu treffen, um eine Schädigung anderer zu vermeiden.[178] Zu diesen Gefahren zählen auch solche, die von einem Betrieb von Maschinen oder der Verwendung von bestimmten Materialien oder auch von den im Unternehmen Tätigen ausgehen.[179]

In diesen Zusammenhang kann auch die unterlassene Umsetzung von Notfallvorsorgemaßnahmen i. S. d. BCM gestellt werden: Sofern hier Prozesse, Personal, Geräte oder Maschinen ausfallen, weil entsprechende Vorsorgemaßnahmen oder Sicherheitsvorkehrungen nicht getroffen worden sind, kann die Krankenhausleitung eine Garantenstellung treffen, wenn dies Ursache für eine Rechtsgutsverletzung bei Patienten ist (Bsp.: Das Krankenhaus verfügt über keine Notstromaggregate, weshalb ein Patient nicht operiert werden kann und verstirbt).

Die sich aus dieser Überwachungsgarantenstellung ergebende Verpflichtung erstreckt sich auch auf die Verhinderung weiterer aus der unmittelbaren Verletzung resultierender Schäden, sofern diese ihren Ursprung in der verwirklichten Sachgefahr haben. Die Grenze ist dort zu ziehen, wo sich nicht mehr die Sachgefahr, sondern vorwiegend eine davon unabhängige Gefahr verwirklicht hat.[180] Letzteres ist vorliegend nicht anzunehmen. Zwar sind die Ausgangserkrankung der Patienten und das betriebsstörende Ereignis (z. B. der Blitzschlag, der zum Stromausfall führt) Gefahren, die weder die Krankenhausleitung noch die Chefärzte zu verantworten haben, die Garantenpflichten beziehen sich aber auf die Sicherungspflichten innerhalb des »Gefahrenbereiches Krankenhaus«; der auf diesen Defiziten beruhende Ausfall der Geräte führt unmittelbar zur Schädigung des Patienten oder der Patientin.

Beschützergarantenstellung

Bei der Übernahme einer ärztlichen Behandlung kann sich eine Beschützergarantenstellung aus der (faktischen) Übernahme von Schutz- und Beistandspflichten ergeben – oftmals, aber nicht zwingend – einhergehend mit vertraglichen Vereinbarungen.[181] Damit trifft den Chefarzt, der die ärztliche Behandlung übernimmt, in dem von ihm zu verantwortenden Bereich die Garantenpflicht, für das Vorhan-

---

177 Schönke/Schröder/Bosch, StGB § 13 Rn. 11 f.
178 BGHSt 53, 38; BGHSt 47, 224, 299; BGH, Urt. v. 18.10.2007 – I ZR 102/05, NJW 2008, 1887, 1899; Huff, Die Freizeichnung von strafrechtlicher Verantwortlichkeit durch Pflichtdelegation im Unternehmen – ein deutsch-französischer Vergleich, S. 87 m. w. N.
179 Schönke/Schröder/Bosch, StGB § 13 Rn. 43.
180 Schönke/Schröder/Bosch, StGB § 13 Rn. 45, 46.
181 MüKoStGB/Freund, § 13 Rn. 173 m. w. N.; Wessels/Beulke/Satzger, Strafrecht AT, § 19 Rn. 1183; Spickhoff/Knauer/Brose, Medizinrecht, StGB § 212 Rn. 6–8.

densein von Notfallvorsorgemaßnahmen zu sorgen, die es ihm ermöglichen, Patienten auch im Fall einer Betriebsstörungen oder eines Betriebsausfalls adäquat zu behandeln.

Teilweise wird vertreten, dass auch der Krankenhausleitung eine Beschützergarantenstellung zukommen kann, da nicht nur Obhutspflichten mit »Schutzfunktionen«[182], sondern auch Sicherungspflichten[183] übernommen werden können, etwa organisatorische Pflichten zum Schutz der Patienten.[184] So wird beispielsweise angenommen, dass die Krankenhausleitung (bzw. der Praxisinhaber) »in Übereinstimmung mit den sich aus dem Krankenhausaufnahme- oder Behandlungsvertrag ergebenden Pflichten dafür Sorge zu tragen [hat], dass etwa behandelndes Personal regelmäßigen Kontrolluntersuchungen auf Infektionen (z.B. Hepatitis-B) unterzogen wird und gegen Infektionen Vorsorge getroffen wird«[185] oder die Krankenhausleitung die Pflicht hat, Patienten gegenüber anderen Kranken und Besuchern zu schützen.[186] Insofern kann der Krankenhausleitung auch eine *Beschützergarantenstellung* zukommen, die beinhaltet, dass (auch) durch organisatorische Vorsorgemaßnahmen i.S.d. BCM die adäquate Behandlung des Patienten oder der Patientin auch im Notfall sichergestellt ist.

Wenn die Notfallvorsorgemaßnahmen die konkrete Gefahrensituation für die Gesundheit oder das Leben der Patienten mit an Sicherheit grenzender Wahrscheinlichkeit verhindert oder zu einer geringeren Verletzung geführt hätten, was im Regelfall anzunehmen ist, ist ein Erfolgseintritt dem Garanten auch objektiv zuzurechnen.[187]

Subjektiv müssen bei unechten *Unterlassungsdelikten* dabei nicht nur die für das Begehungsdelikt vorausgesetzten Merkmale vom (bedingten) Vorsatz umfasst sein, sondern auch die Umstände, aus denen sich die Möglichkeit der zur Erfolgsabwendung gebotenen Handlung und die Garantenpflicht des Täters ergeben.[188] Hierbei reicht es aus, dass der Garant sich dieser Umstände zumindest laienhaft bewusst ist (sog. Parallelwertung in der Laiensphäre).[189]

Fahrlässigkeitsvorwurf bei Nichtumsetzung von Notfallvorsorgemaßnahmen i.S.d. BCM

Schließlich ist, sobald eine individuelle strafrechtliche Verantwortung in Gestalt einer Vorsatzhaftung nicht begründbar ist, ein Fahrlässigkeitsvorwurf gegenüber der Krankenhausleitung bzw. den Chefärzten denkbar, wenn Notfallvorsorgemaßnah-

---

182 BGH, Urt. v. 4.12.2007–5 StR 324/07, NStZ 2008, 276, 277 mit Bespr. Kühl, HRRS 2008, 359; Wilhelm, NStZ 2009, 15.
183 BGHSt 52, 159; BGHSt 53, 38, 44; BGH, Urt. v. 12.01.2010–1 StR 272/09, NJW 2010, 1087, 1092; Kühl, HRRS 2008, 359.
184 Lackner/Kühl/Heger/Heger, StGB § 13 Rn. 9 m.w.N.
185 Schönke/Schröder/Bosch, StGB § 13 Rn. 28a m.w.N.
186 BGH, Urt. v. 02.12.1975 – VI ZR 79/74, NJW 1976, 1145.
187 BGH, Urt. v. 10.08.1984–1 StR 9/84, NStZ 1985, 26; BGH, Beschl. v. 08.07.1987–2 StR 269/87, 1987, 505; Wessels/Beulke/Satzger, Strafrecht AT, § 19 Rn. 1203.
188 Lackner/Kühl/Heger/Heger, StGB § 15 Rn. 7.
189 NK-StGB/Gaede, StGB § 13 Rn. 20.

men bei objektiver Vorhersehbarkeit des Erfolgseintritts (Gefährdung von Patienten infolge der Nichtvornahme von Notfallvorsorgemaßnahmen und damit Sorgfaltspflichtverletzung) sorgfaltspflichtwidrig, aber unvorsätzlich nicht umgesetzt worden sind.[190]

Fazit

Zusammenfassend ist also festzuhalten, dass sich Krankenhausleitung und Chefärzte wegen Körperverletzung oder sogar Totschlags strafbar machen können, wenn sie sich bewusst erforderlichen Notfallvorsorgemaßnahmen verschließen und damit im Fall einer erheblichen Betriebsstörung Patienten an Leib und Leben gefährden.

Liegt der Schwerpunkt der Vorwerfbarkeit ausnahmsweise in einem bloßen Unterlassen, bedarf es einer Garantenstellung der Krankenhausleitung und der Chefärzte und daraus resultierender Garantenpflichten, die verletzt worden sein müssen. In dieser Konstellation müssen die Krankenhausleitung und Chefärzte durch ihr Untätigbleiben eine Ursache dafür gesetzt haben, dass betriebliche Abläufe im Falle eines schädigenden Ereignisses nicht zur Verfügung standen und Patienten infolgedessen nicht sachgerecht behandelt werden konnten.

Die Garantenstellung der Krankenhausleitung erstreckt sich insofern auf die Pflicht zur Verhinderung von Gefahren, die von dem Krankenhaus selbst ausgehen, sei es durch Geräte oder andere dort befindliche Gefahrenquellen. Zu der Sicherungspflicht[191] der garantenpflichtigen Krankenhausleitung gehört dabei auch die Gewährleistung, dass betriebliche Abläufe grundsätzlich funktionieren und vor Ausfällen bestmöglich geschützt sind. Die Gefahr, die hier von einem Krankenhaus für Patienten ausgehen kann, kann u. a. auch darin bestehen, dass Maschinen nicht funktionieren oder Abläufe und Prozesse, die notwendig sind, nicht zur Verfügung stehen.

Chefärzten kommt in erster Linie eine Beschützergarantenpflicht aus der Übernahme der ärztlichen Behandlung – ggf. aus damit einhergehenden vertraglichen Vereinbarungen – zu.

Bei unvorsätzlichem Handeln kann die Krankenhausleitung und die Chefärzte auch ein Fahrlässigkeitsvorwurf treffen, wenn das Eingebundensein in die Krankenhausorganisation in Verbindung mit einem individuellen Fehlverhalten steht.

Unterlassene Notfallvorsorgemaßnahmen im Sinne des BCM können damit zur strafrechtlichen Verantwortung sowohl der Krankenhausleitung als auch der Chefärzte führen, wenn daraus eine Gefahr für Leib oder Leben der Patienten entsteht.

---

190 Federmann/Müller/Friedrichsen/Schaich, CB 2021, 107, 110 f.; s. dazu auch Dittrich/Müller, KH-J 4/2021, 105 f.
191 Siehe auch MüKoStGB/Freund, StGB § 13 Rn. 117.

2.5 Compliance und ihr Verhältnis zum BCM

Den Trend zu einer zunehmenden Verrechtlichung kann man in einer weiteren Ausprägung der unternehmerischen Sorgfaltspflichten, der Compliance, feststellen, die ebenfalls der Schadensprävention dient und Teil des Risikomanagements ist und damit deutliche Parallelen zum BCM aufwirft.[192]

Nachfolgend soll dargestellt werden, was unter Compliance zu verstehen ist, woraus sich die Pflicht der Krankenhausleitung zur Umsetzung von Compliance-Maßnahmen ergibt, wie solche Maßnahmen aussehen, welche Parallelen und Überschneidungen es zum BCM gibt und welche Schlussfolgerungen aus den Entwicklungen der Compliance für das BCM gezogen werden können.

2.5.1 Compliance – Bedeutung und Rechtsgrundlagen

Zur Bedeutung von Compliance

Unter Compliance versteht man die Einhaltung von Gesetzen und rechtlichen Vorgaben sowie von unternehmensinternen Vorgaben (wie Richtlinien und Werten) und die Umsetzung entsprechender organisatorischer Maßnahmen. Der aus dem angloamerikanischen Bereich stammende Begriff bezeichnet mit der »Rechtskonformität« – wie nachfolgend aufgezeigt werden soll – einen Teil der verantwortungsvollen Unternehmensführung (Good Corporate Governance) und ist Bestandteil des Risikomanagements.[193] Darüber hinaus kann Compliance aus weiteren Rechtsgrundlagen abgeleitet werden, aus denen sich die Pflicht zur Einhaltung geltender Gesetze ergibt – etwa aus § 93 AktG, § 43 GmbHG oder den §§ 9, 30, 130 OWiG.[194]

Rechtsgrundlagen der Compliance

Gesellschaftsrechtliche Vorgaben

Aus der gesetzlichen Vorgabe an die Unternehmensführung, die Sorgfalt eines ordentlichen und gewissenhaften Geschäftsleiters anzuwenden (§ 93 AktG und § 43 GmbHG), wird das Legalitätsprinzip abgeleitet.[195]

---

192 Zu Verrechtlichungstendenzen im Bereich speziell der Compliance Dannecker in: FS für Dölling, S. 131, 140 ff.
193 Dieners in: Dieners/Lembeck (Hrsg.), Handbuch Compliance im Gesundheitswesen, Kap. 7 Rn. 3; Weber in: Schmola/Rapp, Compliance, Governance und Risikomanagement im Krankenhaus, S. 3, 4; Gehring, CCZ 2021, 162; Dannecker, in: FS für Dölling, 2023, S. 131 ff.
194 Wallhäuser, CB 2016, 151; Gehring, CCZ 2021, 162.
195 MüKoAktG/Spindler, AktG § 93 Rn. 249 f., Koch, AktG § 93 Rn. 9.

Unternehmerische Sorgfaltspflicht nach § 93 AktG und § 43 GmbHG

Ausfluss dieser Pflicht zur Sicherstellung nicht nur der eigenen Rechtskonformität, sondern auch der des Unternehmens bzw. seiner Mitarbeiter ist nach h. M. die Pflicht zur Etablierung von rechtlichen und organisatorischen Maßnahmen und Prozessen, die Rechts- oder Regelverstöße im Unternehmen möglichst verhindern bzw. ihren Eintritt minimieren sollen (Compliance-Maßnahmen). Insofern dient die Umsetzung von Compliance-Maßnahmen auch der Schadensprävention, die ebenfalls aus der unternehmerischen Sorgfaltspflicht nach §§ 93 AktG und § 43 GmbHG abgeleitet wird (▶ Kap. 2.2.2).[196]

Überwachungspflicht nach § 91 AktG

Die Überwachungspflicht der Unternehmensleitung wird nach der zivilrechtlichen Rechtsprechung des BGH in § 91 Abs. 2 AktG dahingehend konkretisiert, dass ein Überwachungssystem installiert werden muss, das geeignet ist, bestandsgefährdende Entwicklungen frühzeitig zu erkennen. Einer derartigen Organisationspflicht genügt der Vorstand bei entsprechender Gefährdungslage nur dann, wenn er eine auf Schadensprävention und Risikokontrolle angelegte Compliance-Organisation einrichtet. Daher stellt das Unterlassen der Implementierung eines effizienten Compliance-Management-System (CMS) und das Unterlassen der Überprüfung seiner Wirksamkeit eine Pflichtverletzung des Vorstandes dar.[197]

Best Practice-Leitlinie Deutscher Corporate Governance Kodex (DCGK)

Deutlich wird die Bedeutung von Compliance auch im Deutschen Corporate Governance Kodex (DCGK), der auf § 161 AktG beruht. Dort wird dem Vorstand einer AG eine »Best Practice«-Leitlinie vorgegeben, die bezweckt, »das deutsche Corporate Governance System transparent und nachvollziehbar zu machen«.[198] Unter Corporate Governance wird dabei »der rechtliche und faktische Ordnungsrahmen für die Leitung und Überwachung eines Unternehmens verstanden«.[199] Der DCGK enthält Grundsätze, Empfehlungen und Anregungen, die zwar nicht verbindlich sind, die aber dazu beitragen sollen, dass die Gesellschaft im Unternehmensinteresse geführt wird (Leitbild des ehrbaren Kaufmanns).

Zum Thema Leitung und Überwachung stellt der Kodex den Grundsatz auf, dass der »Vorstand [...] für die Einhaltung der gesetzlichen Bestimmungen und der internen Richtlinien zu sorgen [hat] und [...] auf deren Beachtung im Unternehmen hin[wirkt] (Compliance). Das interne Kontrollsystem und das Risikomanage-

---

196 Müller in: FS für G. Dannecker, 2023, S. 249, 255 ff.
197 LG München, Urt. v. 10.12.2013–5 HK O 1387/10, NZG 2014, 345 ff.; Passarge, NVwZ 2015, 252, 254.
198 Zu finden unter https://www.dcgk.de/de/kodex.html.; s. a. Dannecker, in: FS für Dölling, 2023, S. 131 ff.
199 Präambel, https://www.dcgk.de/de/kodex/aktuelle-fassung/praeambel.html.

mentsystem umfassen auch ein an der Risikolage des Unternehmens ausgerichtetes Compliance Management System.«[200]

Dazu wird empfohlen und angeregt, dass Beschäftigten und Dritten die Möglichkeit eingeräumt wird, geschützt Hinweise auf Rechtsverstöße im Unternehmen zu geben, im Lagebericht die wesentlichen Merkmale des gesamten internen Kontrollsystems, des Risikomanagementsystems darzustellen und zu Aussagen gemäß ihrer Angemessenheit und Wirksamkeit Stellung zu nehmen.[201]

Der DCGK richtet sich zwar unmittelbar nur an börsennotierte Gesellschaften und Gesellschaften mit Kapitalmarktzugang nach § 161 Abs. 1 S. 2 AktG. Er soll allerdings auch darüber hinaus nicht kapitalmarktorientierten Gesellschaften zur Orientierung dienen. Gesellschaften i. S. d. § 161 AktG haben danach in der jährlich abzugebenden Entsprechenserklärung entweder zu erklären, dass sie den Grundsätzen und Anregungen des DCGK entsprechen, oder Abweichungen zu begründen und zu veröffentlichen (»Comply or Explain«).[202]

Sofern Krankenhäuser also als Kapitalgesellschaften rein privatrechtlich organisiert sind, gilt für ihre Leitungsorgane zweifelsohne über die Legalitätspflicht und die Pflicht zur Schadensprävention hinaus die Pflicht zur Umsetzung eines Compliance Management-Systems.[203]

Public Corporate Governance Kodex

Aber auch für Unternehmen der öffentlichen Hand wird die Notwendigkeit der Einführung von Compliance überwiegend anerkannt.[204] Sie sind wegen ihres staatlichen Auftrags in besonderer Weise zur Einhaltung von Recht und Gesetz verpflichtet (Art. 20 Abs. 3 GG). So gilt für Unternehmen der öffentlichen Hand seit 2009 der Public Corporate Governance Kodex, der vorgibt, dass die Geschäftsleitung für die Einhaltung der gesetzlichen Bestimmungen und der unternehmensinternen Richtlinien sorgen muss und auch auf deren Beachtung durch die Konzernunternehmen hinzuwirken hat (Compliance).[205]

Für privatrechtlich organisierte Unternehmen der öffentlichen Hand gilt das Legalitätsprinzip ebenfalls, zumal diese Unternehmen nicht nur den Prinzipien der Gewinnerzielung und der Wirtschaftlichkeit unterliegen, sondern darüber hinaus politisches Instrument zur Erfüllung öffentlicher Aufgaben sind. Sie wirtschaften

---

200 DCGK, Grundsatz 5, https://www.dcgk.de/de/kodex/aktuelle-fassung/a-leitung-und-ueberwachung.html.
201 DCGK, Grundsatz 5, https://www.dcgk.de/de/kodex/aktuelle-fassung/a-leitung-und-ueberwachung.html.
202 Siehe https://www.dcgk.de/de/kodex.html.
203 Siehe dazu Dann in: Dann, Compliance im Krankenhaus, S. 1, 3 ff.
204 Dann in: Dann, Compliance im Krankenhaus, S. 1, 3 ff.; Passarge, NVwZ 2015, 252 m. w. N.; Knauer in: Strafrecht in Deutschland und Europa, FS für G. Dannecker, S. 799, 800.
205 Siehe beispielhaft den Kodex des Finanzministeriums Rheinland-Pfalz, der die Vorgaben zur unternehmerischen Sorgfaltspflicht und der Umsetzung von Compliance in den Rz. 24 und 25 enthält, https://fm.rlp.de/fileadmin/fm/PDF-Datei/Finanzen/Beteiligungen_des_Landes/Textfassung_PCGK.pdf.

mit öffentlichen Mitteln und sind als Krankenhäuser und Kliniken in einem besonders sensiblen Bereich der Daseinsvorsorge tätig. Daher müssen auch sie sich an den vorgenannten rechtlichen Maßstäben messen lassen.[206]

Sanktionsrechtliche Vorgaben

Compliance als originäre Aufgabe und Verantwortung der Unternehmensleitung kann außerdem abgeleitet werden aus den Regelungen der §§ 130, 9 OWiG zur Haftung der Aufsichtspflichtigen im Unternehmen und aus den §§ 30, 130, 9 OWiG zur Verantwortung von Verbänden im Fall eines zurechenbaren Fehlverhaltens der Leitungspersonen und Aufsichtspflichtigen.[207] Diese Vorschriften gelten auch für öffentliche Unternehmen zumindest bei wirtschaftlicher Betätigung, was im Gesundheitswesen häufig vorkommt[208]; man denke hier an Universitäts- oder Kreiskliniken sowie an kommunale MVZ.

Nach § 130 OWiG kann gegen den Inhaber eines Betriebes eine Geldbuße von bis zu 1 Mio. Euro verhängt werden, wenn er vorsätzlich oder fahrlässig Aufsichtsmaßnahmen unterlässt, die erforderlich sind, um im Betrieb den Verstoß gegen Pflichten zu verhindern, deren Verletzung mit einer Strafe oder Geldbuße bedroht ist. Dies gilt dann, wenn ein solcher Pflichtenverstoß bei gehöriger Aufsicht der Mitarbeiter verhindert oder zumindest wesentlich erschwert worden wäre.[209]

Was konkret als Compliance-Maßnahmen, also zur Verhinderung oder Erschwerung von Pflichtenverstößen, umgesetzt werden muss, gibt der Gesetzgeber dabei nicht vor. Dies ist auch sachgerecht, weil es von der Tätigkeit, dem Unternehmensumfeld, der Größe und Branche des Unternehmens etc. abhängt, welche konkreten Maßnahmen im Rahmen der Selbstregulierung getroffen werden müssen.

Es obliegt der Geschäftsleitung, auf der Basis einer Compliance-Risikoanalyse zu ermitteln, welche Rechtsgebiete für das Unternehmen relevant sind, welche Pflichten sich daraus ergeben und wie sichergestellt wird, dass diese Pflichten eingehalten und beachtet werden. Die Überwachung muss dort intensiver ausfallen, wo es bereits in der Vergangenheit zu Rechtsverstößen gekommen ist.[210]

Die Geschäftsführung kann die Verantwortlichkeit für die Compliance an nachgeordnete Funktionsträger delegieren; häufig wird im Unternehmen hierzu ein Compliance-Officer bestellt und eine Compliance-Abteilung eingerichtet, oder es werden Compliance-Aufgaben an externe Compliance-Officer ausgelagert. Die Delegation entbindet die Geschäftsführung jedoch – wie auch sonst bei der Delegation von Aufgaben – nicht davon, die ordnungsgemäße Ausübung der Aufgaben durch Kontrollen, stichprobenartige Überwachung und vor allem durch eine

---

206 Passarge, NVwZ 2015, 252, 253.
207 Moosmayer, Compliance, § 2 Rn. 11.
208 Ausführlich KK-OWiG/Rogall, § 30 Rn. 35 f. und § 130 Rn. 30 f.; Niesler in: Graf/Jäger/Wittig, OWiG, § 30 Rn. 10.
209 Dieners/Lembeck in: Dieners, Handbuch Compliance im Gesundheitswesen, Kap. 7 Rn. 5.
210 Moosmayer, Compliance, § 2 Rn. 11 ff.

Rückbindung der Compliance-Funktion über ein entsprechendes Reporting an die Geschäftsführung sicherzustellen.[211] Es gilt das Prinzip der Letztverantwortung der Leitungsebene.

Zu einer infolge der Delegation eingeschränkten Verantwortlichkeit der Geschäftsführung bedarf es außerdem einer wirksamen Delegation. Diese setzt nach herrschender Meinung zunächst voraus, dass der Beauftragte sorgfältig ausgewählt wurde (und damit auch die entsprechende Expertise im Bereich Compliance aufweist), dass ihm seine Aufgaben dezidiert, transparent, überschneidungsfrei und klar delegiert werden (z. B. im Rahmen einer Aufgabenbeschreibung zum Arbeitsvertrag), dass er unabhängig und weisungsfrei agieren kann, ihm die für seine Tätigkeit erforderlichen Ressourcen zur Verfügung stehen (finanzielle und personelle, aber auch ein unbeschränkter Zugang zu den Mitarbeitern, Informationen und Dokumenten im Unternehmen), dass er sorgfältig unterwiesen wird bzw. sich fortbildet, ausreichend kontrolliert und beaufsichtigt wird (insbesondere durch regelmäßiges und ad hoc-Reporting an die Geschäftsführung) und dass Hinweisen auf Rechtsverstößen in angemessener Form nachgegangen wird.[212]

Ein Organisationsverschulden nach § 130 OWiG wird dabei nicht dadurch ausgeschlossen, dass einmal ein CMS eingerichtet wurde. Wie die Ausführungen zur Kontrolle und Überwachung der Compliance-Funktion zeigen, handelt es sich bei einem solchen System um eine Daueraufgabe: nicht nur, weil sich die rechtliche Entwicklung ständig im Wandel befindet, es neue Vorgaben gibt, neue Rechtsprechung ein Reagieren erforderlich macht, sondern auch, weil entsprechend neue Risiken und tatsächliche Rahmenbedingungen für das Unternehmen entstehen können, die eine regelmäßige Risikoanalyse erfordern und entsprechende Maßnahmen und Anpassungen (im Regelwerk, in den Prozessen und der Kommunikation an die Mitarbeiter) im Compliance Management-System nach sich ziehen und notwendige Verbesserungen des Systems bedingen. Wie beim BCM handelt es sich beim Compliance Management-System um einen PDCA-Zyklus (»plan – do – check – act«), also einen Kreislauf, den es ständig zu begleiten gilt.[213]

Nach § 30 OWiG kann auch der Verband selbst bebußt werden, wenn eine natürliche Person mit Leitungsfunktion eine Straftat oder Ordnungswidrigkeit begangen hat, durch die Pflichten, welche die juristische Person oder die Personenvereinigung treffen, verletzt worden sind oder die juristische Person oder die Personenvereinigung bereichert worden ist oder bereichert werden sollte.

Ein darüber hinausgehendes Verbandsstrafrecht, das eine Compliance-Pflicht statuiert, gibt es bislang nicht, obschon es in der Vergangenheit diverse Vorschläge dazu gab.[214] Ein konkreter Gesetzesentwurf eines Verbandssanktionengesetzes

---

211 Eingehend dazu Dannecker in: Rotsch, Criminal Compliance, § 5 Rn. 89 ff.
212 Dieners/Lembeck in: Dieners, Handbuch Compliance im Gesundheitswesen, Kap. 7 Rn. 8 f.; Moosmayer, Compliance, 4. Aufl. 2021, § 2 Rn. 12 ff. m. w. N.
213 Dieners/Lembeck in: Dieners, Handbuch Compliance im Gesundheitswesen, Kap. 7 Rn. 8 f.
214 Ansätze eines Unternehmensstrafrechts gab es bereits durch einen 2013 gescheiterten Gesetzentwurf der NRW-Regierung sowie den Kölner Entwurf eines Verbandssanktionengesetzes (Henssler/Hoven/Kubiciel/Weigend NZWiSt 2018, 1 ff.; Rotsch/Mutschler/Grobe, CCZ 2020, 169, 170 f.) oder die Frankfurter Thesen zur Unternehmensverant-

(letzten »VerSanG«)²¹⁵ konnte nicht mehr vor Ende der Legislaturperiode im Bundestag behandelt werden und scheiterte deshalb an der Diskontinuität. Ein Unternehmenssanktionenrecht ist damit aber nicht hinfällig – vielmehr sollen nach den Plänen der »Ampel-Koalition« künftig auch juristische Personen und Vereinigungen in Deutschland sanktioniert werden.²¹⁶ Welche Implikationen eine entsprechende Umsetzung in Bezug auf die Compliance-Pflichten von Unternehmen mit sich bringen kann, wird mit Blick auf die wesentlichen Eckpunkte der Entwurfsfassung des VerSanG vom 16.06.2020 deutlich, in der die Umsetzung von Compliance-Maßnahmen bei der Sanktionszumessung wesentlich sein und u. U. sogar dazu führen soll, dass ein Verfahren eingestellt, von einer Sanktion abgesehen wird oder eine Sanktion »auf Bewährung« verhängt werden kann.

Auch wenn das VerSanG in der vorliegenden Form nicht mehr Gesetz werden wird, ist mit einem Unternehmenssanktionsrecht zu rechnen, so dass Compliance-Verstöße in naher Zukunft stärker in den Fokus der Strafverfolgungsbehörden geraten und noch schärfer sanktioniert werden – und zwar selbst dann, wenn, wie vom aktuellen Justizminister präferiert, das Unternehmenssanktionsrecht im Wege einer »kleineren Lösung« durch Reformierung des Ordnungswidrigkeitengesetzes realisiert werden sollte.

Sowohl die Europäische Union als auch die Organisation für wirtschaftliche Zusammenarbeit und Entwicklung (OECD) üben hier Druck auf Deutschland aus: Die OECD kritisierte das Scheitern des deutschen Gesetzesentwurfes scharf und hat Deutschland dazu angehalten, Reformen hinsichtlich eines Unternehmensstrafrechts einzuleiten. Dieser Aufforderung entsprechend enthält der neue Koalitionsvertrag weitergehende Vorgaben in Bezug auf die Compliance und ein Verbandssanktionsrecht. Auch die Europäische Kommission machte mehrfach deutlich, dass Verstöße gegen Vorgaben, die Auswirkungen auf die EU haben (z. B. im Bereich des Kartellrechts, des Datenschutzes, des Steuerrechts und im sonstigen Finanzbereich), effektiv geahndet werden (effet utile) und entsprechende Sanktionen »abschreckend« sein müssen.²¹⁷

Zu prognostizieren ist, dass solche Gesetzesänderungen das Risiko der Aufdeckung von Pflichtverletzungen und deshalb das praktisch erlebbare Haftungsrisiko eines jeden Unternehmensleiters deutlich erhöhen werden und so die Notwendigkeit von Compliance in Unternehmen und damit auch den Krankenhäusern einmal mehr deutlich machen.²¹⁸

Dies zeigt auch die Neufassung des BSIG:

---

wortung (Jahn/Schmitt-Leonardy/Schoop, wistra 2018, 27 ff.; s. a. Soyer/Schumann, wistra 2018, 321 ff.) sowie den Münchener Entwurf (Saliger/Tsambikakis/Mückenberger/Huber, Münchner Entwurf eines Verbandssanktionengesetzes) vom 05.09.2019, der einen Gegenentwurf zum Verbandssanktionengesetz darstellt, BeckOK OWiG/Beck, § 130 Rn. 125–130.

215 Entwurf für ein Gesetz zur Stärkung der Integrität in der Wirtschaft der großen Koalition im Jahr 2020, BT-Drs. 19/23568.
216 Koalitionsvertrag vom 07.12.2021, S. 88; vgl. auch Schneider/Albert, KH-J 1/2022, 9.
217 Näher dazu v. Busekist/Federmann/Müller, ZRFC 06/2020, 263 ff.
218 So ausdrücklich Lange, CCZ 2020, 265, 273.

Sondervorschrift aus dem BSIG

Nach Umsetzung der NIS-2-RL wird das BSIG in Zukunft eine eigenständige Compliance-Vorschrift enthalten.[219] Darin wird die Geschäftsleitung verpflichtet, die aufgrund der gesetzlichen Pflicht getroffenen Risikomanagementmaßnahmen zu billigen und zu überwachen. Die Zulässigkeit von Delegationsakten wird beschränkt. Zur Wahrung der Compliance-Pflicht müssen in Schulungen die erforderlichen Fachkenntnisse erworben werden. Kommt es aufgrund der Verletzung der Vorgaben zu Schäden durch einen Sicherheitsvorfall, können die Leitungsorgane hierfür persönlich verantwortlich gemacht werden (▶ Kap. 3.2.3, Abschnitt »Umsetzung der NIS-2-RL in Deutschland«). Auch der aktuelle Referentenentwurf für das KRITIS-DachG sieht eine solche Vorschrift vor (▶ Kap. 3.4.2).

Compliance in der Rechtsprechung

Eines der zentralen Urteile zur Compliance aus dem Jahr 2009 betraf den Leiter der Rechtsabteilung eines Stadtreinigungsbetriebs, der zugleich Leiter der Innenrevision und Leiter des Stabsbereichs Gremienbetreuung war. Das LG Berlin verurteilte den Angeklagten wegen Beihilfe (durch Unterlassen) zum Betrug zu einer Geldstrafe, weil er falsch berechnete Gebühren, als der Fehler offenkundig wurde, nicht korrigiert hatte; der BGH verwarf die Revision durch Urteil vom 17.07.2009.[220]

Der BGH stellte in dieser Entscheidung klar, dass eine »Sonderverantwortlichkeit« als »Compliance-Officer« in der Regel strafrechtlich eine Garantenpflicht im Sinne des § 13 Abs. 1 StGB begründet, auch im Zusammenhang mit der Tätigkeit des Unternehmens stehende Straftaten von Unternehmensangehörigen zu verhindern. Dies sei die notwendige Kehrseite ihrer gegenüber der Unternehmensleitung übernommenen Pflicht, Rechtsverstöße und insbesondere Straftaten zu unterbinden. Für Inhalt und Umfang der Garantenpflicht komme es »entscheidend auf die Zielrichtung der Beauftragung an, also darauf, ob sich die Pflichtenstellung des Beauftragten allein darin erschöpft, die unternehmensinternen Prozesse zu optimieren und gegen das Unternehmen gerichtete Pflichtverstöße aufzudecken und zu verhindern, oder ob der Beauftragte auch vom Unternehmen ausgehende Rechtsverstöße zu beanstanden und zu unterbinden hat (sog. Corporate Compliance)«.[221]

In der sog. Neubürger-Entscheidung des Landgerichts München I vom 10.12.2013[222] statuierte erstmals ein Gericht, dass es zur Gesamtverantwortung und Organisationspflicht einer Geschäftsleitung gehört, bei entsprechender Gefährdungslage eine auf Schadensprävention und Risikokontrolle angelegte Compliance-Organisation einzurichten. Entscheidend für den Umfang im Einzelnen seien dabei

---

219 Kipker/Dittrich, MMR 2023, 481, 485.
220 BGH, Urteil vom 17.07.2009–5 StR 394/08 (LG Berlin), NJW 2009, 3173.
221 BGH, Urteil vom 17.07.2009–5 StR 394/08 (LG Berlin), NJW 2009, 3173, Rn. 23 ff.
222 LG München, Urt. v. 10.12.2013–5 HK O 1387/10, NZG 2014, 345 ff.; zur Einordnung dieser Entscheidung vgl. u. a. Fleischer, NZG 2014, 321 ff.

Art, Größe und Organisation des Unternehmens, die zu beachtenden Vorschriften, die geografische Präsenz wie auch Verdachtsfälle aus der Vergangenheit.[223]

Das Gericht machte deutlich, dass der Vorstand der Legalität verpflichtet ist, was ihn einerseits selbst der Pflicht zur Rechtstreue unterwirft, ihn darüber hinaus aber auch dazu verpflichtet, das Unternehmen so zu organisieren und zu beaufsichtigen, dass keine Rechtsverstöße stattfinden. Dies beinhalte die Etablierung eines Risikomanagement-Systems nach § 91 Abs. 2 AktG, das geeignet ist, bestandsgefährdende Entwicklungen frühzeitig zu erkennen. Der Vorstand werde seiner Organisationspflicht nur dann gerecht, wenn er eine auf Schadensprävention und Risikokontrolle angelegte Compliance-Organisation einrichtet – andernfalls liege eine Pflichtverletzung des Vorstandes vor.[224]

Dabei habe der Gesamtvorstand auch zu überprüfen, ob das implementierte CMS geeignet ist, Verstöße gegen zwingendes Gesetzesrecht zu unterbinden. Der Vorstand müsse sich umfassend über bekannt gewordene Vorfälle informieren und sich in regelmäßigen Abständen über Ergebnisse interner Ermittlungen in Kenntnis setzen lassen, ob personelle Konsequenzen gezogen wurden und vor allem, ob und wie ein dahinterstehendes System bekämpft wird.[225]

Wenn den Mitgliedern des Vorstands Anhaltspunkte vorliegen, dass das bestehende CMS nicht wirksam ist, müssten sie tätig werden – und zwar auch dann, wenn dies nicht ihr originäres Ressort betreffe. Die Delegation an ein einzelnes Vorstandsmitglied oder an einen Chief Compliance-Officer entlaste den Gesamtvorstand nicht von den fortwährenden Kontrollpflichten, ob die Einrichtung und Unterhaltung des CMS tatsächlich effizient und wirksam erfolgt ist. Im Zweifel müsse ein Vorstandsmitglied auch gegen eine Mehrheitsentscheidung des Gesamtvorstandes Maßnahmen zur Verbesserung des CMS ergreifen und beispielsweise externe Dritte einschalten, um eine konkrete Gefahr für das Unternehmen abzuwenden.[226]

Diese Ausführungen des Landgerichts München zeigen klar auf, dass das Gericht die Verpflichtung zur Implementierung eines CMS als echtem Management-Zyklus vor Augen hatte und nicht lediglich die Umsetzung einzelner Compliance-Maßnahmen.

In einem weiteren Urteil[227] stellte der BGH im Jahr 2017 fest, dass es für die Bemessung einer Geldbuße der Geschäftsführung von Bedeutung ist, inwieweit diese ihrer Pflicht nachgekommen ist, Rechtsverletzungen aus der Sphäre des Unternehmens zu unterbinden und ein effizientes Compliance-Management zu installieren, das auf die Vermeidung von Rechtsverstößen ausgelegt ist.

---

223 LG München, Urt. v. 10.12.2013–5 HK O 1387/10, NZG 2014, 345, 346 f.
224 LG München, Urt. v. 10.12.2013–5 HK O 1387/10, NZG 2014, 345, 346 f.
225 LG München, Urt. v. 10.12.2013–5 HK O 1387/10, NZG 2014, 345, 347 f.; Passarge, NVwZ 2015, 252, 254.
226 LG München, Urt. v. 10.12.2013–5 HK O 1387/10, NZG 2014, 345, 348; Passarge, NVwZ 2015, 252, 254.
227 BGH, Urt. v. 09.05.2017–1 StR 265/16, BeckRS 2017, 114578; siehe auch BGH, Urt. v. 18.05.2017–3 StR 103/17, NJW 2017, 2565 ff.

Weiterhin konturierte das OLG Nürnberg[228] den Pflichtenkreis der Unternehmensleitung in Bezug auf Compliance und führte aus, die Sorgfalt eines ordentlichen Geschäftsführers gebiete die Schaffung einer internen Organisationsstruktur der Gesellschaft, welche die Rechtmäßigkeit und Effizienz ihres Handelns gewährleiste. Insoweit konkretisiere die Sorgfaltspflicht sich zu Unternehmensorganisationspflichten:

»Aus der Legalitätspflicht folgt die Verpflichtung des Geschäftsführers zur Einrichtung eines Compliance Management Systems, also zu organisatorischen Vorkehrungen, die die Begehung von Rechtsverstößen durch die Gesellschaft oder deren Mitarbeiter verhindern. Dabei ist der Geschäftsführer nicht nur verpflichtet, den Geschäftsgang so zu überwachen oder überwachen zu lassen, dass er unter normalen Umständen mit einer ordnungsgemäßen Erledigung der Geschäfte rechnen kann; er muss vielmehr weitergehend sofort eingreifen, wenn sich Anhaltspunkte für ein Fehlverhalten zeigen. Zwar haftet der Geschäftsführer nicht für fremdes Verschulden. Eine Pflichtverletzung liegt jedoch schon dann vor, wenn durch unzureichende Organisation, Anleitung bzw. Kontrolle Mitarbeitern der Gesellschaft Straftaten oder sonstige Fehlhandlungen ermöglicht oder auch nur erleichtert werden. Diesbezüglichen Verdachtsmomenten muss der Geschäftsführer unverzüglich nachgehen; weiterhin muss der Geschäftsführer geeignete organisatorische Vorkehrungen treffen, um Pflichtverletzungen von Unternehmensangehörigen hintanzuhalten.«[229]

2.5.2 Folgen mangelhafter Compliance

Bei Rechts- oder Regelverstößen im Unternehmen oder in der Geschäftsführung selbst drohen bei einer sanktionsrechtlichen Inanspruchnahme Geld- oder Freiheitsstrafen, Geldbußen (bis 1 Mio. EUR) und entsprechende Reputationsschäden bzw. eine Stigmatisierung in der Öffentlichkeit.

Neben der Nichtigkeit vertraglicher Vereinbarungen drohen zivilrechtliche Haftungsansprüche von Kunden oder Geschäftspartnern, die die Geschäftsführung auch in ihrem Privatvermögen treffen können. Darüber hinaus kann auch die Verletzung eines Schutzgesetzes i. S. d. § 823 Abs. 2 BGB zivilrechtliche Folgen für natürliche Personen haben. Die Schutzgesetzhaftung nach § 823 Abs. 2 BGB knüpft an die Verletzung einer Vielzahl »drittschützender« Normen (= Schutzgesetze)[230] an, die von der Rechtsprechung in den letzten Jahrzehnten zunehmend ausgedehnt wurden. Die Schutzgesetzhaftung »umfasst heute ein breites straf- wie zivil- und öffentlich-rechtliches Regelungsspektrum«[231] – einschließlich Compliance-relevanter Rechtsgebiete. Genannt seien neben dem Kartellverbot des Art. 101 AEUV nur die Steuerhaftung gem. §§ 34, 69 AO sowie die Buchführungsdelikte der §§ 283 Abs. 1 Nrn. 5, 7, 283 b StGB.[232]

Bei Compliance-Verstößen können – wie gesehen – auch gegen Verbände nach geltendem Recht gemäß §§ 30, 130 OWiG hohe Geldbußen verhangt werden. Gemäß § 30 Abs. 2 Nr. 1 OWiG können allein als sog. Ahndungsteil Geldbußen von

---

228 OLG Nürnberg, Urt. v. 30.03.2022–12 U 1520/19, NZG 2022, 1058, 1061 ff.
229 OLG Nürnberg, Urt. v. 30.03.2022–12 U 1520/19, NZG 2022, 1058, 1061 Rz. 79.
230 Siehe dazu MüKoBGB/Wagner, BGB § 823 Rn. 562 ff.
231 Brammsen/Sonnenburg, NZG 2019, 681, 684.
232 Brammsen/Sonnenburg, NZG 2019, 681, 684 f.

bis zu 10 Mio. EUR festgesetzt werden. Darüber hinaus können gemäß §§ 30 Abs. 3, 17 Abs. 4 OWiG die wirtschaftlichen Vorteile aus dem Verstoß abgeschöpft werden. Auch hier kann der Reputationsschaden beträchtlich sein.

Rechtsverstöße in Krankenhäusern werden häufig auch politisch instrumentalisiert. So sind deren Geschäftsführer oft besonders exponiert und stehen im Fokus der öffentlichen Wahrnehmung.[233] Neben finanziellem droht hier also auch politischer Schaden.[234]

Schließlich können Rechts- und Regelverstöße auch die Mitarbeitenden im Krankenhaus treffen, die in einen Sachverhalt involviert waren: Ihnen drohen – je nach Rechtsverstoß – ebenfalls Geld- oder Freiheitsstrafen, Geldbußen und zivilrechtliche Regressansprüche durch das Krankenhaus und die geschädigten Patienten sowie disziplinarische und arbeitsrechtliche Konsequenzen bis hin zur Kündigung des Arbeitsverhältnisses.[235]

2.5.3 Anforderungen an eine effektive Compliance

Aufgabe eines CMS ist es, bestehende Risiken zu erkennen, zu minimieren, das Unternehmen vor Gesetzesverstößen zu schützen und auf bestehende Verstöße zu reagieren (protect – detect – react).[236] Die wesentlichen Elemente eines CMS sind die Folgenden:

Kommunikation – »Tone from the Top«

Ganz zentral für ein funktionierendes CMS ist, dass die Geschäftsführung die Umsetzung effektiver Compliance tatsächlich will, hinter dem zu implementierenden System steht und dies der Belegschaft auch deutlich macht. Was auf den ersten Blick selbstverständlich erscheinen mag, ist in der Praxis häufig ein großer Hemmschuh: Effektive Compliance kostet Geld, bindet Personal und ihre »Wertschöpfung« ist – wie bei allen präventiven Maßnahmen – nicht unmittelbar ersichtlich. Denn ist ein Compliance Management-System erfolgreich, gibt es keine Rechts- und Regelverstöße – es passiert also nichts.

Dass für ein effektives Compliance Management-System Prozesse eingerichtet und eingehalten werden müssen, dass es eines Berichtswesens und einer Dokumentation bedarf und im »worst case« auch einmal auf ein Geschäft aufgrund von Compliance-Risiken verzichtet werden muss, macht Compliance in den Augen einer voreingenommenen Geschäftsführung oft zum »überflüssigen Geschäftsverhinderer« oder zu einem überflüssigen Verwaltungsaufwand, dessen Sinn oft erst dann erkannt wird, wenn ein Rechtsverstoß erfolgt und die Geschäftsführung in der sanktions- und haftungsrechtlichen Verantwortung steht.

---

233 Passarge, NVwZ 2015, 252, 253.
234 Passarge, NVwZ 2015, 252, 253
235 Siehe dazu auch Dann in: Dann (Hrsg.), Compliance im Krankenhaus, S. 95 ff.
236 Passarge, NVwZ 2015, 252, 255.

Gerade im Kartellrecht – einem Bereich, für den es in vielen Branchen noch an der notwendigen Sensibilität fehlt – kann es zu umsatzbezogenen Geldbußen in Millionenhöhe kommen, die neben den finanziellen auch erhebliche Reputationsschäden nach sich ziehen können: sowohl für das Unternehmen als auch für die Geschäftsführung persönlich.

Da ein effektives Compliance Management-System in erster Linie der letztverantwortlichen Geschäftsführung zugutekommt, sollte diese auch deutlich machen, dass ihr die Einhaltung der rechtlichen und unternehmensinternen Vorgaben wichtig ist (»Tone from the Top«).[237] Damit das System funktioniert, muss sie Compliance (vor)leben und mit gutem Beispiel vorangehen, schließlich kann ein effektives Compliance Management-System ihr »Lebensretter« sein: Oftmals ist Vorständen und Geschäftsführern nämlich nicht klar, dass sie es sind, die im Falle eines Rechtsverstoßes am meisten zu verlieren haben und Personen in Führungspositionen – gerade im Falle einer Sanktionierung – oft »am tiefsten fallen«.

Risikoanalyse

Der erste Schritt und Kernelement eines effektiven Compliance Management-Systems ist die Risikoanalyse. Hier gilt es, die wesentlichen *unternehmenstypischen Risiken* zu erfassen, anhand derer das jeweilige CMS konzipiert wird.[238] Diese Risiken können sich aus den verschiedensten Rechtsgebieten ergeben – je nach Branche, Unternehmensgröße und Tätigkeitsgebiet. Rechtsgebiete, die regelmäßig für fast alle Unternehmen relevant sind, sind dabei der Datenschutz und die IT-Sicherheit, Korruption und Interessenkonflikte, Kartell- und Wettbewerbsrecht, Steuerrecht, Menschen- und Kinderrechte in der Lieferkette, Arbeitsrecht und Arbeitssicherheit; daneben spielen regelmäßig auch Geldwäsche, Umweltschutz und Nachhaltigkeit, das Lieferkettenschutzgesetz, künstliche Intelligenz sowie branchenspezifische Vorgaben eine Rolle. Auf der Grundlage der sich aus diesen Rechtsgebieten ergebenden Risiken, die im Rahmen einer sorgfältigen Risikoanalyse gemeinsam mit den fachlich zuständigen Bereichen vorzunehmen ist, müssen geeignete Maßnahmen und Prozesse zur Sicherstellung der Einhaltung der sich hieraus ergebenden Verpflichtungen eingeführt und umgesetzt werden. Nur wenn die spezifischen Compliance-Risiken richtig erfasst sind, können sie nachhaltig und effizient begrenzt werden.[239]

Compliance-Risiken müssen *laufend überwacht* und nach Bedarf neu evaluiert werden, denn externe und interne Risikofaktoren können sich ständig ändern. Die regelmäßige Überprüfung der Compliance-Risiken trägt auch zur laufenden *Verbesserung des Systems* bei und ist entsprechend unverzichtbar, um im Ernstfall ein effektives Compliance-System nachweisen zu können.

---

237 Gehring, CCZ 2021, 162, 166; Dannecker, in: FS für Dölling, 2023, S. 131 ff.
238 Siehe auch Dann in: Dann (Hrsg.), Compliance im Krankenhaus, S. 1, 15 ff.
239 Passarge, NVwZ 2015, 252, 256; Wallhäuser, CB 2016, 151, 155.

Compliance Governance

Für die *Implementierung eines Compliance-Management-Systems* ist es in der Regel erforderlich und sinnvoll, dass eine Person oder Einheit mit Compliance-Funktion bestimmt wird, die den Aufbau und den Betrieb des Compliance-Management-Systems übernimmt. Ansonsten verbleibt die Compliance-Verantwortlichkeit für den Aufbau des Compliance Management-Systems in Gänze bei der Geschäftsführung und liegt in deren Verantwortung.

Wie bereits dargestellt, ist eine Delegation der Compliance-Verantwortlichkeit nicht vollständig möglich und setzt eine wirksame Delegation voraus (▶ Kap. 2.5.1). Die Compliance-Abteilung muss mit den für die Implementierung und Aufrechterhaltung der Compliance-Organisation erforderlichen Kenntnissen, Mitteln und Befugnissen ausgestattet sein und insbesondere gewährleisten können, dass die erforderlichen Maßnahmen und Prozesse eingeführt und laufend umgesetzt werden, dass Compliance-Anforderungen und -Werte innerhalb des gesamten Unternehmens nachhaltig kommuniziert werden und Compliance-relevante Vorgänge und Verstöße erfasst und dokumentiert werden. Zudem muss die Compliance-Abteilung laufend und uneingeschränkt an die Geschäftsleitung berichten können.[240]

Organisatorische Maßnahmen und Prozesse

Richtlinien, Arbeitsanweisungen, Prozessbeschreibungen

Die Umsetzung, Gestaltung und Lenkung der compliance-relevanten Maßnahmen erfolgt im Wesentlichen auf der Basis von Richtlinien, Arbeitsanweisungen oder Prozessbeschreibungen. Wie diese ausgestaltet sind und welche Bereiche diese regeln, hängt von der Struktur des Unternehmens ab. Gegenstand dieser Richtlinien sind nicht nur gesetzliche Ge- und Verbote, sondern auch freiwillige unternehmenseigene Vorgaben, die im Wege der Selbstregulierung getroffen worden sind.[241]

Sensibilisierung und Schulung der Beschäftigten

Zur Vermeidung von Rechtsverstößen aus dem Unternehmen heraus bedarf es der Schulung der Beschäftigten. Diese müssen über die rechtlichen Pflichten, die sie im Rahmen ihres Tätigkeitskreises einzuhalten haben, informiert werden und für kritische Themen, rechtliche Risiken und Konstellationen, die heikel sein können, sensibilisiert werden. Es muss ihnen verdeutlicht werden, weshalb der Geschäftsführung die Compliance wichtig ist, was darunter zu verstehen ist und welche Folgen eine Non-Compliance für das Unternehmen, aber auch für die Beschäftigten selbst haben kann. Zur Umsetzung und Durchsetzung des Compliance-Gedankens

---

240 Passarge, NVwZ 2015, 252, 256.
241 Passarge, NVwZ 2015, 252, 256; siehe auch Marquardt/Buley in: Dann, Compliance im Krankenhaus, S. 31, 44 ff.

kommt es daher entscheidend auf die Wissensvermittlung bei den Mitarbeitern an.[242]

Gerade zu unternehmensinternen Compliance-Richtlinien sollten die Beschäftigten aufgrund der Komplexität der Themen geschult werden. Darüber hinaus sollten Ansprechpartner für Fragen zu compliance-relevanten Sachverhalten und zu rechtlichen Unsicherheiten im täglichen Betrieb zur Verfügung stehen – idealerweise in Form einer Person mit Compliance-Funktion, eines externen Beraters oder eines Compliance-»help desks« bzw. einer Compliance-Hotline.[243]

Geschäftspartner-Due-Diligence

Ein wesentliches Element eines effektiven CMS ist darüber hinaus die Geschäftspartner-Prüfung. Nur wer weiß, wer seine Geschäftspartner sind, wer hinter einer juristischen Person steht, wer seinen Geschäftspartner kennt, diesen identifiziert und verifiziert hat, kann beurteilen, welche rechtlichen Risiken damit verbunden sind, mit ihm eine Geschäftsbeziehung einzugehen. So können erhöhte Risiken aus Korruption, Geldwäsche oder Sanktionslisten entstehen, weil Geschäftspartner beispielsweise mit einer politisch exponierten Person verbunden sind, weil nicht bekannt ist, wer als wirtschaftlich Berechtigter hinter einer Gesellschaft steht, oder der Geschäftspartner in einem Land mit erhöhtem geographischen Risiko ansässig ist oder auf einer Sanktionsliste steht.

Wer Geschäftsbeziehungen ohne Geschäftspartnerprüfungen eingeht, setzt sich erheblichen Sanktions- und Reputationsrisiken aus.[244]

Weitere organisatorische Maßnahmen

Weitere organisatorische Maßnahmen, die im Rahmen eines effektiven Compliance-Management-Systems etabliert werden sollten, sind das Vier-Augen-Prinzip und eine Unterschriftenregelung bzw. ein Genehmigungskonzept für Auftrags- und Rechnungsfreigaben; ggf. kann es auch sinnvoll sein, zur Vermeidung von Interessenskonflikten auf Funktionstrennung bzw. Jobrotation zu achten. Darüber hinaus kann zur besseren Dokumentation und Steuerung von Verträgen ein Vertragsmanagement empfehlenswert sein.[245]

Im IT-Kontext ist darüber hinaus an die Prüfung der jeweiligen Dienstleister und deren vertragliche Verpflichtung zur Einhaltung rechtlicher IT-Sicherheitsvorgaben zu denken.[246] Im Bereich der vertragsärztlichen Versorgung dürfen die jeweiligen Teilnehmer nur i. S. d. § 390 Abs. 7 SGB V zertifizierte IT-Experten als Dienstleister einsetzen (▶ Kap. 3.3.5).

---

242 Dann in: Dann (Hrsg.), Compliance im Krankenhaus, S. 1, 18 ff.; Passarge, NVwZ 2015, 252, 256.
243 Klahold/Lochen in: Hauschka/Moosmayer/Lösler, Corporate Compliance, § 37 Rn. 60 ff.
244 Siehe auch Moosmayer Compliance, Rn. 243 ff.
245 Passarge, NVwZ 2015, 252, 255.
246 Ziegler, ICLR 2023, 61 ff.

Dokumentation

Die Einhaltung der Compliance-Vorgaben und -Prozesse, die Begründung von Entscheidungen – insbesondere wenn sie compliance-relevant sind – ist zentral für ein effektives Compliance-Management: Ein einwandfreies System nützt wenig, wenn nicht nachvollzogen werden kann, dass unternehmensinterne Handlungen entsprechend den Compliance-Vorgaben durchgeführt wurden oder auf welcher Basis Entscheidungen getroffen wurden. Dies muss im Zweifel den Strafverfolgungsbehörden nachgewiesen werden, weshalb eine ordnungsgemäße Dokumentation der Vorgänge unerlässlich ist. Dabei gilt: »Je kritischer ein Sachverhalt, desto höher der Begründungsaufwand.« Insbesondere dort, wo beispielsweise die Geschäftsführung auf Basis der Business Judgement Rule (▶ Kap. 2.2.2) eine unternehmerische Risikoentscheidung mit Compliance-Relevanz trifft, muss besonders dokumentiert werden, welche Schritte ergriffen worden sind und auf welcher Grundlage diese Entscheidung getroffen wurde, damit deutlich wird, dass die Entscheidung nach § 93 Abs. 1 S. 2 AktG auf der Grundlage einer angemessenen Information und im Interesse des Unternehmens getroffen wurde. Ein häufiges Missverständnis seitens der Geschäftsführungen ist in diesem Zusammenhang, dass die Business Judgement Rule auch Risikoentscheidungen erlaube, die ein gesetzwidriges Verhalten zum Gegenstand haben. Dies ist nicht zutreffend: Die Business Judgement Rule erlaubt keine Überschreitungen oder Ausnahmen vom Legalitätsprinzip (▶ Kap. 2.2.2).[247]

Hinweisgebersystem

Wie aus den vorangegangenen Ausführungen ersichtlich wurde, gehört zu einem effektiven CMS weiterhin, dass Rechts- und Regelverstöße im Unternehmen aufgedeckt, abgestellt und das CMS entsprechend nachjustiert und verbessert wird, um solche Verstöße für die Zukunft auszuschließen.[248]

Neben der Möglichkeit der Mitarbeitenden, sich an Vorgesetzte mit Compliance-Funktion (sofern vorhanden) oder an die Geschäftsführung zu wenden, besteht die Pflicht, ein sog. Hinweisgebersystem bereitzustellen. Dieses System soll Mitarbeitenden (und je nach Ausgestaltung auch externen Dritten) einen Meldekanal für Hinweise auf potenzielle Rechts- und Regelverstöße bieten.

Auf der Basis der EU-Whistleblowerrichtlinie (EU) 2019/1937 musste der deutsche Gesetzgeber bis zum 17.12.2021 die gesetzlichen Grundlagen für ein solches Hinweisgebersystem – insbesondere mit Blick auf den Schutz der hinweisgebenden Person vor Repressalien und Benachteiligung infolge einer Meldung – im nationalen Recht schaffen. Tatsächlich verabschiedet wurde das »Gesetz für einen besseren Schutz hinweisgebender Personen sowie zur Umsetzung der Richtlinie zum

---

247 Müller in: Strafrecht in Deutschland und Europa, FS für G. Dannecker, S.249, 258f.
248 Siehe auch Dann in: Dann (Hrsg.), Compliance im Krankenhaus, 2015, S. 1, 27.

Schutz von Personen, die Verstöße gegen das Unionsrecht melden« (sog. Hinweisgeberschutzgesetz) jedoch erst Ende Mai 2023.[249] Es trat am 02.07.2023 in Kraft.

Das Gesetz sieht vor, dass Verbände und Unternehmen (grundsätzlich ab einer Größe von 50 Mitarbeitenden) dazu verpflichtet sind, ein effektives Hinweisgebersystem zum Schutz sog. Whistleblower einzurichten. Hierdurch werden ebenfalls Compliance-Verstöße in Unternehmen verstärkt in den Fokus geraten.

Auch das am 18.06.2021 verabschiedete »Gesetz über die unternehmerischen Sorgfaltspflichten in Lieferketten« (sog. Lieferkettenschutzgesetz), das nachhaltige (Compliance-)Strukturen entlang der gesamten Lieferkette fordert und das in einer ersten Stufe bereits am 01.01.2023 in Kraft trat, wird zumindest mittelbar dazu beitragen, dass sich die Compliance-Standards und Anforderungen an wirksame Compliance-Maßnahme erhöhen werden. Denn auch hier wird neben umfangreichen Compliance-Maßnahmen von Unternehmen ein Beschwerdemechanismus vorausgesetzt, der dem Hinweisgebersystem im Wesentlichen entspricht.

Am 23. Februar 2022 legte die EU-Kommission einen über das nationale Recht deutlich hinausgehenden Vorschlag für eine Richtlinie über die Sorgfaltspflicht gegenüber Unternehmen im Bereich der Nachhaltigkeit (Corporate Sustainability Due Diligence Directive (CSDDD)) vor. Das EU-Parlament teilte in einer Presserklärung vom 14.12.2023 mit, dass die Verhandlungsführer des EU-Parlaments und des Rates sich auf einen Entwurfstext der EU-Richtlinie geeinigt hätten. Diese neue EU-Richtlinie über die Sorgfaltspflicht von Unternehmen im Bereich der Nachhaltigkeit verpflichtet die Unternehmen, ihre negativen Auswirkungen auf die Menschenrechte und die Umwelt zu mindern und sieht neben der Verpflichtung der Mitgliedstaaten zur Einführung nationaler Bußgeldregelungen auch zivilrechtliche Sanktionen vor. Die finale Abstimmung zur EU-Lieferketten-Richtlinie, die am 09.02.24 im Rat der EU-Mitgliedstaaten stattfinden sollte, wurde verschoben, weil Deutschland eine Stimmenthaltung für diese Abstimmung angekündigt hat und auch weitere EU-Staaten kritisch zu dem vorliegenden Entwurf der EU-Lieferketten-Richtlinie standen. Damit bestand das Risiko, dass die erforderliche Mehrheit nicht erreicht worden wäre. Deshalb wurde die Abstimmung durch die belgische Ratspräsidentschaft kurzfristig verschoben.

Anwendungsbereich des Hinweisgeberschutzgesetzes und des Lieferkettenschutzgesetzes

Durch das HinSchG sollen nach § 1 Abs. 1 hinweisgebende Personen geschützt werden, die im Rahmen ihrer beruflichen Tätigkeit Informationen über Verstöße erhalten und an Meldestellen weitergeben. Darüber hinaus sollen nach § 1 Abs. 2 HinSchG auch diejenigen («beschuldigten«) Personen geschützt werden, die in einer Meldung genannt werden.

Den sachlichen Anwendungsbereich regelt § 2 HinSchG. Zentral ist, dass nach § 2 Abs. 1 Nr. 1 HinSchG Meldungen über Verstöße, die strafbewehrt sind, geschützt sindwerden. Daran schließt sich allerdings ein recht unübersichtlicher »Flicken-

---

249 BGBl. I Nr. 140.

teppich« verschiedenster nationaler und europäischer Gesetze an, die ebenfalls in den Schutzbereich des Gesetzes fallen, wenn Verstöße gemeldet werden. Der hierdurch für die Meldestelle verbundene Prüfungsaufwand (vgl. § 17 Abs. 1 Nr. 2 HinSchG) dürfte erheblich sein. Zu empfehlen ist daher, den Schutzbereich auf die gesamte Rechtsordnung auszudehnen, zumal Unternehmen aufgrund der sie treffenden Legalitätspflicht ohnehin dazu verpflichtet sind, die gesamte Rechtsordnung zu beachten.

Das im Rahmen des LkSG angeordnete Beschwerdeverfahren erfordert nach § 8 Abs. 1 S. 2 LkSG, dass auf Verletzungen menschenrechtsbezogener oder umweltbezogener Pflichten hingewiesen werden kann.

Das LkSG gilt gemäß § 1 Abs. 1 für Unternehmen mit mindestens 3.000 Beschäftigen ab dem 01.01.2023 und für Unternehmen mit mindestens 1.000 Beschäftigten ab dem 01.01.2024.

Ausgestaltung der Meldewege

Das HinSchG lässt den Unternehmen Freiraum, wie sie ihre Meldewege ausgestalten. Entscheidend ist dabei, dass nach § 8 Abs. 1 HinSchG die Vertraulichkeit der Identität der hinweisgebenden Person sowie der (beschuldigten) Personen, die Gegenstand einer Meldung sind, und der sonstigen in der Meldung genannten Personen gewahrt bleibt.

Unternehmen können nach § 14 Abs. 1 HinSchG eigenes Personal oder Dritte damit betrauen, die Meldestelle einzurichten. Bei Dritten kann es sich z. B. um Compliance-Ombudspersonen handeln, welche ebenfalls die Hinweise entgegennehmen können.

Nach § 15 Abs. 1 HinSchG muss das für den Betrieb der Meldestelle eingesetzte Personal unabhängig sein. Ein Beschäftigungsverhältnis und eine daraus folgende Weisungsabhängigkeit steht dieser Unabhängigkeit aber nicht entgegen. Vorsorglich sollte jedoch explizit vereinbart werden, dass das mit den Aufgaben der internen Meldestelle beauftragte Personal keinen Weisungen unterliegt, soweit es Meldungen entgegennimmt und bearbeitet. Entsprechendes gilt für beauftragte Dritte. § 15 Abs. 2 HinSchG sieht vor, dass das mit den Aufgaben der internen Meldestelle betraute Personal über die nötige Fachkunde verfügen muss. Dies kann durch geeignete Schulungen erreicht werden, z. B. in den Bereichen Compliance, Datenschutz und Geheimnisschutz.

Nach § 8 Abs. 3 S. 1 LkSG müssen die mit Durchführung des Verfahrens betrauten Personen die Gewähr dafür bieten, unparteiisch und unabhängig zu handeln, und dürfen nicht an Weisungen gebunden sein. Gemäß § 8 Abs. 3 S. 2 LkSG müssen sie außerdem zur Verschwiegenheit verpflichtet werden.

Die Meldekanäle müssen für die Beschäftigten erreichbar sein. Zu den Beschäftigten zählen nach § 16 Abs. 1 S. 1 HinSchG auch Leiharbeitnehmer. Nach § 16 Abs. 1 S. 3 HinSchG können die Meldekanäle so gestaltet werden, dass sie darüber hinaus auch natürlichen Personen, die im Rahmen ihrer beruflichen Tätigkeit mit dem Unternehmen in Verbindung stehen, offenstehen. Im Umkehrschluss folgt hieraus, dass keine Pflicht besteht, die Meldewege für Externe zu öffnen. Hier besteht ein wesentlicher Unterschied zu § 8 Abs. 4 S. 1 LkSG, denn die nach dem LkSG verpflichteten Unternehmen müssen das Beschwerdeverfahren öffentlich zugänglich machen. Zudem muss gemäß § 8 Abs. 2 LkSG eine Verfahrensordnung festgelegt werden, die öffentlich zugänglich ist.

In technischer Hinsicht müssen die Meldekanäle lediglich so ausgestaltet sein, dass sie nach § 16 Abs. 3 S. 1 HinSchG Meldungen in mündlicher Form oder in Textform ermöglichen. Mündliche Meldungen müssen nach § 16 Abs. 3 S. 2 HinSchG per Telefon oder mittels einer anderen Art der Sprachübermittlung möglich sein. Eine wesentliche praktische Bedeutung kommt § 16 Abs. 3 S. 3 HinSchG zu, denn hiernach muss auf Ersuchen der hinweisgebenden Person eine persönliche Zusammenkunft mit einer Person, welche die Meldestelle betreibt, ermöglicht werden. Deshalb sind ausschließlich IT-basierte Meldesysteme, da sie keine persönlichen Zusammenkünfte vorsehen, nicht rechtskonform. Mit Einwilligung der hinweisgebenden Person kann nach § 16 Abs. 3 S. 4 HinSchG eine solche Zusammenkunft auch remote im Wege der Bild- und Tonübertragung durchgeführt werden.

Die Einrichtung von Meldeplattformen oder verschlüsselten Übertragungswegen ist gesetzlich nicht gefordert. Auch ist es nicht erforderlich, das Meldesystem zertifizieren zu lassen.

Dokumentation der Meldungen

Eingehende Meldungen sind nach den Vorgaben des § 11 Abs. 1 HinSchG in dauerhaft abrufbarer Weise unter Beachtung des Vertraulichkeitsgebotes und des Datenschutzrechts zu dokumentieren. Besonders intensive Dokumentationsformen wie Telefonaufzeichnungen oder Aufzeichnungen von persönlichen Zusammenkünften bedürfen nach § 11 Abs. 2, 3 HinSchG der Einwilligung bzw. Zustimmung der hinweisgebenden Person. Zudem muss der hinweisgebenden Person nach § 11 Abs. 4 HinSchG Gelegenheit gegeben werden, das Protokoll zu überprüfen, zu korrigieren und zu bestätigen. Gemäß § 11 Abs. 5 HinSchG ist die Dokumentation zwei Jahre nach Abschluss des Verfahrens zu löschen.

Behandlung anonymer Meldungen

Eine große Streitfrage war, ob anonyme Meldungen entgegengenommen und weiterbearbeitet werden müssen. Der Gesetzgeber hat auf eine solche Pflicht verzichtet, sieht aber in § 16 Abs. 1 S. 4 vor: »Die interne Meldestelle sollte auch anonym eingehende Meldungen bearbeiten. Es besteht allerdings keine Verpflichtung, die Meldekanäle so zu gestalten, dass sie die Abgabe anonymer Meldungen ermöglichen.« Gleichwohl ist Unternehmen dringend anzuraten, ihre Meldewege für anonyme Meldungen zu öffnen. Befürchtungen, dies könnte zu einer Zunahme von Denunziationen oder zu einer Kultur des Misstrauens führen, haben sich in der Praxis bisher nicht bestätigt. Gerade weil der Schutz für hinweisgebende Personen durch das HinSchG vergleichsweise schwach ausgestaltet ist, werden diese häufig Schutz in der Anonymität suchen. Ein eingehender Hinweis ist aber nicht weniger relevant oder wichtig, nur weil er anonym abgegeben wurde. Unternehmen schneiden sich eine wichtige Erkenntnisquelle für die Abstellung von Fehlverhalten ab, wenn sie darauf verzichten, anonyme Meldung zu registrieren und zu bearbeiten. Geht eine anonyme Meldung ein und enthält diese substantielle Hinweise auf Fehlverhalten, so folgt bereits aus dem Legalitätsprinzip, dass solchen Meldungen nachgegangen werden sollte. Kommt ein Unternehmen oder die Unternehmensleitung diesem Gebot nicht nach, so sieht es bzw. sie sich ggf. dem Vorwurf ausgesetzt, ein Fehlverhalten akzeptiert zu haben. Hinzu kommt, dass bei der Verhängung von Geldbußen wegen Compliance-Verstößen im Rahmen der Bußgeldbemessung berücksichtigt wird, wie effektiv eine Compliance-Maßnahme war. Dass eine Meldestelle anonyme Meldungen entgegennimmt, gehört trotz fehlender gesetzlicher Verpflichtung mittlerweile zum Branchenstandard. Ein Unternehmen, das hierauf verzichtet, riskiert daher besonders hohe Geldbußen wegen ineffizienter Compliance-Maßnahmen.

Verfahren nach Eingang des Hinweises

Wenn ein Hinweis eingeht, muss die interne Meldestelle gemäß § 17 Abs. 1 Nr. 1 HinSchG der hinweisgebenden Person spätestens nach sieben Tagen eine Rückmeldung geben, dass der Hinweis eingegangen ist. In der Praxis hat es sich bewährt, dass dies unverzüglich, wenn möglich noch am selben Tag geschieht, um den Kontakt mit der hinweisgebenden Person zu halten, was nach § 17 Abs. 1 Nr. 3 HinSchG geboten ist, und um diese ggf. um weitere Informationen zu ersuchen (§ 17 Abs. 1 Nr. 5 HinSchG). Sodann schließen sich nach § 17 Abs. 1 HinSchG verschiedene Prüfpflichten an, und zwar, ob die Meldung in den Anwendungsbereich des Gesetzes fällt (Nr. 2) und ob sie stichhaltig ist (Nr. 4). Spätestens drei Monate nach Eingang des Hinweises muss das Unternehmen der hinweisgebenden Person eine Rückmeldung zu dem Hinweis geben, § 17 Abs. 2 S. 1 HinSchG. Im Rahmen der Rückmeldung muss sich das Unternehmen auch zu bereits ergriffenen oder noch geplanten Folgemaßnahmen äußern, § 17 Abs. 2 S. 2 HinSchG. Allerdings dürfen gemäß § 17 Abs. 2 S. 3 HinSchG durch die Rückmeldung interne Nachforschungen und auch die Rechte derjenigen Personen, die Gegenstand der Meldung waren oder in der Meldung genannt wurden, nicht beeinträchtigt werden.

Folgemaßnahmen

Das Unternehmen hat in Bezug auf den Hinweis Folgemaßnahmen gemäß § 18 HinSchG zu ergreifen. Relevant für die Praxis ist insbesondere die Durchführung von internen Ermittlungen gemäß § 18 Abs. 1 Nr. 1 HinSchG. Hier hat der Gesetzgeber versäumt zu regeln, wie diese internen Ermittlungen durchzuführen sind. Insbesondere fehlt eine Verfahrensordnung, nach der wesentliche praktische Fragen zu behandeln sind, so beispielsweise, ob die Personen, die Gegenstand einer Meldung sind, sich selbst belasten müssen, ob sie das Recht auf die Hinzuziehung eines Rechtsbeistandes oder eines Betriebsrates haben und wer die Kosten der Internal Investigation trägt. In diesem Rahmen treffen verschiedene Rechtsmaterien wie

Strafrecht, Datenschutzrecht, Gesellschaftsrecht, Arbeitsrecht und Verfassungsrecht aufeinander. Unternehmen tun daher gut daran, sich selbst eine Verfahrensordnung zu geben und die internen Ermittlungen professionell begleiten zu lassen, um Rechtsverletzungen zu vermeiden.

Verbot von Repressalien

Zentral für den Hinweisgeberschutz ist das Verbot von Repressalien, das in § 36 Abs. 1 HinSchG geregelt ist. Eine hinweisgebende Person, die gutgläubig ist, weil sie zum Zeitpunkt der Meldung oder Offenlegung hinreichenden Grund zu der Annahme hatte, dass die von ihr gemeldeten oder offengelegten Informationen der Wahrheit entsprechen, soll keine beruflichen Nachteile erleiden, nur weil sie den Hinweis erteilt hat. Erleidet sie dennoch einen solchen Nachteil, so greift die Beweislastumkehr des § 36 Abs. 2 HinSchG ein. Danach hat das Unternehmen zu beweisen, dass die Benachteiligung gerechtfertigt war und nicht auf einer Meldung oder einer Offenlegung in der Öffentlichkeit beruhte.

Die hinweisgebende Person hat gemäß § 37 Abs. 1 HinSchG Anspruch auf Schadensersatz, wenn sie zu Unrecht Repressalien erlitten hat.

Geldbußen bei Verstößen

Unternehmen handeln gemäß § 40 Abs. 2 HinSchG ordnungswidrig, wenn sie eine Meldung oder Kommunikation behindern, eine Meldestelle nicht einrichten oder Repressalien ergreifen. Die Geldbußen können gegen natürliche Personen und nach § 30 OWiG auch gegen Verbände verhängt werden. Gemäß 40 Abs. 6 S. 1 HinSchG beträgt der Bußgeldrahmen für eine behinderte Kommunikation und die Ergreifung von Repressalien bis zu 150.000 €. Für eine nicht eingerichtete Meldestelle kann eine Geldbuße von bis zu 20.000 € verhängt werden. Über den Verweis in § 40 Abs. 6 S. 2 HinSchG auf § 30 Abs. 2 S. 3 OWiG ist eine Verzehnfachung dieser Geldbußen möglich, soweit die juristische Person geahndet werden soll. Für eine nicht eingerichtete Meldestelle kann eine Geldbuße von bis zu 20.000 € verhängt werden.

Nach § 24 Abs. 1 Nr. 8 LkSG handeln Unternehmen ordnungswidrig, wenn sie ein Beschwerdeverfahren nach § 8 LkSG nicht einrichten. Gemäß § 24 Abs. 2 S. 1 Nr. 1 lit. a) LkSG kann hierfür eine Gelbuße von bis zu 800.000 € verhängt werden. Über den Verweis in § 24 Abs. 2 S. 2 LkSG auf § 30 Abs. 2 S. 3 OWiG ist auch hier eine Verzehnfachung der Verbandsgeldbuße möglich.

2.5.4 Parallelen und Schnittmengen von Compliance und BCM

Ein Blick auf die Ausführungen zu den Rechtsgrundlagen und Entwicklungen der Compliance und den entsprechenden Entwicklungen bei den Vorgaben und Anforderungen an ein BCM wird deutlich, dass es viele Parallelen gibt, mag die

Compliance als Ausprägung der unternehmerischen Sorgfalt und als gesetztes Erfordernis für Unternehmen sich auch schon mehr etabliert und einen festen Platz in einem gut aufgestellten Unternehmen – sei es in der Privatwirtschaft oder bei privatrechtlich organisierten Unternehmen der öffentlichen Hand – haben.

Dies ist in erster Linie dem Umstand geschuldet, dass die Entwicklungen in der Compliance schon viel früher begonnen haben als die Erkenntnis, dass Vorsorgemaßnahmen zur Aufrechterhaltung der Betriebskontinuität umfassend und strukturiert in Unternehmen etabliert werden müssen – solche Maßnahmen sind meist nicht systematisch, sondern, wenn überhaupt, nur partiell vorhanden. So verfügen viele Unternehmen – gerade auch Kliniken und Krankenhäuser – über Konzepte zur Überbrückung von Stromausfällen (Notstromaggregate), hingegen sind systematische Ansätze, die zeitkritische Prozesse generell absichern, so gut wie nicht vorhanden. Dabei bedarf es – wie bei der Etablierung eines effektiven CMS auch beim BCM – einer Risikoanalyse, die beim BCM Business-Impact-Analyse (BIA) genannt wird (▶ Kap. 6.3.2, Abschnitt »Business-Impact-Analyse) und die Prozesse des jeweiligen Unternehmens genau unter die Lupe nimmt.

Während die Compliance-Risikoanalyse auf die konkreten Prozesse blickt und dort mögliche Rechtsverstöße antizipiert, um diesbezüglich konkrete Abhilfe- oder Präventivmaßnahmen zu implementieren, bewertet die BIA die Zeitkritikalität eines Prozesses, um festzulegen, wie lange ein solcher Prozess ausfallen kann, bis er in einem Notbetrieb wieder anlaufen muss, um erhebliche Schäden – finanzieller, rechtlicher, reputatorischer oder operativer Art für das Unternehmen – zu vermeiden.

Erst die Compliance-Risikoanalyse bzw. die BIA ermöglicht die Etablierung wirksamer Vorsorgemaßnahmen. Da beide Management-Systeme Ausfluss und Teil des Risikomanagements sind und der Schadensprävention dienen, weist auch ihre praktische Umsetzung mit der Compliance-Risikoanalyse bzw. der BIA deutliche Parallelen auf.

Einzig die Risiken, um die es geht, unterscheiden sich: Während die Compliance-Risikoanalyse der Vermeidung rechtlicher – insbesondere sanktions- und haftungsrechtlicher – Risiken dient, sichert die BIA operative Risiken ab, die nur mittelbar rechtliche Auswirkungen haben (z. B. Verspätungsschäden oder Vertragsstrafen bei Lieferverzögerungen, Schadensersatz wegen Schäden durch Nichtbehandlung von Patienten etc.). Das BCM sichert daher die Aufrechterhaltung der operativen Prozesse, wohingegen die Compliance sicherstellt, dass die operativen Prozesse nicht gegen Gesetze und unternehmensinterne Vorgaben verstoßen. Das BCM ist damit der Compliance – zumindest in Teilen – vorgelagert, da ohne Prozesse und operatives Handeln im Unternehmen in der Regel auch keine Rechtsverstöße stattfinden.

Einen weiteren Gleichlauf zwischen Compliance und BCM findet man in der Verrechtlichung beider Themenfelder.[250] Während es zu Anfang jeder Entwicklung kaum gesetzliche Vorgaben zur Umsetzung von Compliance und BCM gab, wurden in beiden Bereichen – ausgehend von besonders sensiblen Rechtsbereichen – mehr

---

250 Zur Verrechtlichung der Compliance eingehend Dannecker, in: FS für Dölling, 2023, S. 131 ff.

und mehr Vorgaben gesetzlich geregelt, die eine Verpflichtung zur Umsetzung von Compliance- oder BCM-Maßnahmen festlegen: Die gesetzliche Verpflichtung für die Umsetzung von Maßnahmen zur Sicherstellung der Betriebskontinuität betreffen vielfach Regelungen für KRITIS-Unternehmen, also Unternehmen, die im Bereich kritischer Infrastrukturen tätig sind.

Darüber hinaus findet man entsprechende Vorgaben auch in Regelungen für die Versicherungs- und die Finanzbranche. Die Finanzbranche ist aber auch Ausgangspunkt der Entwicklung verpflichtender Vorgaben zur Umsetzung von Compliance-Maßnahmen, insbesondere neuerdings auch im Zusammenhang mit dem BCM. Denn der neue DORA (Digital Operational Resilience Act) verpflichtet die gesamte Finanzbranche per Verordnung zu IT-Sicherheitsmaßnahmen.[251] Der DORA ist zusammen mit der NIS-2-Richtlinie und der Resilienz-Richtlinie Ende 2022 verabschiedet worden. Neben umfassenden Governancevorgaben und verpflichtenden Tests der IT-Systeme verlangt der DORA die Integration eines IT-Continuity-Managements in das BCM des Unternehmens. Daher stellt er katalogartig Anforderungen an die Finanzunternehmen. Diese Vorgaben des DORA sind für die Finanzbranche aber nicht gänzlich neu: Die Schnittmenge zwischen BCM und Compliance bestand bereits, weil nach § 80 WpHG ein Wertpapierdienstleistungsunternehmen bzw. ein Wertpapierinstitut die organisatorischen Pflichten nach § 25a Abs. 1 und § 25e KWG oder nach § 28 Abs. 1 und 2 und § 41 WpIG einhalten muss. »Darüber hinaus muss es angemessene Vorkehrungen treffen, um die Kontinuität und Regelmäßigkeit der Wertpapierdienstleistungen und Wertpapiernebendienst-leistungen zu gewährleisten« (§ 80 Abs. 1 S. 1 Nr. 1 WpHG). Nach § 25a KWG muss ein Institut über eine ordnungsgemäße Geschäftsorganisation verfügen, welche die Einhaltung der vom Institut zu beachtenden gesetzlichen Bestimmungen und der betriebswirtschaftlichen Notwendigkeiten gewährleistet. Es muss außerdem ein wirksames Risikomanagement vorhalten, das u.a. ein angemessenes Notfallmanagement, insbesondere für IT-Systeme, beinhaltet.[252]

Wie in der Vergangenheit bei entstehenden Rechtspflichten öfter zu beobachten, diente der Finanzsektor als Vorreiter für weitere Unternehmenssektoren. Es ist daher durchaus möglich, dass in einigen Jahren auch für alle anderen Kritischen Infrastrukturen auf das Mittel der Verordnung für die IT-Sicherheit einschließlich der noch umfassenderen Vorgaben zum BCM zurückgegriffen wird.

Zu einer Verzahnung zwischen Compliance und BCM kommt es also dort, wo das BCM Compliance-Elemente und Compliance-Maßnahmen absichert: Je nachdem, wie die Anforderungen an das BCM ausgestaltet werden, kann auch der Meldeprozess im Rahmen des Hinweisgebersystems als BCM-relevanter zeitkritischer Prozess definiert und – z.B. für den Fall eines Cyberangriffs – abgesichert werden. In der Regel sind Compliance-Prozesse jedoch nicht als zeitkritische Prozesse einzustufen. Einer der wenigen wirklich zeitkritischen Compliance-Prozesse ist der Eintritt eines erheblichen Rechtsverstoßes im Unternehmen, da ein solcher umgehend abgestellt werden muss. Bei Bekanntwerden eines solchen Verstoßes –

---

251 Dittrich/Heinelt, RDi 2023, 164.
252 Siehe dazu auch Fett in: Schwark/Zimmer (Hrsg.), Kapitalmarktrechtskommentar, WpHG § 80 Rn. 75 ff.

z. B. einer kartellrechtlichen Wettbewerbsverletzung – müsste schnellstmöglich reagiert werden (Abstellen des Verstoßes, Hinzuziehung eines Rechtsbeistandes etc.). Eine Untätigkeit würde den Schaden aus haftungs- und sanktionsrechtlicher Sicht erheblich vertiefen. Darüber hinaus sind auch Meldepflichten i. S. d. BSIG und der Datenschutz-Grundverordnung (DS-GVO) zeitkritisch, da hier eine verspätete Meldung Sanktionen nach sich ziehen kann (▶ Kap. 3.2.3, Abschnitt »Zentrale Stelle zur Sicherheit in der Informationstechnik und die Meldepflicht nach dem BSIG; ▶ Kap. 3.2.5, Abschnitt »Die Datenpanne: Bußgeldpraxis und Schadensersatz«).

Ggf. einbeziehen könnte man darüber hinaus den Compliance-Notfall, nämlich die Vorbereitung auf das unangekündigte Erscheinen von Ermittlungsbehörden, insbesondere zum Zweck der Durchsuchung oder Beschlagnahme. Die Notfallpläne oder Verhaltensregeln für das Verhalten beim Erscheinen von Ermittlungsbehörden sind u. U. ebenfalls dazu geeignet, Schaden vom Unternehmen abzuwenden bzw. diesen zu minimieren. Großes Schadenspotenzial in diesem Zusammenhang hat beispielsweise die Unkenntnis der Mitarbeitenden darüber, dass in einem solchen Fall keinesfalls Unterlagen oder Dateien vernichtet oder versteckt werden dürfen. Auch ist es sinnvoll, die Mitarbeitenden darauf hinzuweisen, dass Gegenstände oder Dokumente nicht freiwillig herausgegeben werden sollten, da dies die Verteidigungsposition des Unternehmens verschlechtern kann. Das Unternehmen muss in einem Compliance-Notfall das Ziel verfolgen, stets handlungs- und entscheidungsfähig zu bleiben, was durch einen entsprechend aufgesetzten und abgesicherten Prozess für interne und externe Kommunikation sichergestellt werden sollte.[253]

Zusammenfassend gibt es also deutliche Parallelen und Schnittmengen von Compliance und BCM. In beiden Bereichen ist eine zunehmende Verrechtlichung festzustellen, in der die Umsetzung von Compliance- oder BCM-Maßnahmen explizit verbindlich vorgegeben wird und deren Nichtumsetzung häufig sanktionsbewehrt ist.[254]

2.5.5 Betriebskontinuität als Compliance-Pflicht?

Wenn es rechtliche Vorgaben zur Umsetzung von BCM-Maßnahmen gibt, deren Nichtumsetzung sanktionsbewehrt ist, stellt sich die Frage, ob damit eine weitere Schnittmenge mit der Compliance insofern besteht, als die Pflicht zur Umsetzung von Maßnahmen zur Sicherung der Betriebskontinuität zur Compliance gehört und als »gebotene Aufsichtsmaßnahme« i. S. d. § 130 OWiG zu betrachten ist.

In Fällen, in denen die Pflicht zur Umsetzung von Vorsorgemaßnahmen i. S. d. BCM explizit gesetzlich geregelt und entsprechend sanktionsbewehrt ist, ist die Nichtumsetzung dieser Maßnahmen als Unterlassen von Aufsichtsmaßnahmen i. S. d. § 130 OWiG zu qualifizieren. Aber gilt dies auch in den nicht explizit ge-

---

253 Knierim in: Wabnitz/Janovsky/Schmitt, Handbuch Wirtschafts- und Steuerstrafrecht, 5. Kap. Rn. 112.
254 Siehe dazu Federmann/Müller/Friedrichsen/Schaich, CB 2021, 55 ff.

setzlich geregelten Fällen, in denen es keine entsprechende Sanktionsdrohung gibt? Diese Ansicht wird teilweise abgelehnt: Die Umsetzung von Krisenpräventionsmaßnahmen gehöre zwar typischerweise zu den Organisationspflichten i.S.d. § 130 OWiG, dies gelte jedoch nur, soweit es sich um potenziell krisenauslösende Regelverstöße aus dem Unternehmen heraus handele. Betriebsunterbrechungen hingegen würden in der Regel durch externe Faktoren herbeigeführt. Damit seien präventive Vorkehrungen diesbezüglich nicht als Compliance-Aufgabe zu verstehen.[255]

Diese Wertung findet sich jedoch in den gesetzlich geregelten Fällen gerade nicht: Dort wird nicht differenziert zwischen externen und internen Ursachen für Betriebsstörungen, was insofern sachgerecht ist, als ansonsten die Verpflichtung zur Implementierung eines BCM von Zufälligkeiten abhinge. Denkbar ist darüber hinaus, dass Betriebsstörungen aus einer Gemengelage externer und interner Ursachen entstehen (etwa aufgrund einer Cyberattacke und eines Organisationsversagens, das den Angriff erleichtert). Hier käme es zu ambivalenten Ergebnissen, wenn an die gesetzlich vorgegebenen Pflichten zur Implementierung eines BCM ein anderer (inhaltlicher) Maßstab anzulegen wäre als an eine entsprechende, aus den §§ 76, 93 AktG oder § 130 OWiG abgeleitete Pflicht.

Umgekehrt werden in den gesetzlich geregelten Fällen überwiegend Aufsichts- und Organisationsmängel als potenzielle Auslöser für Betriebsstörungen genannt. Auch insofern wäre es inkonsistent, eine Verpflichtung der Geschäftsleitung zur Einrichtung eines BCM nach § 130 OWiG abzulehnen.

Zudem ist ein zentraler Aspekt der Aufsichtspflicht nach § 130 OWiG »die Überwachung und der Betriebsablauf«, um deren Schutz es dem BCM gerade geht, so dass eine Pflicht zur Implementierung von Maßnahmen der Betriebskontinuität durchaus aus § 130 OWiG abgeleitet werden kann.[256]

So werden schließlich auch Wertungswidersprüche vermieden, die mit Blick auf die Pflicht zur Einrichtung eines umfassenden Risikomanagementsystems und zur Krisenfrüherkennung und die damit u.U. einhergehende Untreue entstehen können: Es wäre geradezu widersprüchlich, ein nicht vorhandenes oder defizitäres Risikomanagementsystem als Untreue zu bestrafen (▶ Kap. 2.4.1) und dies nicht als Organisationsverschulden i.S.d. § 130 OWiG zu qualifizieren.

2.6 Standardisierte Empfehlungen zum BCM

Bei der Entscheidung über die Ausgestaltung des Früherkennungssystems und über Präventivmaßnahmen im Hinblick auf Betriebsunterbrechungen empfiehlt sich die Orientierung an standardisierten Empfehlungen.

So legt die Norm ISO 22301:2019 mit dem Titel »Sicherheit und Resilienz – Business-Continuity-Management-System – Anforderungen« Vorgaben für ein auf

---

255 Siehe dazu Federmann/Müller/Friedrichsen/Schaich, CB 2021, 107, 109 m.w.N.
256 Siehe dazu Federmann/Müller/Friedrichsen/Schaich, CB 2021, 107, 109.

die individuellen Unternehmensgegebenheiten zugeschnittenes Management-System fest.[257] Darüber hinaus helfen speziell gegen Betriebsausfälle wegen Cyberattacken die Vorgaben und Empfehlungen des BSI zum BSI-Grundschutz.[258]

Wie gesehen, enthält auch der B3S »Medizinische Versorgung« sehr konkrete Umsetzungsvorgaben, an denen man sich orientieren kann (▶ Kap. 2.1.2 Abschnitt »Branchenspezifischer Sicherheitsstandard Medizinische Versorgung«; ▶ Kap. 3.2.3 Abschnitt »Krisenresilienz im Krankenhaus-B3S«).

2.7 Fazit

Zusammenfassend lässt sich festhalten, dass es eine Verpflichtung der Unternehmensleitung gibt, Vorsorgemaßnahmen zur Absicherung der Betriebskontinuität i. S. d. BCM zu treffen.

Diese Pflicht kann bereits aus der *Verpflichtung zur Einrichtung eines umfassenden Risikomanagementsystems* nach § 91 Abs. 2 bzw. 3 AktG abgeleitet werden, nach der alle externen und internen Faktoren, die zu Risiken für die Gesellschaft führen können, zu erheben, zu analysieren, zu bewerten und zu ihrer Minimierung angemessene Maßnahmen zu ergreifen sind. Darüber hinaus ergibt sich diese Pflicht aus der *unternehmerischen Sorgfaltspflicht* nach den §§ 76, 93 AktG, § 43 GmbHG, nach der der sorgfältige Kaufmann Schaden von seinem Unternehmen möglichst abzuwenden hat. Risiken, wie sie mit betriebsstörenden Ereignissen einhergehen, gehören darüber hinaus auch grundsätzlich zu den vorhersehbaren Risiken, die im Rahmen eines Krisenfrüherkennungssystems nach dem *StaRUG* zu überwachen sind.

Dem Eintritt betriebsstörender Ereignisse kann wirksam nur *im Vorfeld* begegnet werden. Um eine Schadensvertiefung im Worst Case zu vermeiden, muss die Geschäftsführung wissen, welche Prozesse in einem solchen Fall zuerst wieder in Gang gesetzt werden und auf einem Notbetriebsniveau vorhanden sein müssen, um weiteren Schaden vom Unternehmen abzuwenden. Wenn das Worst-Case-Szenario eintritt, sind nur begrenzte Ressourcen und Mittel vorhanden. Deshalb muss eine Priorisierung bereits vorgenommen worden sein – ansonsten wird wertvolle Zeit verloren.

Dies wird am Beispiel des Cyberangriffs sehr anschaulich: Bei einem Totalausfall der IT-Infrastruktur muss die IT wissen, welche Systeme, Laufwerke und IT-Anwendungen als Erstes wieder in Gang gesetzt werden müssen und welche Anwendungen zunächst zurückstehen können. Um sofort tätig werden zu können, muss bereits im Vorfeld eruiert worden sein, welche IT-Systeme, Laufwerke, Server und

---

257 Näher dazu Federmann/Müller/Friedrichsen/Schaich, CB 2021, 107, 111; Federmann/Müller/Friedrichsen/Schaich, CB 2021, 155 ff.
258 https://www.bsi.bund.de/DE/Themen/Unternehmen-und-Organisationen/Standards-und-Zertifizierung/IT-Grundschutz/it-grundschutz_node.html.

Anwendungen überhaupt vorhanden sind, welche zeitkritischen Prozesse sie unterstützen und welche davon als Erstes wieder benötigt werden. Dies ist keineswegs trivial, sind betriebliche Prozesse in den verschiedenen Abteilungen doch mannigfaltig, können sich gegenseitig bedingen und sind überwiegend unterlegt von einer IT-Infrastruktur und IT-Anwendungen. Sich damit erstmals im Krisenfall zu beschäftigen ist fatal und führt jedenfalls zu Vertiefungen des Schadens.

Betriebsstörende Ereignisse sind – wie bereits dargestellt – in ihrer Eintrittswahrscheinlichkeit vielleicht nicht extrem hoch, dafür aber in ihrem Schadensausmaß. Dies gilt umso mehr im Krankenhausbereich, wo die Gesundheit und das Leben von Patienten durch defizitäre oder nicht vorhandene Notfallvorsorgemaßnahmen im Sinne des BCM unmittelbar gefährdet sein können.

Unterlässt die Geschäftsleitung Vorsorgemaßnahmen zur Absicherung ihrer Prozesse in solchen Szenarien, begeht sie eine Pflichtverletzung und setzt sich möglicherweise schadensersatz- und strafrechtlichen sowie sonstigen sanktionsrechtlichen Folgen aus. Strafrechtliche Relevanz hat die Pflichtverletzung insbesondere unter dem Blickwinkel der Untreue, da das Unterlassen schadensmindernder Maßnahmen in Bezug auf vorhersehbare erhebliche Schadensereignisse zwangsläufig zu einer schadensbegründenden bzw. schadensgleichen Vermögensgefährdung führt.

Verwirklichen sich infolge fehlender oder defizitärer Vorsorgemaßnahmen Gefahren für Leib oder Leben von Patienten, so kann dies zur strafrechtlichen Verantwortung der Krankenhausleitung und der Chefärzte führen.

Die Verpflichtung zur Berücksichtigung potenziell zu Betriebsstörungen führender Umstände und Ereignisse im Rahmen des Risikomanagements bzw. der Krisenfrüherkennung und die Umsetzung entsprechender präventiver Gegenmaßnahmen sind überdies als *Compliance-Pflichten* zu verstehen. Dies ergibt sich ohne Weiteres dort, wo die Umsetzung entsprechender Maßnahmen gesetzlich normiert und die Nichtumsetzung sanktionsionsbedroht ist.[259] Darüber hinaus ergibt sich das aus der aufgezeigten strafrechtlichen Relevanz der Nichtumsetzung von Vorsorgemaßnahmen, die im Rahmen des § 130 OWiG als Organisationsverschulden zu qualifizieren sein kann.[260]

---

259 Näher dazu Federmann/Müller/Friedrichsen/Schaich, CB 2021, 55 ff.
260 Federmann/Müller/Friedrichsen/Schaich, CB 2021, 107, 109 f.

3 Spezielle Bereiche des BCM im Krankenhaus und in MVZ-Strukturen

3.1 Cybersicherheit

Tilmann Dittrich, Daniel Joos, Kristof Meding

3.1.1 Begrifflichkeiten beim Thema Cybersicherheit

Cybersicherheit im Allgemeinen verfolgt das Ziel, in einem digitalen und vernetzten Raum für die Sicherheit von Datenverarbeitungen zu sorgen.[260] Sie dient als Oberbegriff u.a. für die *IT-Sicherheit*, bei der es um die Sicherheit von informationstechnischen Systemen in Informationsverarbeitungsprozessen geht, und für die *Datensicherheit*, die bei der Verarbeitung schützenswerter Daten (insbesondere i.S.d. Datenschutz-Grundverordnung (DS-GVO)) durch technische und organisatorische Maßnahmen (TOM) für ein angemessenes Schutzniveau sorgt.[261] Cybersicherheit fokussiert insoweit nicht allein auf Daten-, Informations- oder IT-Sicherheit, sondern integriert diese Gesichtspunkte.[262]

Bei der Cybersicherheit definiert man verschiedene *Schutzziele*, die erreicht werden sollen. Die Rechtsgrundlagen zur IT- und Datensicherheit greifen diese daher auf. Im Kern geht es hier v.a. um die Schutzziele der *Verfügbarkeit, Integrität, Authentizität und Vertraulichkeit*. Im Bereich des B3S für die KRITIS-Krankenhäuser (▶ Kap. 3.3.3, Abschnitt »Regelungsinhalt von § 391 SGB V«) kommen hier noch die *Patientensicherheit und Behandlungseffektivität* hinzu.

Der Branchenspezifischer Sicherheitsstandard (B3S) für die stationäre Versorgung aus dem Jahr 2022 definiert die Schutzziele wie folgt[263]:

- *Verfügbarkeit* von Dienstleistungen, Funktionen eines Informationssystems, IT-Systems, IT-Netzinfrastruktur oder auch von Informationen ist dann gegeben, wenn diese von den Anwendern stets wie vorgesehen genutzt werden können.
- *Integrität* bezeichnet die Sicherstellung der Korrektheit (Unversehrtheit) von Daten und der korrekten Funktionsweise von Systemen.

---

260 Deusch/Eggendorfer in: Taeger/Pohle, Computerrechts-Handbuch, Kap. 50.1, Rn. 271 m.w.N.
261 Deusch/Eggendorfer in: Taeger/Pohle, Computerrechts-Handbuch, Kap. 50.1, Rn. 271 m.w.N.
262 Näher Kipker in: Kipker, Cybersecurity, Kap. 1 Rn. 4; Dochow, MedR 2022, 100, 101.
263 B3S »Medizinische Versorgung«, V1.2, S. 9f.

- *Authentizität* der Informationen ist sichergestellt, wenn sie von der angegebenen Quelle erstellt wurden.
- *Vertraulichkeit* stellt den Schutz vor unbefugter Preisgabe von Informationen sicher. Vertrauliche Daten und Informationen dürfen ausschließlich Befugten in zulässiger Weise zugänglich sein.
- *Patientensicherheit* ist die Freiheit von unvertretbaren Risiken einer physischen Verletzung oder eines Schadens an der Gesundheit von Menschen. Dies schließt auch die Vermeidung einer nachhaltigen psychischen Belastung ein.
- *Behandlungseffektivität* stellt die wirksame Behandlung der Patienten unter Benutzung von Informationen und wirksamen Therapiemaßnahmen, ggf. auf Basis eines Informationsaustausches zwischen unterschiedlichen verantwortlichen Organisationseinheiten, sicher.

3.1.2 Angriffsarten, das Big Game Hunting und Cybercrime-as-a-Service

In seinem »Lagebericht zur IT-Sicherheit 2022« veröffentlichte das Bundesamt für Sicherheit in der Informationstechnik (BSI) für den Berichtszeitraum 01.06.2021–31.05.2022 bemerkenswerte Zahlen zu Cybergefahren[264]: Insgesamt konnten 116,1 Millionen neue Schadprogramm-Varianten entdeckt werden. Dies entspricht einer Zunahme von knapp 319.000 neuen Varianten pro Tag. Im Vorjahreszeitraum konnten sogar knapp 400.000 neue Varianten pro Tag festgestellt werden. Trotz dieser »Artenvielzahl« können bestimmte Angriffsmuster erkannt werden.

Im »Cybercrime Bundeslagebild 2021« bezeichnet das BKA das Jahr 2021 als »das Jahr der Ransomware«.[265] *Ransomware* sind Schadprogramme, die etwa durch Verschlüsselung den Zugang zu Daten oder Systemen einschränken, damit der Angreifer anschließend ein Lösegeld (engl. Ransom) erpressen kann.[266] Die Erpressungsforderungen stiegen laut BKA von durchschnittlich 169.446 USD (2020) auf durchschnittlich 204.695 USD (2021) an.[267] Der jährliche Schaden betrug 2021 ca. 24,3 Mrd. EUR, der Profit durch Ransomware-Gruppierungen 602 Millionen USD. Typischerweise finden die Opfer in ihren Systemen ein Erpresserschreiben mit den Forderungen und Zahlungsmodalitäten, wobei im Regelfall auf digitale Währungen zurückgegriffen wird, um die Strafverfolgung zu erschweren.[268] Allerdings ist nicht garantiert, dass die Software so konzipiert ist, dass sie tatsächlich nach einer erfolgten Lösegeldzahlung wieder entschlüsselt werden kann. Hat das Opfer Maßnahmen zur baldigen Wiederherstellung der Systeme getroffen, kann dessen Zahlungsbereitschaft sinken. Daher sind die Tätergruppierungen dazu übergegangen, die Systeme nicht nur zu verschlüsseln, sondern auch Daten zu »klauen«/kopieren. Es wird dann mit der Veröffentlichung dieser Informationen (regelmäßig im sog. Darknet) gedroht, was vor allem bei sensiblen Daten oder Geschäftsgeheimnissen

---

264 »Die Lage der IT-Sicherheit in Deutschland 2022« des BSI, S. 13.
265 »Bundeslagebild Cybercrime 2021« des BKA, S. 2.
266 »Die Lage der IT-Sicherheit in Deutschland 2022« des BSI, S. 13 f.
267 »Bundeslagebild Cybercrime 2021« des BKA, S. 2.
268 »Die Lage der IT-Sicherheit in Deutschland 2022« des BSI, S. 13.

schwere Folgen mit sich bringen kann. Dieses Vorgehen wird als *Double Extortion* oder *Ransomleaks* bezeichnet. Teilweise wird sogar der Schritt der Verschlüsselung übersprungen und direkt mit der Veröffentlichung abgezogener Daten gedroht. Ein neues Phänomen ist die Erpressungsmethodik – die Opfer eines Angriffs damit zu erpressen, eine Meldung an die zuständige Aufsichtsbehörde abzugeben.[269] Sind Schadprogramme in gutartiger Software getarnt oder in legitimen Daten versteckt, spricht man von *Trojanern*.[270]

Ebenfalls »hoch im Kurs der Cyberkriminellen« stehen *DDoS-Angriffe* (Distributed Denial of Service). Im Zusammenhang mit der Zusage von Panzerlieferungen an die Ukraine kam es im Frühjahr 2023 zu einem signifikanten Anstieg von DDoS-Angriffen auf Kritische Infrastruktur in Deutschland als Vergeltung durch eine russische Hackergruppierung.[271] Bei (einfachen) DoS-Angriffen versucht der Täter, die Systeme des Opfers mit systemüberlastenden Angriffen lahmzulegen. Zur Erhöhung der Effektivität erfolgen die Angriffe *distributed* (verteilt) auf eine Vielzahl von unterschiedlichen Systemen zu einem großflächig koordinierten Angriff auf Webpräsenzen, Server und Netzwerke des Opfers.[272] Die DDoS-Angriffe können allein zur Schutzgelderpressung sowie im Anschluss an Ransomware-Angriffe stattfinden, weshalb in einem solchen Fall, in dem die Systeme bereits mit Ransomware infiziert sind und der DDoS-Angriff dadurch noch relevanter ist, von der *Triple Extortion* gesprochen wird.[273]

Zu den weiteren Klassikern zählt die *Phishing*-Methode, bei der die Täter nach Passwörtern und anderen Informationen fischen, in dem sie bspw. per E-Mail-Anhang oder über Nachrichten in sozialen Medien eine Schadsoftware versenden, um sich Zugang durch diese zu den Systemen des Opfers verschaffen zu können.[274] Neben dem Zugang zu sensiblen Informationen des Unternehmens besteht dann auch die Möglichkeit, die Prozesse im Unternehmen zu beeinflussen. Erwähnt werden muss in diesem Zusammenhang auch das *Social Engineering*, bei dem die Täter die *Schwachstelle Mensch* gezielt ausnutzen, um die Effektivität ihrer Angriffe zu steigern. Denn es ist unwahrscheinlich, dass ein Mitarbeitender den Anhang einer Social-Media-Nachricht einer fremden Person öffnet. Hat sich der Täter aber im Vorhinein ein gefälschtes Benutzerkonto einer Leitungsperson mit ausgespähten oder öffentlich zugänglichen Informationen angelegt, wächst die Gefahr deutlich an, dass das Opfer auf diese Attacke hineinfällt.

Laut BKA kann grundsätzlich jedermann Ziel von Cyberkriminellen werden, wenngleich das Jahr 2021 geprägt war von Angriffen u. a. auf Kritische Infrastruk-

---

269 Kipker/Dittrich, »Wie Cyberkriminelle Gesetze als Druckmittel nutzen«, abrufbar unter: https://www.csoonline.com/de/a/wie-cyberkriminelle-gesetze-als-druckmittel-nutzen,3681172.
270 »Die Lage der IT-Sicherheit in Deutschland 2022« des BSI, S. 12.
271 https://www.zdf.de/nachrichten/digitales/bsi-hacker-cyber-angriffe-behoerden-flughaefen-100.html.
272 »Bundeslagebild Cybercrime 2021« des BKA, S. 23; außerdem: https://www.bsi.bund.de/DE/Themen/Verbraucherinnen-und-Verbraucher/Cyber-Sicherheitslage/Methoden-der-Cyber-Kriminalitaet/DoS-Denial-of-Service/dos-denial-of-service_node.html.
273 »Bundeslagebild Cybercrime 2021« des BKA, S. 25.
274 Vgl. das Fallbeispiel in ▶ Kap. 5.1.

turen.[275] Dies führt zur Problematik des »*Big Game Huntings*«.[276] Die Täter zielen ähnlich einer Großwildjagd auf besonders lohnende Opfer, bei denen eine hohe Bereitschaft zur Zahlung der Lösegeldforderung erwartet wird. Dies gilt vor allem auch für Unternehmen aus dem Gesundheitsbereich. Denn dort können Betriebsbeeinträchtigungen zu Personenschäden führen. Außerdem können sensible Gesundheitsdaten betroffen sein, bei deren Veröffentlichung durch die Täter der Einrichtung erhebliche rechtliche Konsequenzen drohen können. Die Leitungspersonen in den Gesundheitseinrichtungen müssen sich daher bewusst sein, dass sie mit ihren Unternehmen weit oben auf der Liste von professionellen Cybergruppen stehen. Aufgrund einer daher erhöhten Wachsamkeit großer Unternehmen geraten aber auch kleinere und mittlere Unternehmen in den Fokus der Cybergruppierungen.

Die Cybergruppen agieren mittlerweile hochprofessionell und verfügen über Unternehmensstrukturen. Sie agieren längst nicht mehr nur aus reinem Selbstinteresse, sondern bieten ihre Dienste und Schadsoftware auch Dritten an, die nicht über das hinreichende Know-how für Cyberangriffe verfügen (»Cybercrime-as-a-Service«, ▶ Kap. 4.1). Kommen die Ermittlungsbehörden den Tätern zu sehr auf die Schliche, tauchen diese oftmals mit abgeänderten Angriffsmethoden nach einem sog. *Rebranding* erneut auf dem Markt der Cyberkriminellen auf.[277]

3.1.3 Auswirkungen von Cybervorfällen auf Krankenhäuser und MVZ-Strukturen

Aufgrund der umfassenden Digitalisierung im Gesundheitswesen können sich Cybervorfälle in vielfältiger Weise negativ auswirken. Hierbei spielt u. a. der Digitalisierungsgrad der betroffenen Einrichtung eine Rolle, aber auch das betroffene System.

Cybervorfälle können, müssen aber nicht zwangsläufig zu Betriebsunterbrechungen führen. Es ist auch der reine Datenverlust möglich, der den Betriebs- und Behandlungsablauf in der Einrichtung nicht stört. Bei Betriebsunterbrechungen kann es aufgrund der drohenden Gesundheitsgefahren für Patientinnen und Patienten besonders brenzlig werden. Dies ist dort offensichtlich, wo IT-Systeme unmittelbar in die Patientenversorgung eingebunden sind, bspw. im Bereich der Telemetrie und -medizin. Auswirkungen auf die Gesundheit kann es auch dann geben, wenn Patientendaten und Untersuchungsergebnisse nicht mehr abgerufen werden können oder wenn die Kommunikation zwischen Abteilungen oder mit externen Dienstleistern (bspw. Röntgen, CT, MRT) nicht mehr stattfinden kann. Ist das Krankenhausinformationssystem (KIS) betroffen oder schränken Krisenmaßnahmen Prozesse im Krankenhaus weiter ein, kann es notwendig werden, dringende oder elektive Operationen zu verschieben. Werden Stationen geschlossen, können

---

275 »Bundeslagebild Cybercrime 2021« des BKA, S. 25.
276 »Bundeslagebild Cybercrime 2020« des BKA, S. 29; »Die Lage der IT-Sicherheit in Deutschland 2021« des BSI, S. 12.
277 »Bundeslagebild Cybercrime 2021« des BKA, S. 30.

Patientenverlegungen intern und extern erforderlich werden. Im später (▶ Kap. 3.1.4) geschilderten Fall musste das Universitätsklinikum Düsseldorf sich für mehrere Tage von der Notfallversorgung abmelden, weshalb die Rettungsdienste andere Krankenhäuser anfahren mussten. All dies kann zu Reputationsschäden für die Einrichtung führen, da insbesondere bei Gesundheitsdaten eine hohe Sensibilität bei den Betroffenen herrscht.

Cybervorfälle können sich auch auf »behandlungsfernere« Bereiche einer Einrichtung auswirken. Hier kommen bspw. in Betracht:

- Beeinträchtigungen in der Lieferkette, weil digitalisierte Prozesse im Krankenhauseinkauf ausfallen. Außerdem kann es bei Herstellern in der Lieferkette zu Ausfällen kommen. Auch bei IT-Systemen gibt es eine Supply-Chain, da sich Anwendungen aus verschiedenen Komponenten zusammensetzen.
- Beeinträchtigungen beim Personalmanagement: fehlende Verfügbarkeit von Dienstplänen, Stundenkonten und Beschäftigtendaten.
- Verlust von digitalen Aufzeichnungen, die bspw. für die Abrechnung von Behandlungsmaßnahmen (bspw. Leistungsnachweise bei OPS) oder für die Buchhaltung relevant sind.

3.1.4 Praxisbeispiele von Cyberangriffen im Gesundheitswesen

Zur Verdeutlichung des Bedrohungspotentials und der Auswirkungen von Cyberangriffen ist es notwendig, einige bekannt gewordene Cyberangriffe auf Krankenhäuser in Deutschland näher zu beleuchten.

2016 wurden in unmittelbarem zeitlichen Zusammenhang sowohl das *Lukaskrankenhaus Neuss* als auch das *Klinikum Arnsberg* Opfer von Cyberattacken.[278] Für das Krankenhaus in Neuss entstanden durch den Cyberangriff Kosten in Höhe von 1,7 Millionen Euro, die sich u. a. aus Erlösausfällen und Beratungskosten von IT-Fachleuten zusammensetzten. Trotz Nachholens von Operationen verblieb ein Gesamtschaden von 900.000 Euro. Hinzu kamen gesteigerte Personalkosten für die Aufstockung der IT-Abteilung. Über eine spezielle Cyberversicherung habe man nicht verfügt. In Arnsberg fehlte es für das Schadensausmaß an Notfallplänen. Erschwerend kam hinzu, dass die Experten des LKA NRW bereits in Neuss im Einsatz waren. Mittels Faxgeräten und privaten Computern konnte ein Notbetrieb aufrechterhalten werden.

In einem Krankenhaus des *Deutschen Roten Kreuzes (DRK)* in Saarlouis wurde 2019 eines Tages entdeckt, dass das IT-System nicht hochgefahren werden konnte.[279] Die IT-Abteilung der DRK-Trägergesellschaft Südwest stellte daraufhin fest, dass das gesamte Netzwerk des Verbundes durch einen Cyberangriff betroffen war, der die

---

278 Zum Bericht: https://www.kma-online.de/aktuelles/klinik-news/detail/900000-euro-gesamtschaden-durch-cyberattacke-a-31629.
279 Zum Bericht: https://www.kma-online.de/aktuelles/it-digital-health/detail/drk-krankenhaeuser-von-cyberangriff-betroffen-a-41275 .

Server und Datenbanken verschlüsselt hatte. Die Server wurden außer Betrieb genommen. An diesem Fall wird die Gefahr für Krankenhaus-Verbünde sichtbar: Der Cyberangriff führte zu Betriebsbeeinträchtigungen in elf Krankenhäusern und vier Pflegeeinrichtungen der Trägergesellschaft. Die Patientenversorgung war laut Krankenhaus gewährleistet. Im Nachgang zu dem Angriff mussten analoge Behandlungsdokumente digitalisiert werden, was auch nachträglich noch zu einem erheblichen Arbeitsaufwand führte.

Im Lagebericht des BSI für das Jahr 2021 ist ein detaillierter Bericht zum *Cyberangriff auf das Universitätsklinikum Düsseldorf«* als Kritische Infrastruktur im Herbst 2020 enthalten (▶ Kap. 2.1.2).[280] Cyberkriminelle hatten das Krankenhaus mit Ransomware« attackiert. Dieser Angriff wurde zunächst noch als Betriebsanomalien klassifiziert, bis die verschlüsselten Daten auffielen. Daraufhin wurde sofort die Internetverbindung des Klinikums gekappt und mit dem Herunterfahren von Servern reagiert. Das von den Tätern hinterlassene Erpresserschreiben war an die Universität adressiert, weshalb die Ermittlungsbehörden die Täter darauf aufmerksam machten, dass sie ein Klinikum attackiert hatten. Daraufhin gaben die Täter einen digitalen Schlüssel zur Entschlüsselung des Systems und der Daten heraus. Es liegt daher die Vermutung nahe, dass das Uniklinikum nicht das ursprüngliche Ziel der Täter war, sondern vielmehr die Universität Düsseldorf. Als Folge des Angriffs musste sich das Uniklinikum für mehrere Wochen von der Notfallversorgung abmelden. Der Tod einer aufgrund der Schließung in ein anderes Krankenhaus transportierten Notfallpatientin konnte nachträglich nicht mit Sicherheit in einen Kausalzusammenhang mit dem Cyberereignis gebracht werden. Das in diesem Zusammenhang geführte Ermittlungsverfahren wegen eines Tötungsdelikts wurde daraufhin eingestellt. Der Fall dient zudem als gutes Beispiel, warum die Kontaktaufnahme des Angriffsopfers mit den Strafverfolgungsbehörden zu empfehlen ist (▶ Kap. 4.2). Denn im Frühjahr 2023 konnten Ermittlungsbehörden vermelden, dass ihnen ein Schlag gegen eine international agierende Cybergruppierung gelungen war, der auch der Angriff auf das Uniklinikum Düsseldorf zugerechnet wird.[281]

Anfang des Jahres 2022 wurde ein Cyberangriff auf den Klinikverbund »Medizin Campus Bodensee« verübt.[282] Sowohl das Klinikum Friedrichshafen als auch die Klinik Tettnang waren im administrativen Bereich betroffen. Vorsorglich wurden Server und Geräte zur Vermeidung weiterer Infektionen durch die Malware heruntergefahren. Die Rettungsleitstelle wurde über den Vorfall informiert, woraufhin der Rettungsdienst zur Versorgung von Notfallpatienten umliegende Krankenhäuser anfahren konnte. Cyberspezialisten der Polizei unterstützten die IT-Abteilung des Klinikverbunds, die Angriffe zu analysieren und die Systeme wiederherzustellen. Die Polizei leitete Ermittlungen wegen Computersabotage ein.

---

280 Abrufbar unter: https://www.bsi.bund.de/DE/Service-Navi/Publikationen/Lagebericht/lagebericht_node.html; hierzu außerdem Nadeborn/Dittrich, ICLR 1/2022, 147, 151 f.
281 https://www.faz.net/aktuell/gesellschaft/kriminalitaet/hacker-angriff-auf-uniklinik-duesseldorf-die-spur-fuehrt-nach-russland-18727405.html.
282 Zum Bericht: https://www.medizin-campus-bodensee.de/aktuelles/pressemitteilungen/news/hackerangriff-auf-den-medizin-campus-bodensee.

Bei einem Cyberangriff auf ein Krankenhaus in Bremen, der im Mai 2023 entdeckt wurde, wurde zwar die Patientensicherheit laut Klinikangaben nicht gefährdet. Es kam aber zum Abfluss von Daten in erheblichem Umfang. Die gestohlenen Daten betrafen Patientinnen und Patienten sowie Mitarbeitende des Klinikums. Nachdem der Vorfall bemerkt worden war, kappten die Verantwortlichen die Verbindungen der Kliniksysteme nach außen und informierten das BSI, die zuständige Datenaufsichtsbehörde sowie die Staatsanwaltschaft. Bei der Vorfallbewältigung griff man auf einen externen Dienstleister mit Spezialisierung auf die IT-Forensik zurück.[283] Für vom Datendiebstahl betroffene Personen richtete das Krankenhaus eine Kontaktmöglichkeit ein.

3.2 Cybersicherheit in Krankenhäusern

Tilmann Dittrich, Daniel Joos, Kristof Meding

Bei der Cybersicherheit in Krankenhäusern gibt es mittlerweile eine Reihe zu beachtender Rechtsvorschriften, die insbesondere unter dem Einfluss des Unionsrechts angewachsen sind. Besonders zu nennen sind hier das Gesetz über das Bundesamt für Sicherheit in der Informationstechnik (BSIG) und § 391 SGB V, welche die Krankenhäuser in zwei Gruppen anhand der Größen einteilen, sowie die mittlerweile allseits bekannte DS-GVO, die auch für sämtliche Krankenhäuser gilt. Bei Cybervorfällen können zudem allgemeine Vorschriften relevant werden, bspw. bei Personenschäden infolge von Cyberangriffen auf das Krankenhaus.

3.2.1 Verfassungsrechtliche Grundlagen der Cybersicherheit im Gesundheitswesen

Es gibt kein eigenes Grundrecht auf Cybersicherheit. Vielmehr sind im Zusammenhang mit der Cybersicherheit im Gesundheitsbereich die Schutzwirkungen verschiedener Grundrechte zu beachten.

Hierzu zählt zunächst das Recht auf informationelle Selbstbestimmung als besondere Ausformung des Allgemeinen Persönlichkeitsrechts. Dieses wird auf Art. 2 Abs. 1 i. V. m. Art. 1 Abs. 1 GG gestützt und hat vor allem in Hinblick auf die Daten der Patienten eine besondere Bedeutung. Das Bundesverfassungsgericht (BVerfG) spricht vom grundrechtlichen Datenschutz gegen die unbegrenzte Erhebung, Speicherung, Verwendung oder Weitergabe von persönlichen Daten.[284] Das Recht

---

283 https://www.tagesschau.de/inland/regional/bremen/rb-hacker-spaehen-patientendaten-von-bremer-klinik-betreiber-geno-aus-100.html; https://www.kma-online.de/aktuelles/it-digital-health/detail/patientendaten-bei-cyberangriff-auf-geno-gestohlen-49973.
284 BVerfGE 65, S. 1, 43.

auf informationelle Selbstbestimmung betrifft aber nicht nur die Patientenseite, sondern steht auch dem Krankenhaus als juristischer Person zu. Als Spezialfall des Allgemeinen Persönlichkeitsrechts hat das BVerfG noch das »Grundrecht auf Gewährleistung der Vertraulichkeit und Integrität informationstechnischer Systeme« entwickelt, das auch als Computergrundrecht oder IT-Grundrecht bezeichnet wird.[285] Dieses schützt vor Eingriffen in informationstechnische Systeme, soweit der Schutz nicht bereits durch die Art. 10 und Art. 13 GG sowie durch das Recht auf informationelle Selbstbestimmung erreicht wird. Diese jeweiligen Grundrechtspositionen verpflichten den Staat zum Schutz der Patientendaten und IT-Systeme durch legislative und exekutive Maßnahmen.

Im Gesundheitsbereich kommt ergänzend hinzu, dass Cybervorfälle zu Patientenschäden an Leib und Leben führen können. Für den verfassungsrechtlichen Hintergrund von Cybersicherheit in Krankenhäusern muss daher noch das Recht auf Leben und körperliche Unversehrtheit aus Art. 2 Abs. 2 S. 1 GG geschützt werden. Dies macht deutlich, dass es bei Cybersicherheit und dem Schutz vor Cyberangriffen nicht nur um den Schutz von Daten geht, sondern auch um den Schutz der Funktionsfähigkeit von Krankenhäusern zur Vermeidung von Patientenschäden.

3.2.2 Unionsrechtliche Regelungen zur Cybersicherheit

Im Jahr 2016 trat auf europäischer Ebene die sog. NIS-Richtlinie über Maßnahmen zur Gewährleistung eines hohen gemeinsamen Sicherheitsniveaus von *Netz- und Informationssystemen* in der Union in Kraft.[286] Zu dieser Sicherheit zählt der Schutz von IT-Systemen hinsichtlich der vier bereits genannten Schutzziele *Verfügbarkeit, Authentizität, Integrität oder Vertraulichkeit* (▶ Kap. 3.1.1). Die Richtlinie nimmt Einrichtungen in die Pflicht, deren Funktionieren für das Gemeinwesen von besonderer Bedeutung ist. Zu solchen wesentlichen Einrichtungen zählen auch Einrichtungen der medizinischen Versorgung. Der Richtliniengeber ließ es in den Händen der Mitgliedstaaten, die Betreiber der wesentlichen Dienste selbst zu ermitteln und hierfür Schwellenwerte zu bestimmen.

In Deutschland wurden die Vorgaben der NIS-Richtlinie im bereits bestehenden BSIG umgesetzt, wofür mehrere Änderungsgesetze notwendig waren, zuletzt das »IT-Sicherheitsgesetz 2.0« aus dem Jahr 2021.[287] Aus dem BSIG ergeben sich die von den Betreibern Kritischer Infrastrukturen (i. S. d. wesentlichen Einrichtungen aus der NIS-RL) zu ergreifenden Sicherheitsmaßnahmen inklusive der Kooperationspflichten mit dem BSI. Außerdem ist dort ein umfassender Sanktionskatalog geregelt. Dieser hat in der Praxis bisher kaum eine Rolle gespielt.[288]

---

285 BVerfGE 120, S. 274, 302.
286 RL (EU) 2016/1148 v. 6.7.2016 (ABl. Nr. L 194, S. 1, ber. ABl. 2018 Nr. L 33, S. 5).
287 Hornung, NJW 2021, 1985.
288 Dittrich, MMR 2022, 267; Dittrich, MMR-Aktuell 2023, 457211.

Im Jahr 2020 veröffentlichte die EU-Kommission eine EU-Cybersecurity-Strategy. Ein Teil dieser Strategy ist die *neue NIS-2-Richtlinie*[289], die Ende 2022 im Amtsblatt veröffentlicht wurde und Anfang 2023 in Kraft getreten ist. Mit dieser Richtlinie reagierte die EU auf die gestiegenen Anforderungen an den Schutz von Einrichtungen auf dem Gebiet der Cybersicherheit. Eine große Änderung bringt die NIS-2-Richtlinie deshalb mit sich, weil der Anwendungsbereich nicht mehr durch die Mitgliedstaaten bestimmt wird, sondern anhand von allgemeinen Kriterien in der Richtlinie. Die neue NIS-2-Richtlinie nimmt große und mittlere Unternehmen in die Pflicht (Unternehmen mit mehr als 50 Beschäftigten und einem Jahresumsatz bzw. einer Jahresbilanz von mehr als 10 Millionen Euro).[290] Dies führt zu einer erheblichen Vergrößerung des Anwendungsbereichs der unionsrechtlichen Vorgaben. Inhaltlich sieht die Richtlinie mit einem (im Vergleich zur NIS-RL ausgebauten) Risikomanagement hinsichtlich der Cybergefahren, überarbeitete Meldepflichten bei Cybervorfällen und erhöhte Bußgeldrahmen vor. Der Bußgeldrahmen für Kritische Infrastrukturen liegt bei bis zu 10 Millionen Euro. Damit nähern sich die angedrohten Sanktionen an die der DS-GVO an. Die EU-Kommission hat verdeutlicht, dass in Zukunft verstärkt von den wirksamen, verhältnismäßigen und abschreckenden Sanktionen (Art. 36 NIS-2-RL) Gebrauch gemacht werden soll.[291] Die Mitgliedstaaten haben bis zum 17. Oktober 2024 Zeit, die Richtlinie in nationales Recht umzusetzen. Für diejenigen Gesundheitseinrichtungen, die ab diesem Zeitpunkt absehbar unter neue Vorschriften des BSIG gestellt werden, lohnt sich bereits eine frühzeitige Vorbereitung auf die Rechtspflichten, da neben den organisatorischen Maßnahmen vor allem auch die Implementierung besonderer technischer Maßnahmen zeitintensiv sein kann (vgl. u. a. Lieferengpässe mit IT-Bezug). Für die bereits vom Anwendungsbereich des BSIG erfassten Krankenhäuser ist bspw. die Anpassung von Organisationsabläufen zur Umsetzung der Meldepflichten sinnvoll. Weiterhin ist zu beachten, dass Art. 20 NIS-2-RL ausdrückliche Vorgaben für die Governance der Einrichtungen aufstellt. Danach müssen die Leitungsorgane der Einrichtungen die Risikomanagementmaßnahmen in Bezug auf die Cybersicherheit billigen, deren Umsetzung überwachen und sind außerdem verantwortlich für Verstöße gegen diese Leitungsvorgaben.

Die NIS-2-Richtlinie wird von einer Resilienz-Richtlinie flankiert, die schützenswerte Einrichtungen zu Sicherheitsmaßnahmen vor nicht-cyberbezogenen Risiken verpflichtet (▶ Kap. 3.4.1). Dies ist ein wichtiger Schritt zur umfassenden Krisenresilienz Kritischer Infrastrukturen.

---

289 Richtlinie (EU) 2022/2555 des Europäischen Parlaments und des Rates vom 14.12.2022 über Maßnahmen für ein hohes gemeinsames Cybersicherheitsniveau in der Union, zur Änderung der Verordnung (EU) Nr. 910/2014 und der Richtlinie (EU) 2018/1972 sowie zur Aufhebung der Richtlinie (EU) 2016/1148 (NIS-2-Richtlinie) (ABl. 2022 L 333/80).
290 Dittrich/Dochow/Ippach, GesR 2021, 613, 615.
291 Dazu Dittrich, MMR 2022, 267, 270.

3.2.3 Krankenhäuser im Anwendungsbereich des BSIG

Im folgenden Abschnitt werden die spezifischen IT-Sicherheitsanforderungen an KRITIS-Krankenhäuser dargestellt. Zunächst wird deren Anwendungsbereich bestimmt.

Strikter Anlagebegriff und Übersicht über die Anforderungen

Nach § 10 BSIG ist das Bundesinnenministerium ermächtigt, eine Rechtsverordnung zu erlassen, welche den Begriff der kritischen Dienstleistung und Infrastruktur bestimmt. Dem ist das Ministerium mit der Verordnung zur Bestimmung Kritischer Infrastrukturen nach dem BSI-Gesetz (BSI-KritisV) nachgekommen. Für den Gesundheitssektor ist § 6 BSI-KritisV einschlägig.[292] Demnach wird in § 6 Abs. 1 S.1 Nr. 1 BSI-KritisV zunächst die gesamte stationäre medizinische Versorgung[293] als kritische Dienstleistung eingestuft. Hervorzuheben ist jedoch, dass erst nach § 6 Abs. 1 Nr. 1 i. V. m. mit Anhang 5 Teil 1 BSI-KritisV die Kritische Infrastruktur exakt festgelegt wird. Danach ist ein Krankenhaus eine Kritische Infrastruktur, wenn es sich um ein Plankrankenhaus nach § 108 SGB V handelt, das mindestens 30.000 vollstationäre Fallzahlen im Jahr erbringt. Besonderheiten ergeben sich für Betreiber von mehreren Krankenhäusern. Hier wird keine kumulative Betrachtung vorgenommen, sondern jeweils das einzelne Krankenhaus betrachtet.[294] Es fallen geschätzt nur 5–10 % der Krankenhäuser unter den Begriff der Kritischen Infrastruktur.[295] Die Regelungen des BSIG beziehen sich also im Wesentlichen auf Großkrankenhäuser. Nach Umsetzung der NIS-2-Richtlinie in nationales Recht wird mit der Einführung deutlich niedriger Schwellenwerte der Anwendungsbereich aber erheblich vergrößert. Nachfolgend werden die wichtigsten Regelungen für Krankenhäuser, die sich durch das BSIG im Sinne einer Kritischen Infrastruktur ergeben, vorgestellt.

Das gesamte BSIG ist auf Kooperation mit der BSI und Sanktionierung bei Pflichtverletzungen ausgelegt.[296] Zunächst ist festzuhalten, dass das BSI als Beratungsbehörde bei IT-Sicherheitsvorfällen im KRITIS-Bereich agiert. Das Beratungsangebot wird jedoch begleitet von Befugnissen des BSI. So darf das BSI in gewissem Umfang aktiv auf Schwachstellensuche bei KRITIS gehen (§ 7b BSIG). Der Übergang von der Beratung zur Sanktionierung ist fließend. Den KRITIS-Betreibern werden schließlich zahlreiche Verpflichtungen auferlegt, welche bei Nichteinhaltung bußgeldbewehrt sind (▶ Kap. 3.2.3, Abschnitt »Sanktionen im BSIG«). Im Wesentlichen werden vier Arten von Pflichten unterschieden[297]: Si-

---

292 Dem Verfasser Dittrich gab das BSI am 08.12.2023 bekannt, dass insgesamt 267 Betreiber Kritischer Infrastrukturen im Sektor Gesundheit beim BSI registriert sind.
293 I. S. d. stationären, nicht der ambulanten Versorgung.
294 Tschammler, PharmR 2019, 509, 511 f.
295 Dochow, MedR 2022, 100, 103; Jorzig/Sarangi, Digitalisierung im Gesundheitswesen, 2020, S. 85.
296 Dittrich, MMR 2022, 267.
297 Tschammler, PharmR 2019, 509.

cherheitspflichten und Nachweispflichten in § 8a BSIG sowie Kooperations- und Meldepflichten nach § 8b BSIG.

§ 8a BSIG: Organisatorische und technische Vorkehrungen

Kernstück der Sicherheitspflichten sind die organisatorischen und technischen Vorkehrungen (OTV) nach § 8a Abs. 1 BSIG[298], die der Betreiber Kritischer Infrastrukturen zu ergreifen hat. An dieser Stelle muss der Hinweis erfolgen, dass in Art. 14 Abs. 1 NIS-RL noch von dem in IT-Kreisen gängigen Begriff der »technischen und organisatorischen Maßnahmen« gesprochen wird, der auch in der DS-GVO verwendet wird. Der deutsche Gesetzgeber hat diese Begrifflichkeiten bislang nicht in § 8a Abs. 1 BSIG übernommen.[299] Ein inhaltlicher Unterschied folgt hieraus aber nicht. Diese Abweichung wird in Zukunft mit dem NIS-2-Umsetzungs- und Cybersicherheitsstärkungsgesetz wieder aufgehoben. Auch im Bereich des BSIG wird dann der Begriff der technischen und organisatorischen Maßnahmen (TOM) verwendet (▶ Kap. 3.2.3, Abschnitt »Umsetzung der NIS-2-RL in Deutschland).

Nach § 8a Abs. 1 BSIG müssen die KRITIS-Betreiber angemessene OTV zur Vermeidung von Störungen der Verfügbarkeit, Integrität, Authentizität und Vertraulichkeit ihrer informationstechnischen Systeme treffen. Diese Vorkehrungen betreffen aber nur den Teil, der für die Funktionsfähigkeit der betriebenen KRITIS maßgeblich ist. Erstaunlich ist, dass der Stand der Technik nur eingehalten werden soll, nicht aber muss. Inwieweit davon abgewichen werden kann, ist Gegenstand von Diskussionen.[300] Wer wirklich resilient sein will, beachtet stets den Stand der Technik.

Der Begriff des Stands der Technik ist dabei ein unbestimmter Rechtsbegriff, der uneingeschränkt der gerichtlichen Überprüfung zugänglich ist. Anforderungen nach dem Stand der Technik liegen zwischen den allgemein anerkannten Regeln der Technik und dem Stand der Wissenschaft.[301] Einschränkungen hinsichtlich des Schutzniveaus ergeben sich dadurch, dass die Maßnahmen im verhältnismäßigen Aufwand stehen sollen.[302]

Für Krankenhäuser ergibt sich an dieser Stelle die Besonderheit, dass es einen B3S nach § 8a Abs. 2 S. 1 BSIG gibt (▶ Kap. 2.1.2, Abschnitt »Branchenspezifischer Sicherheitsstandard Medizinische Versorgung«).[303] Mit einer Implementierung eines

---

298 Zu den konkreten Anforderungen siehe auch https://www.bsi.bund.de/SharedDocs/Downloads/DE/BSI/KRITIS/Konkretisierung_Anforderungen_Massnahmen_KRITIS.html.
299 Für die Anbieter digitaler Dienste (§ 8c Abs. 1 BSIG) wird hingegen der Begriff der TOM bereits jetzt im BSIG verwendet.
300 Hornung/Schallbruch/Fischer, IT-Sicherheitsrecht, § 13 Rn. 69.
301 Hornung/Schallbruch/Fischer, IT-Sicherheitsrecht, § 13 Rn. 68; zur ausführlichen Diskussion, was der jeweilige Stand der Technik ist, sei auf Kapitel 4 in Ekrot/Fischer/Müller in Kipker, Cybersecurity verwiesen.
302 Tschammler, PharmR 2019, 509, 510.
303 Siehe hierzu auch https://www.bsi.bund.de/SharedDocs/Textbausteine/DE/KRITIS/B3S/Gesundheit/b3s-krankenhaus.html?nn=126610 (▶ Kap. 3.2.3, Abschnitt »Krisenresilienz im Krankenhaus-B3S«).

B3S weisen die Krankenhäuser IT-Sicherheitsmaßnahmen nach dem Stand der Technik nach. »*Setzen die Betreiber der jeweiligen Branche die organisatorischen und technischen Vorkehrungen nach dem entsprechenden branchenspezifischen Sicherheitsstandard um, können diese damit gegenüber dem BSI rechtssicher den Nachweis nach § 8 a Abs. 3 BSIG führen, dass sie den Anforderungen des § 8a Abs. 1 BSIG genügen.*«[304]

Generell ist ein B3S nur zwei Jahre gültig.[305] Dadurch soll verhindert werden, dass die OTV veraltet sind. Die Feststellung der Geeignetheit des ersten B3S für die Krankenhäuser aus dem Jahr 2019 war aber abgelaufen, bevor im Juli 2022 ein neuer B3S auf den Weg gebracht wurde, dessen Eignung im Januar 2023 durch das BSI festgestellt wurde.[306] Für solche Fälle gilt, dass der bisherige B3S weiterhin ein guter Anhaltspunkt für die zu ergreifenden Maßnahmen ist.[307] Es ist festzuhalten, dass ein B3S nicht verpflichtend zur Anwendung kommen muss. Maßnahmen nach dem Stand der Technik können auch anders nachgewiesen werden.[308]

Die Einhaltung der OTV ist regelmäßig alle zwei Jahre nachzuweisen (siehe § 8a Abs. 3 BSIG). Der Nachweis kann in unterschiedlicher Art und Weise erfolgen.[309] § 8a Abs. 3 S. 2 BSIG nennt ausdrücklich Sicherheitsaudits, Prüfungen sowie Zertifizierungen.

Pflicht zur Einrichtung von Angriffserkennungssystemen

Die Pflicht zum Ergreifen von OTV umfasst nach § 8a Abs. 1a BSIG neuerdings auch, dass ab dem 1. Mai 2023 Systeme zur Angriffserkennung eingesetzt werden müssen.[310] Hierbei handelt es sich nach § 2 Abs. 9b BSIG um durch technische Werkzeuge und organisatorische Einbindung unterstützte Prozesse zur Erkennung von Angriffen auf informationstechnische Systeme, wobei die Erkennung durch Abgleich der in den IT-Systemen verarbeiteten Daten mit Informationen und technischen Mustern erfolgt, die auf Angriffe hindeuten. Hierfür müssen die Systeme geeignete Parameter und Merkmale aus dem laufenden Betrieb kontinuierlich und automatisch erfassen und auswerten. Sie sollten in der Lage sein, fortwährend Bedrohungen zu identifizieren und zu vermeiden sowie für eingetretene Störungen geeignete Beseitigungsmaßnahmen vorsehen. Auch die Einrichtung der Angriffserkennungssysteme muss zweijährlich dem BSI nachgewiesen werden. Es darf an dieser Stelle der Hinweis erlaubt sein, dass auch für alle anderen Krankenhäuser, die

---

304 Hornung/Schallbruch/Fischer, IT-Sicherheitsrecht, § 13 Rn. 73.
305 https://www.bsi.bund.de/DE/Themen/KRITIS-und-regulierte-Unternehmen/KRITISche-Infrastrukturen/Allgemeine-Infos-zu-KRITIS/Stand-der-Technik-umsetzen/Uebersicht-der-B3S/uebersicht-der-b3s_node.html.
306 https://www.dkgev.de/themen/digitalisierung-daten/informationssicherheit-und-technischer-datenschutz/informationssicherheit-im-krankenhaus/.
307 https://www.tuvsud.com/de-de/wissenswert/newsletter/value-newsletter/3-2021/it-sicherheit-in-krankenhaeusern.
308 BT-Drs. 18/4096, S. 26; Beucher/Ehlen/Utzerath in Kipker, Cybersecurity, Kap. 14 Rn. 92.
309 Nadeborn/Dittrich ICLR 2/2022, 273, 275 f.; Beucher/Ehlen/Utzerath in: Kipker, Cybersecurity, Kap. 14 Rn. 96.
310 Die nachfolgenden Abschnitte zu § 8a Abs. 1a BSIG sind bereits vorab in abgewandelter Form in der Zeitschrift *Der Krankenhaus-JUSTITIAR*, Heft 1/2023, S. 19 f. veröffentlicht.

nach § 391 SGB V IT-Sicherheitsmaßnahmen ergreifen müssen, ohne gesetzliche Verpflichtung zum Einsatz von Angriffserkennungssystemen ein solcher dringend empfohlen wird.

Damit die Angriffserkennungssysteme stets über neue Abgleichsmuster zu Cyberangriffen verfügen, stellt das BSI eine Austauschplattform (MISP = Malware Information Sharing Plattform) für die Kritischen Infrastrukturen bereit. Die Künstliche Intelligenz (▶ Kap. 3.2.6, Abschnitt »Cybersicherheit durch Künstliche Intelligenz«) wird vielfach als »Heilsbringer« für Angriffserkennungssysteme gesehen, da sich die Systeme aufgrund lernender Elemente fortentwickeln können. Die Euphorie muss diesbezüglich aber gebremst werden, da die beste »künstlich-intelligente Angriffserkennung« keinen Nutzen bringt, wenn nicht die erforderlichen Notfallkonzepte für einen Cybervorfall etabliert sind. Hier hat das BSI in seinem Lagebericht für das Berichtsjahr 2022 jedoch größere Mängel im Krankenhaus-Sektor festgestellt.[311]

Nach einer im September 2022 vom BSI veröffentlichten Orientierungshilfe[312] haben die Systeme die Protokollierung (fortlaufende Auswertung der gesammelten Reaktionen), die Detektion (Erkennen von sicherheitsrelevanten Ereignissen) sowie die Reaktion (implementierte Maßnahmen zur Verhinderung von Störungen bzw. zur Reaktion darauf) als wesentliche Aufgabenbereiche. Für die Gesamtheit aller Bereiche nennt die Orientierungshilfe Muss-, Soll- und Kann-Vorgaben. In der Kategorie der verpflichtenden Vorgaben wird großer Wert auf die Aktualität der Systeme hinsichtlich der Einholung von Informationen zu Angriffsmustern sowie zur Hard- und Software gelegt. Für den Nachweis der Einrichtung der Systeme wird ein Umsetzungsgradmodell empfohlen, das den Fortschritt der organisatorischen und technischen Vorkehrungen beurteilt. Grundsätzlich müssen bei der Implementierung der Angriffserkennungssysteme die rechtlichen Anforderungen, insbesondere aus der DS-GVO, eingehalten werden.

Krisenresilienz im »Krankenhaus-B3S«

Der B3S orientiert sich an gängigen Branchenstandards der ISO-Normenfamilie 27000, also u. a. an dem ISO 27001 (Informationssicherheits-Managementsystem) und dem speziellen ISO 27799 (Medizinische Informatik – Sicherheitsmanagement im Gesundheitswesen).[313] Aus dem B3S folgen vor allem organisatorische und technische Empfehlungen. Das wesentliche Element des B3S ist »der Aufbau und Betrieb eines Informationssicherheitssystems« (ISMS).[314] Für die Geschäftsführung betont der B3S die Gesamtverantwortung für die Umsetzung der erforderlichen Maßnahmen nach dem BSIG. Die Geschäftsführung sei verantwortlich, dass ein wirksames ISMS eingerichtet und betrieben wird, indem sie bspw. durch Richtli-

---

311 »Die Lage der IT-Sicherheit in Deutschland 2022« des BSI, S. 69.
312 »Orientierungshilfe zum Einsatz von Systemen zur Angriffserkennung« des BSI, V1.0.
313 B3S »Medizinische Versorgung«, V1.2, S. 7.
314 B3S »Medizinische Versorgung«, V1.2, S. 43 ff.

nien Ziele der Informationssicherheit bekanntgibt sowie Rollen und Verantwortlichkeiten zuweist, Ressourcen bereitstellt und für die Integrität eines ISMS sorgt.[315]

Im Zusammenhang mit der Krisenresilienz der Gesundheitseinrichtungen wendet sich der B3S für Krankenhäuser vorbildhaft an die Betreiber der Einrichtungen und fordert ein Betriebliches Kontinuitätsmanagement, greift also das Business-Continuity-Management unmittelbar auf. Denn die Aufrechterhaltung des Versorgungsniveaus steht laut B3S im Mittelpunkt der Betrachtung. Ziel des Kontinuitätsmanagements soll die Aufrechterhaltung des Geschäftsbetriebs bei einer Störung oder einem Ausfall der Systeme, Komponenten und Prozesse sowie die schnellstmögliche Wiederherstellung auf ein vordefiniertes Niveau sein.[316] Als Richtfaden erwähnt der B3S ISO 22301 (Betriebliche Kontinuität/BCM) (▶ Kap. 6.3).[317] Die Geschäftsführung muss das Kontinuitätsmanagement freigeben. Weiterhin ist es deren Aufgabe, die Einsetzung eines Verantwortlichen für das gesamte betriebliche Kontinuitätsmanagement zu initiieren und die regelmäßige, mindestens jährliche Kontrolle der Zielerreichung der Maßnahmen zu überwachen.[318]

Der im Januar 2023 durch das BSI als geeignet festgestellte B3S enthält in Abschnitt 6.13.5 »Instrusion Detection/Prevention« auch Muss-, Soll- und Kann-Vorgaben zu den Angriffserkennungssystemen. Es muss bspw. ein Erkennungsverfahren zur Vorbeugung und Erkennung von nicht autorisierten Aktivitäten und gefährlicher Software im Krankenhausnetzwerk implementiert werden. Außerdem müssen regelmäßige Überprüfungen auf Schwachstellen des eigenen Netzes erfolgen.[319]

Zentrale Stelle zur Sicherheit in der Informationstechnik und die Meldepflicht nach dem BSIG

Das BSI fungiert als zentrale Meldestelle für Angelegenheiten der Sicherheit in der Informationstechnik von KRITIS-Betreibern (§ 8b Abs. 1 BSIG). Der Betreiber hat sich bereits einen Tag nach Erlangung der KRITIS-Eigenschaft beim BSI zu registrieren und eine Kontaktstelle zu benennen (§ 8b Abs. 3 BSIG). Diese Pflicht kann auch gegen den Willen des Betreibers durchgesetzt werden.[320] Für die Praxis äußerst relevant sind dabei die Anforderungen nach § 8b Abs. 4 BSIG. Demnach ist bei bestimmten Störungen eine solche unverzüglich über die entsprechend eingerichtete Kontaktstelle dem BSI zu melden. Hierbei sind mehrere Dinge zu beachten.

Die Meldung muss in zwei Fällen erfolgen. Zum einen müssen Störungen der Verfügbarkeit, Integrität, Authentizität und Vertraulichkeit der informationstechnischen Systeme, Komponenten oder Prozesse, die zu einem Ausfall oder zu einer erheblichen Beeinträchtigung der Funktionsfähigkeit der betriebenen Kritischen

---

315 B3S »Medizinische Versorgung«, V1.2, S. 53.
316 B3S »Medizinische Versorgung«, V1.2, S. 60.
317 B3S »Medizinische Versorgung«, V1.2, S. 61.
318 B3S »Medizinische Versorgung«, V1.2, S. 61.
319 B3S »Medizinische Versorgung«, V1.2, S. 72.
320 Hornung, NJW 2021, 1985, 1987.

Infrastruktur geführt haben, gemeldet werden. Zum anderen müssen erhebliche Störungen gemeldet werden, die zu einem Ausfall oder zu einer erheblichen Beeinträchtigung der Funktionsfähigkeit der betriebenen Kritischen Infrastruktur führen können. »Eine Störung im Sinne des BSI-Gesetzes liegt (…) vor, wenn die eingesetzte Technik die ihr zugedachte Funktion nicht mehr richtig oder nicht mehr vollständig erfüllen kann oder versucht wurde, entsprechend auf sie einzuwirken«.[321] Eine erhebliche Störung liegt bei einer Bedrohung der Funktionsfähigkeit einer erbrachten kritischen Dienstleistung vor.[322]

§ 8b Abs. 4 S. 2 BSIG spezifiziert die inhaltlichen Anforderungen an die Meldepflicht. Demnach muss eine Meldung Angaben zur Störung, zu möglichen grenzübergreifenden Auswirkungen sowie zu den technischen Rahmenbedingungen, insbesondere der vermuteten oder tatsächlichen Ursache, der betroffenen Informationstechnik, der Art der betroffenen Einrichtung oder Anlage sowie zur erbrachten kritischen Dienstleistung und zu den Auswirkungen der Störung auf diese Dienstleistung enthalten. Die Meldung kann anonym[323] erfolgen, wenn die Störung nicht zu einem Ausfall oder einer Beeinträchtigung der Funktionsfähigkeit der Kritischen Infrastruktur geführt hat (§ 8b Abs. 4 S. 3 BSIG).

Die Meldung muss unverzüglich erfolgen. Unverzüglichkeit bedeutet dabei im Allgemeinen, dass ohne schuldhaftes Zögern gehandelt werden muss (§ 121 Abs. 1 BGB). KRITIS-Betreibern kann daher nur geraten werden, eher früher als später eine Meldung abzugeben, da sonst ggf. auch Bußgeldtatbestände Anwendung finden können (▶ Kap. 3.2.3, Abschnitt »Sanktionen im BSIG«). Weiterhin ist darauf hinzuweisen, dass eine Pflicht zur gestuften Meldung besteht, wonach bei Unklarheiten über einen Vorfall zunächst eine unverzügliche Vorabmeldung an das BSI und nach Ermittlung aller notwendigen Meldeinhalte eine vollständige Meldung abgegeben werden muss (▶ Kap. 3.2.3, Abschnitt »Umsetzung der NIS-2-RL in Deutschland«).[324]

Nicht zu vernachlässigen ist aber auch das Beratungs- und Unterstützungsangebot des BSI gem. § 3 Abs. 1 Nr. 18 BSIG. Aufgrund eines redaktionellen Versehens wird hier statt auf § 5b BSIG auf § 5a BSIG verwiesen. Kommt es nach § 5b Abs. 3 S. 1 BSIG bei Betreibern von KRITIS-Strukturen zu informationstechnischen Vorfällen in herausgehobenen Fällen, kann das BSI auf Ersuchen des Betroffenen Maßnahmen treffen, die für die Wiederherstellung der Systeme nötig sind. Damit ist in besonderer Weise das Mobile Incidence Response Team (MIRT) des BSI gemeint.[325] Dieses MIRT arbeitet dann vor Ort mit den Betroffenen zusammen und unterstützt sie bei der Schadensbeseitigung.[326] Das MIRT bietet dabei ein breites Portfolio der Unterstützung an, das von der Vor-Ort-Forensik bis zur späteren Analyse und Auswertung der verwendeten Software reicht. Es verfügt dabei auch über eine umfangreiche

---

321 BT-Drs. 18/4096, S. 26.
322 BT-Drs. 18/4096, S. 28.
323 Beucher/Ehlen/Utzerath in: Kipker: Cybersecurity, Kap 14 Rn. 115.
324 Nadeborn/Dittrich, ICLR 2/2022, 273, 281.
325 Ausführlich dazu Ritter, Die Weiterentwicklung des IT-Sicherheitsgesetzes, Rn. 62 ff.
326 Nadeborn/Dittrich, ICLR 2/2022, 273, 278 f.

Hardware und Ausstattung.[327] Weiterhin kann es Empfehlungen aussprechen, damit die Organisation nicht erneut Opfer eines Vorfalls wird.[328] Damit stellt das MIRT eine besondere Ausprägung des Kooperationsansatzes des BSIG dar.

Das BSI richtet eine allgemeine Stelle zur Auswertung von IT-Sicherheitsvorfällen und Risiken ein (§§ 4, 4b BSIG). Dabei können auch Meldungen von Externen eingegeben werden. Es wird generell von einem Computer-Notfallteam (Computer Emergency Response Team, CERT), gesprochen, das die Meldungen sammelt und auswertet.[329] Das BSI ist gem. § 4b Abs. 3 Nr. 4 BSIG sogar angehalten, die Betreiber Kritischer Infrastrukturen über die sie betreffenden Informationen zu unterrichten. Damit erhält das BSI eine zentrale Rolle in der Bereitstellung von Informationen; hier kommt der Kooperationsansatz zum Tragen.

In diesem Zusammenhang sei darauf hingewiesen, dass das BSI im Rahmen einer genau festgelegten Liste von IP-Adressen auch Port-Scans bei Betreibern Kritischer Infrastruktur durchführen darf (§ 7b BSIG). Interessanterweise darf ein Port-Scan nur durchgeführt werden, wenn Tatsachen die Annahme rechtfertigen, dass diese ungeschützt sind. Der Begriff des ungeschützten Systems ist dann in § 7b Abs. 2 BSIG definiert als System, in welchem öffentlich bekannte Sicherheitslücken bestehen oder auf welches aufgrund sonstiger offensichtlich unzureichender Sicherheitsvorkehrungen unbefugt von Dritten zugegriffen werden kann. Es stellt sich aus informationstechnischer Sicht die Frage, wie diese Tatsachen dem BSI bekannt werden können.[330] Ein Port-Scan wird in der Regel im Rahmen von Penetrations-Tests durchgeführt, um überhaupt herauszufinden, wie ein Eindringen in das Netzwerk möglich ist. Im Falle des § 7b BSIG müsste also eine solche Information zuerst zur Kenntnis des BSI gelangen, z. B. durch eine Meldung. Vorzugswürdiger erscheint es, wenn das BSI die Möglichkeit hätte, Port-Scans durchzuführen, um festzustellen, ob ein IT-System ungeschützt ist, unabhängig vom Vorliegen von sonstigen Informationen.

Sanktionen im BSIG

Das BSI hat zahlreiche Möglichkeiten, Pflichtverletzungen mit Geldbußen zu sanktionieren (§ 14 BSIG). Der vierstufige Aufbau des Bußgeldrahmens reicht je nach Schwere des Vorwurfes von 50.000 EUR bis 2.000.000 EUR. Die Bußgeldrahmen können nach § 14 Abs. 5 S. 3 BSIG i. V. m. § 30 Abs. 2 S. 3 OWiG bei juristischen Personen verzehnfacht werden. Mit diesen hohen Bußgeldrahmen soll sichergestellt werden, dass einer Anordnung des BSI auch tatsächlich Folge geleistet wird und die Anordnung nicht nur als stumpfes Schwert dient.[331] Für die Risikobewertung in KRITIS-Krankenhäusern muss berücksichtigt werden, dass von dieser

---

327 Detaillierte Informationen zum MIRT können in der Präsentation gefunden werden: https://media.ccc.de/v/dcon2020-32-vorfallsunterstzung-durch-das-bsi.
328 Nadeborn/Dittrich, ICLR 2/2022, 273, 279.
329 Hornung, NJW 2021, 1985, 1989.
330 Ritter, Die Weiterentwicklung des IT-Sicherheitsgesetzes, Rn. 354 ff.
331 Dittrich, MMR 2022, 267.

Bußgeldkompetenz bislang kaum Gebrauch gemacht wird.³³² Außerdem muss der durch die NIS-2-Richtlinie angepasste Bußgeldrahmen beachtet werden.³³³

Die nachfolgende Übersicht zeigt die Rechtsfolgen, die sich aus Verfehlungen der Kritischen Infrastrukturen ergeben können (▶ Tab. 1). Der Bußgeldrahmen kann nach § 14 Abs. 5 S. 3 BSIG i. V. m. § 30 Abs. 2 S. 3 OWiG bei juristischen Personen verzehnfacht werden, wobei wiederum für fahrlässiges Handeln die Halbierungsregelung des § 17 Abs. 2 OWiG zu beachten ist.

Tab. 1: Bußgeldregelungen des BSIG

Bußgeldtatbestände nach § 14 BSIG	Bußgeldrahmen (von hoch nach niedrig)
Zuwiderhandlung gegen eine vollziehbare Anordnung, die die Kritische Infrastruktur zur Beseitigung eines Sicherheitsmangels verpflichtet	Bis zu 2 Millionen EUR
Fehler bei Verletzung der Nachweispflicht nach § 8a Abs. 3 BSIG • vorsätzlich nicht richtige oder nicht vollständige Erfüllung der Nachweispflicht (Fahrlässigkeit s. u.) • vorsätzlich oder fahrlässig unterbliebene oder nicht rechtzeitige Erfüllung der Nachweispflicht	Bis zu 1 Million EUR
In § 8a Abs. 1 genannte OTV nicht, nicht richtig, nicht vollständig oder nicht rechtzeitig getroffen	Bis zu 1 Million EUR
Fehler bei der Registrierung einer Kritischen Infrastruktur bzw. der Benennung einer Kontaktstelle	Bis zu 500.000 EUR
Fehler bei der Meldung von Störungen	Bis zu 500.000 EUR
Verstöße gegen Kooperationspflichten mit dem BSI (Gestatten des Betretens eines Raums, rechtzeitige Vorlage von Unterlagen, korrekte Erteilung von Auskünften, Gewährung von Unterstützung)	Bis zu 100.000 EUR
Keine Sicherstellung der jederzeitigen Erreichbarkeit des Betreibers der Kritischen Infrastruktur über die Kontaktstelle	Bis zu 100.000 EUR
Fehler bei der Nachweispflicht nach § 8a Abs. 3 BSIG: fahrlässig nicht richtig oder nicht vollständig erbracht	Bis zu 100.000 EUR

Umsetzung der NIS-2-RL in Deutschland

Die NIS-2-RL wird in Deutschland mit dem NIS-2-Umsetzungs-und-Cybersicherheitsstärkungsgesetz (NIS2UmsuCG) umgesetzt werden. Dessen Titel ist darauf

---

332 Dittrich, MMR 2022, 267; Dittrich, MMR-Aktuell 2023, 457211.
333 Dittrich/Dochow/Ippach, GesR 2021, 613, 620 f.; Kipker/Dittrich, MMR 2023, 481, 486 f.

zurückzuführen, dass dort nicht nur die NIS-2-RL umgesetzt wird, sondern auch Regelungen zur Cybersicherheit bei Bundesbehörden getroffen werden. Im Mai 2023 wurde zunächst eine Synopse zum NIS2UmsuCG aus dem BMI bekannt.[334] Bereits zu diesem Zeitpunkt war klar, dass das BSIG gänzlich überarbeitet wird und die Vorschriften zu den Kritischen Infrastrukturen ein ganz anderes Gewicht erhalten. Seit Juli 2023 befindet sich ein erster Referentenentwurf und seit September ein Diskussionspapier des BMI zum NIS2UmsuCG im Umlauf; im Dezember 2023 wurde erneut ein überarbeiteter Referentenentwurf bekannt.[335]

Die NIS-2-Richtlinie ist bis zum 17.10.2024 in nationales Recht umzusetzen. Die Veröffentlichung der ersten Entwürfe bereits Mitte 2023 stimmte optimistisch, dass es zu einer rechtzeitigen Umsetzung kommt. Es ist zu hoffen, dass sich der nationale Gesetzgeber nicht so schwertut wie beim HinSchG. Dies gilt vor allem deshalb, da in Zukunft etwa 29.000 Unternehmen und öffentliche Einrichtungen vom BSIG erfasst sein werden. Auf diese kommen vielfältige Investitionen in technischer, organisatorischer und personeller Hinsicht zu. Umsetzungsunsicherheiten und -verzögerungen sollten daher nach Möglichkeit vermieden werden.

Die NIS-2-RL kennt die Kategorien der »wesentlichen Einrichtungen« und der »wichtigen Einrichtungen«. Diese Begrifflichkeiten werden aber nicht eins zu eins in nationales Recht überführt. In Zukunft wird es die wichtigen und die besonders wichtigen Einrichtungen geben. Außerdem heißen die Kritischen Infrastrukturen in Zukunft Kritische Anlagen und werden zu einer Art Unterkategorie der besonders wichtigen Einrichtungen.[336] Alle Einrichtungskategorien betreffen auch den Sektor des Gesundheitswesens. Der konkrete Adressatenkreis wird sich dann wiederum aus der überarbeiteten BSI-KritisV ergeben. Es ist aber zu erwarten, dass die stationäre Versorgung erhalten bleibt.

Die wichtigen Einrichtungen umfassen (entsprechend den bekannten Größen aus dem Europäischen Recht) mittlere Unternehmen mit

- mindestens 50 und höchstens 249 Mitarbeitern und zudem einem Jahresumsatz von weniger als 50 Millionen EUR oder einer Jahresbilanzsumme von weniger als 43 Millionen EUR oder
- weniger als 50 Mitarbeiter und einem Jahresumsatz und einer Jahresbilanzsumme von jeweils mindestens 10 Millionen EUR und einem Jahresumsatz von höchstens 50 Millionen EUR sowie einer Bilanzsumme von höchstens 43 Millionen EUR.

Die Großunternehmen aus dem Gesundheitswesen oberhalb dieser Größenverhältnisse zählen zu den besonders wichtigen Einrichtungen, sofern sie der BSI-KritisV unterfallen. Die Kritischen Anlagen entsprechen den bisherigen Kritischen

---

334 Kipker/Dittrich, MMR 2023, 481.
335 Die Entwürfe und Veröffentlichungen sind abrufbar unter: https://ag.kritis.info/tag/nis2 umsucg/; an dieser Stelle muss darauf hingewiesen werden, dass insbesondere die Nummerierungen der Vorschriften in den einzelnen Entwürfen fehlerhaft waren und voneinander abwichen, weshalb eine Abgleichung mit dem dann endgültig verabschiedeten NIS2UmsuCG notwendig sein kann.
336 Kipker/Dittrich, MMR 2023, 481, 481 f.

Infrastrukturen aufgrund ihrer Bedeutung für das Funktionieren des Gemeinwesens und werden ebenfalls durch die BSI-KritisV weiter konkretisiert. Für die unterschiedlichen Einrichtungskategorien gelten abgestufte Pflichten.

Für sämtliche Adressaten gilt die Pflicht zur Einrichtung und Vorhaltung eines Risikomanagementsystems. Hier ist zu begrüßen, dass das NIS2UmsuCG genauere Anforderungen an dieses System gesetzlich regelt.[337] Das BCM findet auch hier zukünftig ausdrückliche Erwähnung, indem nach § 30 Abs. 24 Nr. 3 BSIG-E gefordert wird, dass das Risikomanagement die Aufrechterhaltung des Betriebs, wie Backup-Management und Wiederherstellung nach einem Notfall, sowie ein Krisenmanagement umfasst. Ein großer Unterschied für das Risikomanagement im Vergleich zu den bisherigen Vorgaben des § 8a BSIG folgt daraus, dass sich das Risikomanagement nicht mehr nur auf die Teile der IT, die für die Funktionsfähigkeit der betriebenen Kritischen Infrastruktur maßgeblich sind, beziehen muss, sondern auf die gesamte IT des Betriebs.[338] Die bereits aus dem BSIG bekannte Nachweispflicht über die Umsetzung der Risikomanagementvorgaben wird für alle besonders wichtigen Einrichtungen, demnach auch für die Kritischen Anlagen, gelten. Die Pflicht zur Einrichtung von Angriffserkennungssystemen gilt in Zukunft nur für die Kritischen Anlagen.

Für alle Einrichtungskategorien gilt in Zukunft eine überarbeitete Meldepflicht bei Sicherheitsvorfällen. Die Meldungen müssen an eine vom BSI im Einvernehmen mit dem BBK betriebene Meldestelle erfolgen. Die bereits unter der aktuellen Rechtslage durch die Literatur teilweise angenommene gestufte Meldepflicht wird in das BSIG ausdrücklich aufgenommen. So muss unverzüglich, spätestens 24 Stunden nach Kenntniserlangung vom Sicherheitsvorfall, eine frühe Erstmeldung abgegeben werden, in der bereits ein Verdacht geäußert werden muss, ob der Vorfall durch einen Cyberangriff ausgelöst worden ist. Unverzüglich, aber spätestens nach 72 Stunden hat eine bestätigende Erstmeldung zu erfolgen. Spätestens einen Monat nach der bestätigenden Erstmeldung muss die Einrichtung bzw. der Anlagenbetreiber eine Abschlussmeldung abgeben. Je nach Einzelfall muss noch eine Zwischenmeldung (auf Ersuchen des BSI) oder eine Fortschrittsmeldung (Vorfall dauert länger als einen Monat an) erfolgen. Neu ist, dass das BSI in Zukunft dazu verpflichtet sein wird, dem Meldenden wiederum eine Rückmeldung zu erstatten, in der es Orientierungshilfen oder eine operative Beratung bei der Vorfallsbekämpfung zur Verfügung stellt. Im Falle eines Cyberangriffs stellt es Informationen zur Meldung bei Strafverfolgungsbehörden bereit.[339]

Zur Umsetzung der Governance-Vorgaben der NIS-2-RL (▶ Kap. 3.2.2) hält das NIS2UmsuCG einen Compliance-Paragrafen (§ 38 BSIG-E) bereit, der für alle Einrichtungskategorien gilt. Diese Vorschrift adressiert die Geschäftsleitung der Einrichtungen, worunter diejenigen natürlichen Personen zu verstehen sind, die nach Gesetz, Satzung oder Gesellschaftsvertrag zur Führung der Geschäfte und zur Vertretung der Einrichtung berufen sind. Die Geschäftsleitung muss die Risikomanagementvorgaben billigen und überwachen. Eine Delegation ist zwar erlaubt,

---

337 Kipker/Dittrich, MMR 2023, 481, 483.
338 Schmidt, K&R 2023, 705, 707.
339 Kipker/Dittrich, MMR 2023, 481, 484.

jedoch nicht vollständig möglich.[340] Es verbleibt die Letztverantwortung bei der Geschäftsleitung (▶ Kap. 2.5.1, Abschnitt »Sanktionsrechtliche Vorgaben«). Damit diese ihren Aufgaben fachgerecht nachkommen kann, müssen Geschäftsleiter regelmäßige Schulungen zur Bewertung der Risikomanagementmaßnahmen absolvieren.[341]

Besonders bedeutend sind die Haftungsfolgen für die Geschäftsleitung. Art. 21 Abs. 1 NIS-2-RL verlangt, dass die Leitungsorgane für Verstöße gegen die Governance-Vorgaben durch die betreffenden Einrichtungen verantwortlich gemacht werden können. Die bisherigen Entwürfe zum NIS2UmsuCG sehen daher vor, dass die Geschäftsleitung für Schäden, die aus einer Verletzung der Überwachungspflicht entstanden sind, persönlich haftet. Die gesetzlichen Vorgaben gehen nun noch über die Anforderungen der NIS-2-RL hinaus und verlangen von den Einrichtungen, dass diese ihre Geschäftsleitung auch zwingend in Regress nehmen müssen, weshalb ein Verzicht auf oder Vergleich über die Schadensersatzansprüche unwirksam sein soll.[342] Die Verletzung dieser Pflicht würde zudem die Strafbarkeit nach § 266 StGB wegen Untreue begründen. Diese sogar über die Richtlinie hinausgehende haftungsrechtliche Regelung wird mit Sicherheit zu kontroversen Diskussionen während des Gesetzgebungsverfahrens führen. Auch unabhängig von der Einführung einer solchen Regelung sollten die Compliance-Vorschriften des künftigen BSIG aber deutlich machen, wie wichtig eine fachkundige Compliance-Überwachung durch die Geschäftsleitung ist.

Denn bei Verstößen gegen die Vorgaben drohen die überarbeiteten Bußgeldvorschriften des BSIG für die Einrichtungen. Für die wichtigen und besonders wichtigen Einrichtungen wird, bekannt bereits u.a. aus der DS-GVO, eine Konzernregelung zur Bestimmung des Bußgeldrahmens eingeführt.[343]

Krankenhäuser aller Größenordnungen, also auch die nachfolgend behandelten »§ 391-Krankenhäuser«, müssen dringend das Gesetzgebungsverfahren zum NIS2UmsuCG beobachten. Es ist zu erwarten, dass der Adressatenkreis aus dem stationären Sektor deutlich vergrößert wird, da viele Krankenhäuser die Voraussetzungen für mittlere Unternehmen und Großunternehmen erfüllen dürften, zumal der gesundheitspolitische Trend zur Stärkung solcher Großkrankenhäuser führt. Für bestehende KRITIS-Krankenhäuser besteht ein Anpassungsbedarf bzgl. der Risikomanagementmaßnahmen. Die im Unternehmen etablierten Prozesse zum Vorgehen bei Sicherheitsvorfällen müssen aufgrund der zu erwartenden Meldepflichten überarbeitet werden. All dies hat die Geschäftsleitung zu überwachen.

---

340 Kipker/Dittrich, MMR 2023, 481, 485 f.
341 Kipker/Dittrich, MMR 2023, 481, 486.
342 Dittrich, CB 8/2023, I; Kipker/Dittrich, MMR 2023, 481, 486.
343 Kipker/Dittrich, MMR 2023, 481, 486.

3.2.4 Krankenhäuser nach § 391 SGB V

Mit dem Patientendatenschutzgesetz (PDSG) aus dem Jahr 2020[344] wollte der Gesetzgeber die digitale Innovation im Gesundheitswesen kontinuierlich neu ansetzen, iterativ weiterentwickeln und vorantreiben.[345] Für die Telematikinfrastruktur (TI), die Kernregelungsgegenstand des Gesetzes war, wurde die enorme Bedeutung der Datensicherheit bei der Verarbeitung von sensiblen Gesundheitsdaten hervorgehoben.[346] Erst aufgrund einer Empfehlung des Gesundheitsausschusses wurde mit § 75c SGB V aF eine Regelung zur IT-Sicherheit in allen Krankenhäusern geschaffen.[347] Laut Ausschussempfehlung wachse in der stationären Versorgung die Abhängigkeit von IT-Systemen. Cyberangriffe mit ihrem wachsenden Bedrohungspotenzial durch zunehmend zielgerichtete, technologisch ausgereiftere und komplexere Angriffe richteten sich nicht nur gegen die Großkrankenhäuser aus dem KRITIS-Bereich, sondern auch gegen Krankenhäuser mit geringeren Fallzahlen, die die Schwellenwerte der BSI-KritisV nicht erreichen.[348] Seit dem Digitalgesetz ist die Vorschrift in § 391 SGB V zu finden.

Anwendungsbereich des § 391 SGB V

Nach § 391 Abs. 1 SGB V sind *sämtliche Krankenhäuser* zur Einhaltung von IT-Sicherheits-Vorgaben verpflichtet. Während sich § 8a Abs. 1 BSIG nur an zugelassene Krankenhäuser nach § 108 SGB V richtet (▶ Kap. 3.2.3, Abschnitt »Strikter Anlagebegriff und Übersicht über die Anforderungen«), kennt § 391 SGB V eine solche Beschränkung des Anwendungsbereichs nicht. Erfasst sind u. a. also auch Krankenhäuser mit Versorgungsverträgen nach § 109 SGB V. Die KRITIS-Krankenhäuser sind aus dem Anwendungsbereich der Vorschrift nach § 391 Abs. 5 SGB V ausgenommen, da die für sie geltenden Regelungen des BSIG weitergehen als § 391 SGB V.

Regelungsinhalt des § 391 SGB V

Die Anforderungen an die IT-Sicherheit in Krankenhäusern sind sinnvollerweise durch den Gesetzgeber an die Anforderungen nach § 8a Abs. 1 BSIG für KRITIS-Krankenhäuser angelehnt worden. Den Krankenhäusern stand nach der Einführung der Vorschrift noch ein Umsetzungszeitraum zu. Seit dem 1.1.2022 sind sie nun zum Schutz ihrer IT-Systeme, Komponenten und Prozesse verpflichtet, die für die Funktionsfähigkeit des jeweiligen Krankenhauses maßgeblich sind. Nach § 391

---

344 Gesetz zum Schutz elektronischer Patientendaten in der Telematikinfrastruktur (Patientendaten-Schutz-Gesetz – PDSG) v. 14.10.2020 (BGBl. I, 2115).
345 BT-Drs. 19/18793, 1.
346 BT-Drs. 19/18793, 2.
347 BT-Drs. 19/20708, 17.
348 BT-Drs. 19/20708, 167.

Abs. 1 SGB V müssen sie angemessene OTV treffen, die dem aktuellen *Stand der Technik* entsprechen.

§ 391 Abs. 1 S. 1 SGB V weicht von § 8a Abs. 1 BSIG darin ab, dass die Krankenhäuser bei der Beurteilung von relevanten IT-Systemen, Komponenten und Prozessen auch die Sicherheit der verarbeiteten Patienteninformationen beachten müssen. Die Regelung hat also neben dem Schutz der Funktionsfähigkeit noch die *Datensicherheit* im Blick. Aufgrund der Vorschriften aus der DS-GVO zum Datenschutz mit den deutlich höheren Sanktionen bei Verfehlungen folgt hieraus kein bedeutender Mehrwert.[349]

Die zweite Abweichung hinsichtlich der OTV liegt darin, dass § 391 Abs. 1 SGB V bei den Schutzzielen der IT-Sicherheit »nur« auf die Verfügbarkeit, Integrität und Vertraulichkeit abstellt, *nicht aber auf die Authentizität* wie § 8a Abs. 1 S. 1 BSIG. Allerdings ist der Wortlaut noch für die »weiteren Sicherheitsziele« geöffnet. Da die Authentizität zu den Schutzzielen des B3S zählt, ergeben sich diesbezüglich keine Änderungen in der Praxis.

Für die Verpflichtung nach § 391 Abs. 1 SGB V sieht § 391 Abs. 4 SGB V vor, dass diese *insbesondere* dadurch von den Krankenhäusern erfüllt werden können, dass der aktuelle, vom BSI als geeignet festgestellte B3S für Krankenhäuser umgesetzt wird. Obwohl die Vorschrift die Orientierung am B3S nur nahelegt, bietet dessen Umsetzung für die Krankenhäuser nach § 391 SGB V Rechtssicherheit und wird daher empfohlen. Eigenständige Abweichungen vom B3S sollten dokumentiert und wenn möglich begründet werden, damit bei einem Cybervorfall dennoch die Einhaltung von § 391 SGB V nachgewiesen werden kann. Trotz der ursprünglichen Konzeption des B3S für Großkrankenhäuser überfordert er kleinere Krankenhäuser nicht, da er Angemessenheitsabstufungen vorsieht.

Begrüßenswert ist die im März 2024 erfolgte Überarbeitung der Vorschriften zur IT-Sicherheit in Krankenhäusern im SGB V durch das Digitalgesetz (Gesetz zur Beschleunigung der Digitalisierung des Gesundheitswesens – DigiG) (▶ Kap. 3.3.9), was der Regelung nicht nur einen neuen Stadnort im Gesetz, sondern auch eine inhaltliche Erweiterung beschert hat. Denn im neuen § 391 Abs. 2 SGB V wird der Aspekt der Cyber-Awareness als Element der Cybersicherheit, also die Minimierung des Risikofaktors Mensch (▶ Kap. 1.2.3), besonders betont. Nun umfassen die von § 391 Abs. 1 SGB V vorgeschriebenen Sicherheitsvorkehrungen auch »verpflichtende Maßnahmen zur Steigerung der Security-Awareness von Mitarbeiterinnen und Mitarbeitern«[350]. Die Pflicht zum Ergreifen von Awareness-Maßnahmen gilt übrigens auch für die KRITIS-Krankenhäuser über den B3S für die medizinische Versorgung. So stellt die Awareness einen Aspekt eines ISMS dar, das wiederum Kern des B3S für die Krankenhäuser ist.[351] Bei der Implementierung des B3S bilden zudem projektbegleitende Trainings, die Ausbildung und die Awareness eine Umsetzungsstufe.[352]

---

349 Becker/Gärtner, Das Krankenhaus 4/2021, 292, 293; Dittrich, GuP 2021, 165, 167.
350 BT-Drs. 20/9788, 152.
351 B3S »Medizinische Versorgung«, V1.2, S. 52 f.
352 B3S »Medizinische Versorgung«, V1.2, S. 86.

Die tatbestandlichen Abweichungen zwischen § 8a Abs. 1 BSIG und § 391 SGB V sind aber im Unterschied zu den weiteren Rechtspflichten für KRITIS-Krankenhäuser und den Befugnissen des BSI marginal. Denn § 391 SGB V sieht weder eine zweijährliche Nachweispflicht über die Einhaltung der OTV noch eine Meldepflicht von Störfällen an das BSI vor. Ebenfalls ist keine Anordnungsbefugnis für das BSI an die Krankenhäuser zur Behebung von IT-Sicherheitslücken vorgesehen. Dieses »abgespeckte« Programm mag aus Sicht der Krankenhäuser begrüßt worden sein, aus objektiver Sicht ist es aber deutlich zu kritisieren. Das BSI *muss* über Cybersicherheitsvorfälle im Gesundheitswesen informiert sein, um seinen Aufgaben nach § 3 BSIG nachkommen zu können und ein Bild von der Lage der IT-Sicherheit in Deutschland zu haben sowie die aktuellen Bedrohungen und Angriffsarten zu kennen und einschätzen zu können, damit es sämtlichen Akteuren des Wirtschaftslebens hilfreich zur Seite stehen kann.

Da die Krankenhäuser demnach davon profitieren können, dass das BSI nicht nur über die Cybergefahren bei KRITIS-Krankenhäusern informiert ist, ist bei einem Störvorfall (i. S. d. § 8b Abs. 4 BSIG) eine Kontaktaufnahme mit dem BSI zu empfehlen. Das BSI kann dem betroffenen Krankenhaus Hilfe zur Verfügung stellen. Es besteht nach § 5b Abs. 7 BSIG sogar die Möglichkeit, dass das angesprochene MIRT des BSI dem Krankenhaus Unterstützungsleistungen anbietet (▶ Kap. 3.2.3, Abschnitt »Zentrale Stelle zur Sicherheit in der Informationstechnik und Meldepflichten nach dem BSIG«).

Rechtsfolgen von § 391 SGB V

Ein weiterer bedeutender Unterschied liegt darin, dass § 391 SGB V keine ausdrücklichen Rechtsfolgen vorsieht, wenn die Vorgaben nicht erfüllt werden. Aufgrund europarechtlichen Einflusses wird im Bereich des BSIG besonders auf die awarenessfördernde Wirkung von hohen Bußgeldsanktionen gesetzt, die bereits im Bereich der DS-GVO ihre praktische Wirkung zeigen konnten. Solche Sanktionen hat der Gesetzgeber für § 391 SGB V nicht vorgesehen. Er ließ es vielmehr mit der Appellfunktion der Vorschrift genügen. Außerdem erleichterte die gesetzliche Verankerung der IT-Sicherheit für alle Krankenhäuser Fördermaßnahmen zur Umsetzung der gesetzlichen Vorgaben im angesprochenen Krankenhauszukunftsgesetz (▶ Kap. 1.7). Für den Bereich der Cybersicherheit können so aber immerhin *Anreize* gesetzt werden.[353]

Zudem hat § 391 SGB V Auswirkungen auf Vorschriften aus anderen Rechtsgebieten. Es kommen theoretisch aufsichtsrechtliche Konsequenzen in Betracht, wenn Krankenhäuser die an sie gerichteten krankenhausrechtlichen Vorschriften nicht umsetzen. Sehen die Landeskrankenhausgesetze eine Rechtsaufsicht über die Krankenhäuser vor, kann die Aufsichtsbehörde die Einhaltung von § 391 SGB V als krankenhausspezifischer Regelung grundsätzlich beaufsichtigen.[354] Allerdings ist fraglich, ob die Aufsichtsbehörden eine solche Aufsicht in der Praxis ausüben wer-

---

353 Dochow, MedR 2022, 100, 104.
354 Dittrich, GuP 2021, 167, 170.

den. Denn der Gesetzgeber hat bewusst darauf verzichtet, dass die Krankenhäuser die Einhaltung von § 391 SGB V nachweisen müssen.[355] Es fehlt hier dann auch an speziellen Nachforschungsvorschriften für die Aufsichtsbehörde, welche dem BSI nach § 8a Abs. 3 und Abs. 4 BSIG gegenüber Kritischen Infrastrukturen zustehen. Dass also regelmäßige Überprüfungen durch eine Krankenhausaufsicht wegen § 391 SGB V stattfinden werden, erscheint aktuell unwahrscheinlich. Zudem sind personelle und fachliche Kapazitäten für die Prüfung der Umsetzung von Cybersicherheitsvorschriften notwendig. Mithin scheinen aufsichtsrechtliche Konsequenzen nur bei publik gewordenen Cybervorfällen denkbar.

Ähnlich unwahrscheinlich dürften sich negative Vergütungsfolgen aus Verstößen gegen § 391 SGB V ergeben. Die eingangs erwähnte (▶ Kap. 1.3) Verknüpfung der Vorschrift mit dem Qualitätsgebot des SGB V, dessen Einhaltung grundsätzlich Vergütungsvoraussetzung bei einer Krankenhausbehandlung ist, könnte zwar zur Abrechnungsrelevanz von § 391 SGB V führen, hier fehlen aber Verfahrensvorschriften und die fachlichen und personellen Kapazitäten zur Prüfung bei den Kostenträgern.[356]

Eindeutig eine Auswirkung hat § 391 SGB V, wenn eine Cyberversicherung (▶ Kap. 5.3) vom Krankenhaus abgeschlossen worden ist. Denn diese Versicherungen sehen in ihren Allgemeinen Versicherungsbedingungen die Obliegenheit für den Versicherungsnehmer vor, alle gesetzlichen und behördlichen Sicherheitsvorschriften umzusetzen, wozu § 391 SGB V unzweifelhaft zählt.[357]

3.2.5 Anforderungen der DS-GVO an Krankenhäuser

Das Verhältnis von TOM zu IT-Sicherheit

Weitere wichtige Anforderungen an die IT-Sicherheit ergeben sich sowohl aus den Art. 24, 25 DS-GVO als auch aus Art. 32 DS-GVO. Zwar ist der Wortlaut ähnlich, jedoch haben die Artikel unterschiedliche Bezugspunkte.

Art. 24 DS-GVO stellt die Grundsätze des Verantwortlichen bei der Datenverarbeitung dar und kann daher als zentrale Norm für die sich aus der DS-GVO ergebenden Pflichten gesehen werden.[358] Bereits hier wird gefordert, dass geeignete TOM getroffen werden, um die Grundsätze der Verordnung einzuhalten. Die folgenden Artikel spezifizieren Art. 24 DS-GVO dann als leges specialis.[359]

Schon die Überschrift des Art. 25 DS-GVO »Datenschutz durch Technikgestaltung [...]« weist auf den Bezugspunkt dieser Regelung hin. Es geht um den Datenschutz durch entsprechende Maßnahmen, die die Datenverarbeitung schützen. Wörtlich heißt es in der Vorschrift: »unter Berücksichtigung des Stands der Technik [...] trifft der Verantwortliche [...] geeignete technische und organisatorische Maßnahmen [...] die dafür ausgelegt sind, die Datenschutzgrundsätze [...] wirksam

---

355 Im Unterschied zur geplanten Nachweisregelung im KRITIS-DachG, vgl. ▶ Kap 3.4.2
356 Dittrich, GuP 2021, 167, 169 f.
357 Nadeborn/Dittrich, ICLR 2022, 147, 159.
358 Lang in Taeger/Gabel, Art. 24 Rn. 1
359 Martini in: Paal/Pauly, DS-GVO/BDSG, Art. 32 Rn. 7.

umzusetzen [...]«. Damit wird dem Verantwortlichen die spezifische Pflicht zu entsprechenden Maßnahmen auferlegt.[360] Diese TOM können zum Teil auch durch diejenigen Maßnahmen des Verantwortlichen umgesetzt werden, zu denen der Verantwortliche durch das BSIG verpflichtet ist. Zu beachten ist jedoch, dass die DS-GVO primär auf den Datenschutz gerichtet ist und die Vorschriften für Kritische Infrastrukturen nach dem BSIG sowie die Auffangvorschrift des § 391 SGB V auf die Funktionsfähigkeit der erfassten Einrichtungen.

Einen ähnlichen Wortlaut, jedoch eine andere Schutzrichtung hat Art. 32 DS-GVO. Dieser fordert ebenfalls TOM, um ein dem Risiko für die Rechte und Freiheiten der Betroffenen angemessenes Schutzniveau zu gewährleisten. Art. 32 DS-GVO bezieht sich hauptsächlich auf die *Datensicherheit* und soll Betroffene »über den gesamten Verarbeitungsvorgang hinweg insbesondere vor sicherheitsrelevanter Vernichtung, Verlust und unbefugter Offenlegung bereits erhobener Daten zu schützen«.[361] Auch hier ist wieder anzumerken, dass sich die Themengebiete der IT-Sicherheit und der Datensicherheit überschneiden, jedoch nicht alle Anforderungen des BSIG denen der DS-GVO gleichen.

Für alle Begriffe der DS-GVO, die sich auf technische Maßnahmen beziehen, ist zudem anzumerken, dass die Begriffe der DS-GVO europarechtlich autonom auszulegen sind und Rückgriffe auf deutsche Gesetze wie das BSIG nicht zulässig sind.[362]

Die Datenpanne: Regelungen der Art. 33, 34 DS-GVO

Beim Vorkommen einer Datenpanne sollte die Bearbeitung gem. Art 33, 34 DS-GVO in drei Schritten erfolgen. Zunächst ist festzustellen, ob überhaupt eine Datenpanne vorliegt. Danach sollte die Datenpanne hinsichtlich ihres Risikos für die Betroffenen bewertet werden, und im Anschluss daran müssen die notwendigen Maßnahmen eingeleitet werden.

Zunächst ist festzustellen, ob eine sogenannte Datenpanne vorliegt. Eine Datenpanne liegt dann vor, wenn der Schutz personenbezogener Daten verletzt wurde. Regelbeispiele für eine Verletzung findet sich in Art. 4 Nr. 12 DS-GVO. Dies ist der Fall, wenn »eine Verletzung der Sicherheit, die, ob unbeabsichtigt oder unrechtmäßig, zur Vernichtung, zum Verlust, zur Veränderung, oder zur unbefugten Offenlegung von beziehungsweise zum unbefugten Zugang zu personenbezogenen Daten führt, die übermittelt, gespeichert oder auf sonstige Weise verarbeitet wurden«, vorliegt (vgl. die Legaldefinition in Art. 4 Nr. 12 DS-GVO). Wichtig ist dabei, dass nicht nur die Offenlegung eine Verletzung des Schutzes darstellt. Ebenso kann bereits der Verlust oder die Vernichtung eine solche Verletzung darstellen. Dies ist insbesondere im medizinischen Kontext bedeutsam, da es dort darauf ankommen kann, dass auf bestimmte Daten aus der Krankengeschichte von Patienten zugegriffen werden kann.

---

360 Martini in: Paal/Pauly, DS-GVO/BDSG, Art. 25 Rn. 1.
361 Martini in: Paal/Pauly, DS-GVO/BDSG, Art. 32 Rn. 8.
362 Piltz in: Gola/Heckmann, DS-GVO/BDSG, Art. 32 Rn. 15.

Kommt der Verantwortliche zu dem Schluss, dass eine Verletzung des Schutzes von personenbezogenen Daten vorgelegen hat, so ist das Risiko für die Rechte und Freiheiten der Betroffenen aufgrund dieser Verletzung zu beurteilen. Warum es zu einer Verletzung gekommen ist, ist dabei unerheblich.[363] Der zentrale Maßstab ist hierbei das Risiko. Ein solches Risiko besteht immer aus zwei Dimensionen[364]: Eine Dimension ist der Umfang des Schadens für den Betroffen, die andere Dimension die Eintrittswahrscheinlichkeit des Risikos. Aus diesen beiden Dimensionen muss dann das Gesamtrisiko gebildet werden. Anhand dieses Gesamtrisikos bestimmen sich dann die erforderlichen weiteren Schritte.

Sollte kein Risiko für die Rechte und Freiheiten der Betroffenen bestehen, so ist nach Art. 33 Abs. 1 S. 1, Abs. 5 DS-GVO nur die Verletzung des Schutzes intern zu dokumentieren. Die Anforderungen an die Dokumentation ergeben sich aus Art. 32 Abs. 5 DS-GVO.

Sollte ein Risiko für die Rechte und Freiheiten der Betroffenen bestehen, so ist diese Verletzung den Aufsichtsbehörden nach Art. 33 Abs. 1 DS-GVO unverzüglich und möglichst innerhalb von 72 Stunden nach Kenntniserlangung zu melden. Der Inhalt der Meldung ist in Art. 33 Abs. 3 DS-GVO näher spezifiziert. Insbesondere sind in diesem Fall auch die ergriffenen und vorgeschlagenen Maßnahmen zu beschreiben (siehe Art. 33 Abs. 3 lit. D. DS-GVO). Hierbei ergeben sich unter Umständen wiederum Anknüpfungsmomente für die IT-Sicherheit, indem die dort getroffenen Maßnahmen im Falle eines IT-Sicherheitsvorfalls auch dem Datenschutz dienen. Wie bereits zur Meldepflicht des BSIG ausgeführt, muss auch für die Meldung nach Art. 33 DS-GVO ggf. eine stufenweise Meldung erfolgen, wenn der Sachverhalt zunächst noch nicht vollständig zu ermitteln ist.[365]

Wenn sogar ein hohes Risiko für die Rechte und Freiheiten der Betroffenen besteht, so sind die Betroffenen gem. Art. 34 Abs. 1 DS-GVO zu benachrichtigen. Die Benachrichtigung erfolgt dabei durch den Verantwortlichen. Ausnahmen von der individuellen Benachrichtigungspflicht sind nur unter den Voraussetzungen des Art. 34 Abs. 3 möglich. Insbesondere ist eine öffentliche Bekanntmachung möglich und nötig, wenn die Benachrichtigung der individuellen Personen mit unverhältnismäßig hohem Aufwand verbunden ist (Art. 34 Abs. 3 lit. c DS-GVO). Hierbei muss allerdings stets berücksichtigt werden, dass eine öffentliche Bekanntmachung mit erheblichen Reputationsschäden einhergehen kann und deshalb alle Mittel für eine individuelle Benachrichtigung ausgeschöpft werden sollten.[366]

Die Datenpanne: Bußgeldpraxis und Schadensersatz

Wird eine Datenpanne etwa nicht an die für die verantwortliche Stelle zuständige Datenschutzaufsicht gemeldet, obwohl nach einer Risikobewertung eine unverzügliche Meldepflicht bestanden hat, droht eine Gelbuße der Aufsichtsbehörde nach

---
363 Schultze-Melling in: Taeger/Gabel, DS-GVO – BDSG – TTDSG, Art. 33 Rn. 11 ff.
364 Martini in: Paal/Pauly, DS-GVO/BDSG, Art. 33 Rn. 23.
365 Nadeborn/Dittrich, ICLR 2022, 273, 282.
366 Nadeborn/Dittrich, ICLR 2022, 273, 284.

Art. 83 Abs. 4 lit. a DS-GVO.[367] Diese kann bis zu 10 Millionen EUR oder im Fall eines Unternehmens bis zu 2% seines gesamten weltweit erzielten Jahresumsatzes der Bußgeldverhängung betragen, je nachdem, welcher der Beträge höher ist.

Kommt die verantwortliche Stelle hingegen ihrer Meldepflicht vollumfänglich nach, sieht § 43 Abs. 4 BDSG ein »spezielles Verwendungsverbot«[368] für ein etwaiges Straf-/ oder Bußgeldverfahren vor. Die Meldung darf dann nach § 43 Abs. 4 BDSG »nur mit Zustimmung des Meldepflichtigen oder Benachrichtigenden verwendet werden«. Dadurch wird dem verfassungsrechtlich garantierten Selbstbelastungsverbot Rechnung getragen.[369] Das soll verhindern, dass verantwortliche Stellen aus der Sorge vor Geldbußen von einer Meldung und darauffolgenden Benachrichtigung der betroffenen Personen (vgl. Art. 34 Abs. 1 DS-GVO) absehen.[370] Erwägungsgrund 87 der DS-GVO sieht zwar vor, dass »[d]ie entsprechende Meldung (…) zu einem Tätigwerden der Aufsichtsbehörde im Einklang mit ihren in dieser Verordnung festgelegten Aufgaben und Befugnissen führen [kann]«, jedoch wird die bestehende Regelung des § 43 Abs. 4 BDSG aufgrund der verfassungsrechtlich garantierten Selbstbelastungsfreiheit als notwendig angesehen.[371] Ob die nationale Regelung im Einklang mit den europäischen Vorgaben des Verordnungsgebers steht, ist aber umstritten.[372]

Beachtenswert ist vor diesem Hintergrund, dass Geldbußen auch im zeitlichen Kontext von Datenpannen nach Art. 33 DS-GVO verhängt werden. So erließ der Landesbeauftrage für Datenschutz und Informationsfreiheit Baden-Württemberg (LfDI BW) eine Geldbuße gegen einen Social-Media-Anbieter wegen unzureichender TOM nach Art. 32 DS-GVO, die zu einem Ausspähen der Daten in Folge eines Hackerangriffs führten.[373]

Zu den Geldbußen können auch Schadensersatzforderungen betroffener Personen nach Art. 82 DS-GVO hinzukommen. Danach kann jede Person, der wegen eines Verstoßes gegen die Verordnung, also auch gegen die Sicherheitsanforderungen, ein immaterieller oder materieller Schaden entstanden ist, Schadensersatz von der verantwortlichen Person verlangen. Ein materieller Schaden kann etwa dann entstehen, wenn bei einem Cyberangriff Kontozugangsdaten entwendet werden konnten, die anschließend missbräuchlich eingesetzt wurden. Doch auch ohne einen solchen materiellen Schaden können betroffene Personen Ersatz für immaterielle Schäden verlangen. Etwas erhellend in einer bislang unklaren Rechtslage entschied der EuGH im Mai 2023, dass der bloße Verstoß gegen die Vorschriften der

---

367 Hladjk in: Ehmann/Selmayr, DS-GVO, Art. 33 Rn. 22.
368 Schneider in: Forgó/Helfrich, Betrieblicher Datenschutz, Teil II. Kap. 1 Rn. 43.
369 BVerfG im Gemeinschuldnerbeschluss, ausführlich dazu C. Dannecker ZStW.
370 Brodowski/Nowak in: BeckOK DatenschutzR, BDSG § 43 Rn. 23.
371 Brodowski/Nowak in BeckOK DatenschutzR, BDSG § 43 Rn. 23; vgl. zur Selbstbelastungsfreiheit von juristischen Personen: C. Dannecker, ZStW 2015, 370.
372 Vgl. dazu insgesamt: Boms, ZD 2019, 536, 539.
373 Vgl. Pressemitteilung des LfDI BW v. 22.11.2018, abrufbar unter: https://www.baden-wuerttemberg.datenschutz.de/wp-content/uploads/2018/11/LfDI-Baden-W%C3%BCrttemberg-verh%C3%A4ngt-sein-erstes-Bu%C3%9Fgeld-in-Deutschland-nach-der-DS-GVO.pdf; instruktiv zur Bußgeldpraxis der Datenschutzbehörden im europäischen Vergleich: Auer-Reinsdorff/Conrad, Handbuch IT- und Datenschutzrecht 2019, § 34 BDSG, Rn. 693.

DS-GVO noch keinen Schadensersatz begründe.[374] Allerdings stehe Art. 82 DS-GVO einer nationalen Regelung entgegen, die für den immateriellen Schadensersatz einen gewissen Grad an Erheblichkeit verlange.[375] Aufschlussreich ist auch die Entscheidung des EuGH aus Dezember 2023 zum Schadensersatz nach Art. 82 DS-GVO bei einem Cyberangriff.[376] So kann allein von einer unbefugten Offenlegung von bzw. einem unbefugten Zugang Dritter (Art. 4 Nr. 10 DSGVO) zu personenbezogenen Daten nicht auf eine Ungeeignetheit von TOM geschlossen werden. Allerdings müsse die datenverarbeitende Person nachweisen, dass die von ihr wegen Art. 32 DS-GVO getroffenen Maßnahmen geeignet waren. Dies verdeutlicht, wie wichtig zum einen eine umfassende Dokumentation und Begründung getroffener TOM ist, zum anderen, dass diese TOM regelmäßig auf ihren Stand der Technik und die Angemessenheit überprüft werden, damit man in Schadensersatzprozessen nicht in Beweisnot gerät, zumal solche Prozesse durch die Unterstützung von Prozessfinanzierern zu einem erheblichen finanziellen Risiko werden können, das in Konkurrenz zu den hohen Geldbußen treten kann.

3.2.6 Künstliche Intelligenz im Krankenhaus: Bedrohungen und Potenziale

Künstliche Intelligenz gewinnt im Klinikalltag zunehmend an Bedeutung. Es wird davon ausgegangen, dass 45 % der heutigen Jobs durch künstliche Intelligenz bzw. Maschinen ersetzbar sind.[377] Eine KI im Krankenhaus kann dabei unterschiedlichste Aufgaben übernehmen. Weitverbreitet ist z.B. der Einsatz von KI im Zusammenhang mit der Bilderkennung von radiologischen oder MRT-Aufnahmen.[378] Aber auch der Einsatz von KI im Zusammenhang mit predictive medicine[379] und der Einsatz von Robotik im Rahmen von Operationen und Pflege wird zunehmen. Gleiches gilt für die Bestimmung des medizinischen Standards. Dieser Einsatz bietet dabei für Patienten und Mitarbeitende zahlreiche Chancen im Klinikalltag eine bessere Versorgung zu erreichen.

> **Fallbeispiel »Cyberangriff auf das Krankenhaus Esslingen«**
>
> Im November 2023 gab das Klinikum Esslingen (laut Geschäftsbericht rund 23.000 stationäre Behandlungsfälle im Jahr 2021, also kein KRITIS-Kranken-

---

374 EuGH, Urt. v. 04.05.2023 – C-300/21, NJW 2023, 1930.
375 EuGH, Urt. v. 04.05.2023 – C-300/21, NJW 2023, 1930, 1934.
376 EuGH, Urt. v. 14.12.2023 – C-40/21, ZD 2024, 150.
377 Frey/Osborne, The future of employment: How susceptible are jobs to computerisation?, abrufbar unter: https://www.oxfordmartin.ox.ac.uk/publications/the-future-of-employment/.
378 Meding/Loktyushin/Hirsch, ICASSP 2017, 811.
379 Siehe Tabata, How AI Could Predict Medical Conditions And Revive The Healthcare System, 2022, abrufbar unter: https://www.forbes.com/sites/forbestechcouncil/2022/01/25/how-ai-could-predict-medical-conditions-and-revive-the-healthcare-system/?sh=47f99a5c6c47.

haus³⁸⁰) bekannt, Opfer eines Cyberangriffs geworden zu sein. Eine unmittelbare Gefährdung der Patientensicherheit wurde nicht angenommen. Allerdings zeigt der Vorfall die Auswirkungen eines Angriffs auf bildverarbeitende Systeme im Krankenhaus, bei denen also gerade schon die KI eine wichtige Rolle spielt. Denn durch den Angriff waren in erster Linie die bildverarbeitenden Systeme in der Radiologie betroffen. Auch in Mitleidenschaft gezogen wurde die Bildgebung im Bereich Ultraschall und Endoskopie. Hiermit war ein sensibler Bereich des Krankenhauses betroffen – durch die Ausfälle im Bereich der bildgebenden Systeme kam es zu spürbaren Behinderungen in den Betriebsabläufen. Aufgrund des raschen Eingreifens des Krankenhauses ging die Leitung davon aus, dass die Beeinträchtigungen innerhalb von 24 Stunden aufzulösen waren.³⁸¹

Insbesondere für Medizinprodukte bestehen schon heute umfangreiche regulatorische Vorgaben, um Patienten vor produktseitigen Gefährdungen zu schützen.³⁸² Als eine der weltweit ersten Regulierungen für künstliche Intelligenz wird die europäische KI-Verordnung³⁸³ den Rahmen für die Entwicklung und den Einsatz von KI in der Europäischen Union, auch im Medizin- und Pflegebereich, bilden. Die Verordnung befindet sich bisher noch im Entwurfsstadium, die Trilog-Verhandlungen wurden im Dezember 2023 abgeschlossen. Regulatorisch verfolgt die Verordnung »einen risikobasierten Ansatz, bei dem zwischen Anwendungen von KI unterschieden wird, die ein i) unannehmbares Risiko, ii) ein hohes Risiko und iii) ein geringes oder minimales Risiko darstellen«.³⁸⁴ Dabei besteht insbesondere im Gesundheitsbereich die Sorge, dass KI-Bias zu Ungleichbehandlungen führen könnten.³⁸⁵ Gleichzeitig steigt auch die Gefahr von IT-Sicherheitsvorfällen durch KI. Gerade neue und noch nicht vollständig verstandene Technologien bieten vielfältige Angriffsvektoren, d.h. Möglichkeiten, wie ein Bedrohungsakteur Zugang zu einem Netzwerk, System oder Endgerät erhält. Im Folgenden werden sowohl die Bedrohungen von KI im Kontext eines Krankenhauses erläutert als auch mögliche Gewinne an Cybersicherheit durch KI vorgestellt.

---

380 Pressemitteilung des Klinikums Esslingen zum Geschäftsjahr 2021, abrufbar unter https://www.klinikum-esslingen.de/fileadmin/medienpool/pdf/2022/Juni/2022-07-20_PM_26 072022_Jahresergebnis_und_Qualitaetsbericht.pdf.
381 Die Meldung des Klinikums ist abrufbar unter: https://www.klinikum-esslingen.de/ueber-uns/presse/pressemeldungen/pressemeldung/?tx_news_pi1%5Bnews%5D=651&tx_news_pi1%5Bcontroller%5D=News&tx_news_pi1%5Baction%5D=detail&cHash=486695541db10cc3da425814524d423a.
382 Kraft in: Chibanguza/Kuß/Steeg KI-HdB 2022, § 4 Rn, 19, 23.
383 Vorschlag für eine Verordnung des Europäischen Parlaments und des Rates zur Festlegung harmonisierter Vorschriften für künstliche Intelligenz v. 21.04.2021 (COM (2021) 206 final 2021/0106 (COD)).
384 vgl. Begründung zum Verordnungsentwurf v. 21.04.2021, COM (2021) 206 final, 2021/0106 (COD), S. 15.
385 Wolff, DuD 2022, 733 ff.

Bedrohungen der KI

Nach der klassischen CIA-Triade kann eine Bedrohung die Vertraulichkeit, die Integrität oder die Verfügbarkeit eines informationstechnischen Systems gefährden (siehe auch z. B. § 2 Abs. 2 S. 3 BSIG). Dies ist auch für KI-Systeme der Fall.

Die Vertraulichkeit von Machine Learning Systemen kann auf unterschiedliche Art und Weise beeinträchtigt werden. Ein häufiger Angriff auf der Ebene der Vertraulichkeit sind sogenannte membership inference attacks.[386] Bei diesen Verfahren wird versucht herauszufinden, welche Datenpunkte zum Trainieren eines KI-Systems benutzt werden bzw. welche Datenpunkte zur Datenbank eines KI-Systems gehören. Eines der bekanntesten Beispiele hierfür ist die sogenannte Nextflix prize challenge. Dabei ging es darum, die Filmbewertungen von Netflix-Nutzern vorherzusagen. Forschern der Universität Texas ist es dann gelungen, die anonymisierten Nutzerdaten von Netflix mit den öffentlich zugänglichen Daten der Internet Movie Database zu verbinden und so einen Großteil der Benutzer zu deanonymisieren.[387] Ebenfalls besteht die Möglichkeit, durch Hilfsmodelle einzelne Nutzerdaten bei der Verwendung von KI-Systemen zu enttarnen.[388]

Diese Deanonymisierung ist für die Verwendung von KI-Algorithmen im Krankenhaus eine große Gefahr, da so insbesondere sensible Gesundheitsdaten, die nach Art. 9 Abs. 1 DS-GVO besonders geschützt sind, veröffentlicht werden könnten. Bei der Verwendung von Künstlicher Intelligenz im Krankenhaus sollte daher vornehmlich auf die Vertraulichkeit geachtet werden. Hierbei kann die Methode der differentiellen Privatsphäre[389] helfen. Wenn die Bedingung der differentiellen Privatsphäre erfüllt ist, dann wird der Einfluss einzelner Datenpunkte auf das Modell minimiert und damit auch die Größe der möglichen abgegriffenen Information begrenzt. Dies geschieht dadurch, dass die Trainingsdaten so manipuliert werden, dass zwar die Genauigkeit des Systems möglichst erhalten bleibt, jedoch der Einfluss einzelner Trainingsdaten minimiert wird.[390]

Ebenfalls ist die Integrität von KI-Modellen vielfältigen Angriffen ausgesetzt, und zwar insbesondere in der Phase des Trainierens von Modellen, da es bei der Anwendung von KI-Systemen in aller Regel nicht mehr zu Veränderungen der Modelle kommt. Beispielhaft sei hier auf das sogenannte Poisoning von KI-Systemen verwiesen.[391] Beim Poisoning wird versucht, mit manipulierten Trainingsdaten das KI-System zu verändern und eine korrekte Funktionsfähigkeit zu untergraben. Durch die manipulierten Trainingsdaten kann z. B. ein System der Bildverarbeitung von Röntgenaufnahmen so gestört werden, dass alle oder auch nur bestimmte Bildtypen als falsch klassifiziert werden. Dieses Vorgehen stellt eine große Gefahr dar, wenn z. B. bei Krebspatienten auf dieser Basis eine falsche Diagnose gestellt wird. Im weiteren Sinne kann ebenfalls die Integrität gestört werden, wenn sogenannte Ad-

---
386 Maltzan/Käde, DSRITB 2020, 505.
387 A. Narayanan/V. Shmatikov, *2008 IEEE Symposium on Security and Privacy*, Oakland, USA, pp. 111–125.
388 Siehe hierzu auch Shokri u. a. 2017.
389 Dwork, ICALP 2006, 1.
390 Siehe ausführlich: Papastefanou, CR 2020, 379.
391 Tramèr et al. ArXiv 2022, 2204.00032.

versarial Attacks benutzt werden. Dabei können auch Bilder während der Anwendungsphase manipuliert werden. Diese Manipulation kann so geschehen, dass sie für den Menschen nicht auffällt. Teilweise ist es sogar möglich, dass einzelne Pixel der Bilder manipuliert werden.[392] Diese Adversarial Attacks sind ebenfalls eine große Gefahr für die Patienten.

Zur Vermeidung der Störung der Integrität ist ein intensives und systematisches Vorgehen bereits bei der Implementierung nötig, da eben diese Manipulationen für einen Menschen nicht notwendigerweise zu erkennen sind.

Besondere Anforderungen ergeben sich zu guter Letzt auch durch die Verfügbarkeit von KI-Anwendungen. Beim Trainieren von KI-Systemen ergibt sich ein besonders großer Bedarf an Strom- und Kühlkapazitäten. Der Bedarf ist bei der reinen Nutzung der Anwendungen reduziert. Weiterhin ist es wichtig, dass Trainingsdaten während des gesamten Trainingsvorgangs verfügbar bleiben. Ein großes praktisches Problem betrifft die Software-Seite von KI-Anwendungen. Typische ML-Framework wie Tensorflow, Pytorch und weitere Packages (vor allem in der Programmiersprache Python) werden beständig weiterentwickelt. Es ist daher wichtig, dass immer gewährleistet ist, dass auch bei neuen Softwareversionen der bereits geschriebene Code weiterverwendet werden kann. Eine Abwärtskompatibilität muss gewährleistet sein.

Zusammenfassend lässt sich also festhalten, dass durch die Anwendung von KI sowohl die Vertraulichkeit und Integrität als auch die Verfügbarkeit in besonderem Maße gefährdet sind.

Cybersicherheit durch Künstliche Intelligenz

Die Cybersicherheit ist durch KI-Anwendungen nicht nur bedroht, sondern profitiert zum Teil auch von KI-Anwendungen. Ein typisches einfaches Beispiel für ein der IT-Sicherheit dienendes KI-System ist der automatisierte Spam-Filter im E-Mail-Programm. Doch seit den Anfängen dieser Technologie haben sich die Systeme weiterentwickelt. KI-Systeme zeichnen sich in besonderer Weise dadurch aus, dass sie auch für den Menschen verborgene und noch unbekannte Muster entdecken können. Dies kann man sich bei so genannten Intrusion-Detection Systemen, also Systemen zur Angriffserkennung, zunutze machen (▶ Kap. 3.2.3, Abschnitt »Pflicht zur Einrichtung von Angriffserkennungssystemen«).[393] Die Systeme versuchen u. a., verdächtige Muster in Datenströmen zu erkennen. Es existieren ganze Benchmarks[394], auf denen solche Systeme getestet und evaluiert werden können. Durch ihre guten Fähigkeiten in der Mustererkennung haben KI-Systeme hier teilweise sehr hohe Erkennungsraten[395]; allerdings ist die Generalisierung zwischen verschiedenen Datensätzen noch ausbaufähig. Ebenso lassen sich KI-Systeme auch zur gleichzeitigen Absicherung von KI-Systemen einsetzen. Dabei ist es möglich, z. B.

---

392 Su/Vasconcellos/Kouichi, IEEE EC 2019, 828.
393 Kohpeiß, DuD 2023, 220.
394 Sarhan et al, Big Data Technologies and Applications. 2020, 117.
395 Layeghy/Portmann, arXiv 2022, 2205.04112.

vergiftete Trainingsdaten automatisiert durch KI-Systeme erkennen zu lassen und so ein Manipulieren des Produktivsystems zu verhindern.[396]

3.2.7 Personenschäden durch Cybervorfälle in Krankenhäusern

Bei den bislang bekannt gewordenen Cyberangriffen auf Krankenhäuser in Deutschland kam es noch nicht nachweislich zu einer Patientenschädigung. Zwar stand beim geschilderten Angriff auf das Universitätsklinikum Düsseldorf (▶ Kap. 3.1.4) zunächst der Zusammenhang mit dem Tod einer Patientin im Raum, da die aufgrund des Vorfalls geschlossene Düsseldorfer Notaufnahme nicht durch den Rettungsdienst angefahren werden konnte, sondern auf ein weiter entferntes Krankenhaus ausgewichen werden musste. Es konnte aber nicht sicher festgestellt werden, dass der Tod aufgrund des verlängerten Fahrtweges verursacht wurde. Strafrechtliche Ermittlungen wegen eines Tötungsdeliktes gegen die unbekannten Cybertäter wurden daraufhin eingestellt. Es dürfte aber jedem Beobachter einleuchten, dass es irgendwann zu einer Patientenschädigung infolge eines Cyberangriffs auf ein Krankenhaus kommen wird. In einem solchen Fall drohen dann neue Rechtsfolgen gegen das Krankenhaus und seine Leitungspersonen, insbesondere aus dem Zivil- und Strafrecht.

Bislang richteten sich die Ermittlungen der Strafverfolgungsbehörden stets gegen die Cyberkriminellen, die hinter dem Angriff steckten. Doch die Verantwortlichen der Gesundheitseinrichtungen müssen sich auch bewusst sein, dass sich der Fokus der Strafverfolgungsorgane, die an die Vorschriften des Strafprozessrechts gebunden sind und notwendigen Verdachtsmomenten nachgehen müssen[397], auch gegen sie selbst richten kann, wenn ihnen der Vorwurf der Fahrlässigkeit oder gar des Unterlassens gemacht werden kann, sofern es zu Körperschäden gekommen ist.

Bei einem Cybervorfall mit Patientenschädigung kommt es dann (neben dem Kausalitätsnachweis) maßgeblich auf die Einhaltung der IT-Sicherheits-Vorschriften an. Im Düsseldorfer Fall war diesbezüglich bemerkenswert, dass der damalige Präsident des BSI im Nachgang äußerte, dass der Vorfall selbst (angeblich) durch einen einfachen IT-Grundschutz des BSI hätte verhindert werden können.[398] Die Zurückhaltung der Strafverfolgungsbehörden könnte spätestens dann enden, wenn Angehörige von zu Schaden gekommenen Patienten Strafanzeige gegen die Leitungspersonen erstatten oder zivilrechtliche Schadensersatzansprüche erheben.

Da Patientenschädigungen durch Cybervorfälle bislang ausgeblieben sind, fehlt es noch an einem vertieften juristischen Diskurs und mithin an Klarheit über die einzelnen Tatbestandsvoraussetzungen. Zur Bestimmung des straf- und zivilrechtlichen Haftungsmaßstabs muss daher bis auf weiteres auf den B3S für den Krankenhausbereich zurückgegriffen werden. Denn dieser umfasst als Schutzziel auch

---

396 Zheng/Pengyu, NeurIPS 2018, 7924.
397 § 160 Abs. 1 StPO: Sobald die Staatsanwaltschaft durch eine Anzeige oder auf anderem Wege von dem Verdacht einer Straftat Kenntnis erhält, hat sie zu ihrer Entschließung darüber, ob die öffentliche Klage zu erheben ist, den Sachverhalt zu erforschen.
398 Dittrich, MMR 2022, 267, 268.

die *Sicherheit der Patienten* vor unvertretbaren Risiken einer physischen Verletzung oder eines Schadens an der Gesundheit von Menschen. Dies schließt auch die Vermeidung einer nachhaltigen psychischen Belastung ein.[399]

Als Straftatbestände für Leitungspersonen in den Gesundheitseinrichtungen kommen vor allem die §§ 222, 229 StGB der fahrlässigen Körperverletzung und Tötung in Betracht. Während für den Haftungsmaßstab aufgrund des B3S noch klare Indizien vorliegen und ein Kausalitätsnachweis u. a. durch ärztliche Gutachten gelingen kann, liegt eine der weiteren strafrechtlichen Weichenstellungen für die Konsequenzen bei der *Verantwortlichkeit der beteiligten Personen*. Denn wie bereits erwähnt, können bei Cybervorfällen verschiedene Verursachungsbeiträge aufeinandertreffen. Haben also Personen aus dem Krankenhaus die Ursache für einen Cybervorfall gesetzt, weil sie es bspw. unterlassen haben, die IT-Abteilung ausreichend auszustatten, und wird diese Schwäche durch Dritte vorsätzlich für einen Angriff auf das Krankenhaus ausgenutzt, liegt es nahe, dass die objektive Zurechnung des Taterfolgs zum Tatverhalten aus dem Krankenhaus trotz des deliktischen Handelns des Dritten nicht durchbrochen wird, da es gerade den verpflichtenden Schutzmaßnahmen immanent ist, dass sie vor Dritthandlungen grundsätzlich schützen sollen und bei mangelhafter Umsetzung von Dritten ausgenutzt werden.[400]

Auch bei der zivilrechtlichen Haftung nach § 630a Abs. 1 BGB aufgrund eines Cybervorfalls müssen Kausalitäten berücksichtigt und Zurechnungen vorgenommen werden, damit Schadensersatzansprüche gegen das Krankenhaus in Betracht kommen. Im Unterschied zum Strafrecht sieht das Zivilrecht für Arzthaftungsverfahren besondere Beweislastregelungen vor, die vom Normalfall abweichen, wonach jede Partei grundsätzlich die Beweislast für die tatsächlichen Voraussetzungen der ihr günstigen Rechtsnorm trägt.[401] Im technischen Organisationsbereich kommt hier § 630 h Abs. 1 BGB eine besondere Bedeutung zu. Danach wird ein Behandlungsfehler i. S. d. Pflichtverletzung vermutet, wenn sich ein allgemeines Behandlungsrisiko aus einem *vollbeherrschbaren Risikobereich* verwirklicht hat, das zur Patientenschädigung geführt hat. Obwohl ein einhundertprozentiger Schutz vor Cybervorfällen eine Utopie darstellt, spricht doch die gesetzlich vorgesehene Risikominimierung der Cybergefahren dafür, dass sich auch der Risikobereich der Cybersicherheit in die Kasuistik des § 630 h Abs. 1 BGB einreiht.[402] Die Vermutung erstreckt sich nicht auf die Kausalität; hier findet eine Beweislastumkehr erst bei einem groben Organisationsfehler nach § 630 h Abs. 5 S. 1 BGB statt.[403] Steht nicht fest, dass die Patientenschädigung durch ein pflichtwidriges Verhalten aus dem Organisationsbereich hervorgerufen worden ist, sieht die Rspr. dennoch Erleichterungen für die Beweis- und Darlegungsführung der Patientenseite vor, indem die Patientenseite mit einem Mindestmaß an substantiiertem Vorbringen die Verursachung durch einen Organisationsmangel behaupten muss und dann die sog. *Sekundäre Darlegungslast* auf die Behandlerseite verlagert wird. Letzterer kann zuge-

---

399 B3S »Medizinische Versorgung«, V1.2, S. 9.
400 Allgemein: Schönke/Schröder 2019, § 15 Rn. 169 m. w. N.
401 Laufs/Katzenmeier/Lipp, Arztrecht, Kap. XI. Rn. 49
402 MüKoBGB/Wagner, § 630 h Rn. 30 zur bisherigen Kasuistik.
403 MüKoBGB/Wagner, § 630 h Rn. 110.

mutet werden, da sie deutlich leichter an Informationen über in ihrem Krankenhaus stattgefundene Prozesse gelangen kann, darzulegen, dass die Schädigung eben nicht aus dem eigenen Organisationsbereich entstammt.[404] Aufgrund dieser Erleichterungen kann es auch dazukommen, dass ein strafrechtliches Verfahren wegen eines Organisationsmangels eingestellt wird, da der Tatverdacht nicht hinreichend sicher festgestellt werden kann, das Krankenhaus aber dennoch zivilrechtlich für einen Organisationsfehler einstehen muss.

3.2.8 Cyberversicherungen aus rechtlicher Sicht

Für die Beurteilung eines Risikobereichs im Unternehmen spielt es stets auch eine Rolle, welche Risiken und Auswirkungen ggf. durch Versicherungslösungen abgesichert sind bzw. werden können. Im Bereich der Cybersicherheit kommt den Cyberversicherungen eine besondere Bedeutung zu, für die es Allgemeine Versicherungsbedingungen (AVB Cyber) gibt (▶ Kap. 5).[405] Eine Cyberversicherung deckt typischerweise sowohl Haftpflichtrisiken ab, hat aber auch Rechtsschutz- und Betriebsunterbrechungskomponenten (▶ Kap. 5.3). Den Versicherungsfall löst eine *Informationssicherheitsverletzung* aus, die durch Angriffe, unberechtigte Zugriffe oder Schadprogramme ausgelöst wird.[406] Abgedeckt sind nur Vermögensschäden, weshalb im Gesundheitsbereich Individuallösungen für die angesprochenen Personenschäden sinnvoll sein können.

Das Versicherungsverhältnis sieht für den Versicherungsnehmer die bereits angesprochenen Obliegenheiten vor, u. a. die Einhaltung der gesetzlichen Vorschriften.[407] Ein effektives Compliance-Management wirkt sich also auch auf die Cyberversicherung aus. Die Verletzung der Obliegenheiten aus dem Versicherungsvertrag kann zur Leistungsbefreiung bei vorsätzlicher Verletzung oder Kürzung bei grob fahrlässiger Verletzung entsprechend der Schwere des Verschuldens führen.[408] Es ergeben sich weiterhin aus den Versicherungsbedingungen eigenständige IT-Sicherheitsvorschriften, welche die IT-Abteilung in das ISMS des Krankenhauses einpflegen muss.[409] Kommt es zum Versicherungsfall, treffen den Versicherungsnehmer Anzeigepflichten an den Versicherer.[410] Bei der Cyberversicherung wird »im Kleinen« offensichtlich, dass die Leitungsebene im Krankenhaus die verschiedenen beteiligten Abteilungen koordinieren muss, um den sinnvollerweise eingegangenen Versicherungsschutz nicht wieder zu verlieren.

---

404 Frahm, NJW 2021, 216, 218.
405 Überblick bei Nadeborn/Dittrich, ICLR 2022, 147, 158 f.
406 AVB Cyber A1-2.4; ▶ Kap. 5.5.
407 AVB Cyber A1-16.2.
408 AVB Cyber B3-4.2
409 AVB Cyber A1-16.1.
410 AVB Cyber B3-3.2

3.2.9 Lösegeldzahlungen als Strafbarkeitsrisiko?

Seit einigen Jahren findet sich im juristischen Schrifttum und in anderen Fachkreisen eine Diskussion darüber, unter welchen Voraussetzungen bei einer Lösegeldzahlung aufgrund eines Cyberangriffs für die handelnden Personen ein Strafbarkeitsrisiko bestehen kann.[411] Denn die Zahlung kann den objektiven Tatbestand einer Unterstützung einer kriminellen Vereinigung[412] oder des Verstoßes gegen Bereitstellungsverbote aufgrund von verhängten EU-Sanktionen[413] verwirklichen.[414] Zur Einordnung des strafrechtlichen Risikos muss aber aus Sicht der Leitungsebene im Krankenhaus zum einen erleichternd berücksichtigt werden, dass bislang keine Fälle strafrechtlicher Ermittlungen wegen Lösegeldzahlungen in Deutschland bekanntgeworden sind, dass zum anderen insbesondere im Gesundheitswesen bei der Gefahr für Menschenleben eine Rechtfertigung durch den rechtfertigenden Notstand in Betracht kommt[415] und nicht zuletzt aus dem Schrifttum der Hinweis erfolgte, dass der Nachweis vorsätzlichen Handelns zur Verwirklichung der genannten Straftatbestände selten gelingen dürfte.[416]

Zusätzlich zu den genannten Straftatbeständen können auch praktische Gründe gegen eine Lösegeldzahlung bei Cybererpressung sprechen. Behörden warnen nachvollziehbarerweise vor Lösegeldzahlungen, da sie Cybercrime attraktiv halten und das Problem von Cybercrime so schwieriger bewältigt werden kann. Eine Studie aus dem Jahr 2022[417] zeigt außerdem, dass die Wahrscheinlichkeit, trotz Lösegeldzahlung bei einem Cyberangriff erneut Opfer eines Angriffs zu werden, signifikant hoch ist. Insbesondere ein vorschnelles Eingehen auf eine Lösegeldforderung macht das Opfer für weitere Lösegeldforderungen anfällig. Sie belegt auch das Risiko, dass die Daten und Systeme trotz der Zahlung in mehr als der Hälfte der untersuchten Fälle nicht wieder gänzlich unbeschädigt wiederhergestellt werden konnten. Grundsätzlich stellt es auch nicht den Regelfall dar, dass Lösegeldzahlungen von Cyberversicherungen abgedeckt sind (▶ Kap. 5.3). Die Leitungsebene sollte daher stets Rücksprache mit dem Versicherer halten. Insgesamt sollte die Entscheidung, ob auf eine Lösegeldforderung eingegangen wird, auf der Grundlage einer sorgfältigen Abwägung erfolgen. Denn es lässt sich nicht von der Hand weisen, dass es sich um eine Risikoentscheidung der Geschäftsleitung handelt. In diesen Sachverhalten ist eine umfassende Dokumentation des Entscheidungsprozesses elementar zur Vermeidung nachfolgender rechtlicher Risiken.

---

411 Nadeborn/Dittrich, ICLR 2022, 147, 157 f. m. w. N.; jüngst auch Brodowski/Schmid/Scholzen/Zoller, NStZ 2023, 385.
412 § 129 Abs. 1 S. 2 StGB.
413 § 18 Abs. 1 AWG.
414 Rückert, GWuR 2021, 103, 104.
415 Nadeborn/Dittrich, ICLR 2022, 147, 157.
416 Rückert, GWuR 2021, 103, 104.
417 Die Studie »Ransomware: The True Cost to Business 2022« des Cybersecurity-Unternehmens »cybereason« ist in englischer Sprache abrufbar unter: https://www.cybereason.com/ransomware-the-true-cost-to-business-2022; ein deutscher Bericht findet sich bei: https://www.itsicherheit-online.com/news/cybersicherheit-news/unternehmen-zahlen-oft-mehr fach-loesegeldforderungen.

3.2.10 Cybervorfall und der Kontakt mit Behörden

Bei einem Cyberfall kann aufgrund gesetzlicher Vorgaben die Pflicht bestehen, Kontakt zu einer Behörde aufzunehmen und den Vorfall dort zu melden. Diese Meldepflichten gelten für Kritische Infrastrukturen aus dem BSIG und für sämtliche Datenverarbeiter aus der DS-GVO (▶ Kap. 3.2.3, Abschnitt »Zentrale Stelle zur Sicherheit in der Informationstechnik und die Meldepflicht nach dem BSIG; ▶ Kap. 3.2.5, Abschnitt »Die Datenpanne: Bußgeldpraxis und Schadensersatz«).

Auch jenseits solcher Meldepflichten kann sich die Kontaktaufnahme zu den Behörden empfehlen. Das BSI kann Hilfestellungen geben und sogar sein bereits erwähntes MIRT entsenden (▶ Kap. 3.2.3, Abschnitt »Zentrale Stelle zur Sicherheit in der Informationstechnik und Meldepflichten nach dem BSIG). Eine gute Meldekultur hilft dem BSI zudem, sein Lagebild unabhängig von Meldepflichten aktuell zu halten und so andere Akteure bspw. zu warnen oder notwendige Informationen zur Verfügung zu stellen.

Ein weiterer wichtiger Schritt liegt darin, bei der zuständigen Staatsanwaltschaft Strafanzeige gegen die regelmäßig unbekannten Cybertäter zu stellen (▶ Kap. 4.3). Sollte in Ausnahmefällen der Verdacht bestehen, dass sich Leitungspersonen oder andere Mitarbeitende des Krankenhauses im Vorfeld des Angriffs strafbar gemacht haben könnten, sollten die Betroffenen vor der Kontaktaufnahme zur Staatsanwaltschaft Rechtsrat einholen. Die Cybertäter machen sich in der Regel bei ihren Angriffen strafbar. Sie können bspw. den Straftatbestand der Computersabotage (§ 303b StGB) oder der Verletzung von Geschäftsgeheimnissen (§ 23 GeschGehG) erfüllen. Zwar stellt die Ermittlung solcher Cybertäter eine große Herausforderung dar, dennoch verfügen die (ggf. spezialisierten) Staatsanwaltschaften einschließlich ihrer Ermittlungspersonen über eine stetig wachsende Expertise bei der Aufdeckung von Cyberstraftaten, zumal ihnen im Vergleich zur Privatwirtschaft besondere Ermittlungskompetenzen zustehen, die etwa entlang von Lösegeldzahlungen zu Tätergruppierungen führen können. Damit möglichst wenig digitale Beweisspuren verwischt werden, lohnt die unverzügliche Kontaktaufnahme mit der Staatsanwaltschaft oder den Landeskriminalämtern. Dies macht auch deutlich, wie wichtig die kontinuierliche Suche nach Sicherheitslücken und Angriffen ist.

3.2.11 Fazit

Die Anforderungen an die Cybersicherheit in Krankenhäusern betreffen viele Rechtsgebiete, die stetig im Wandel sind. Dies zeigt die NIS-2-Richtlinie, die im Gesundheitswesen erhebliche Folgen haben wird. Im Fokus stehen für Krankenhäuser das BSIG, das für Großkrankenhäuser mit Fallzahlen von 30.000 vollstationären Behandlungsfällen pro Jahr eingreift, weiterhin die »kleine Schwester«-Norm des § 391 SGB V, die als Auffangvorschrift für alle Krankenhäuser gilt, sowie die Datenschutz-Grundverordnung, die mit ihren hohen Bußgeldsanktionen einer immense Rolle in der Praxis einnimmt. Es bleibt zu beobachten, ob in Zukunft auch die Bußgeldmöglichkeiten des BSIG ausgeschöpft werden.

Von Krankenhäusern wird verlangt, dass sie TOM/OTV ergreifen. Von herausragender Bedeutung ist hier der Stand der Technik, um stetig resilient zu sein.

Weiterhin bestehen bei Cybervorfällen Meldepflichten für Krankenhäuser. Für alle Krankenhäuser gilt die Meldepflicht der DS-GVO. Hinzu kommt für KRITIS-Krankenhäuser noch die Meldepflicht aus dem BSIG. Da für die Verletzung dieser Meldepflichten hohe Geldbußen verhängt werden können, muss die Leitungsebene in Krankenhäusern darauf achten, dass sowohl die technische als auch die juristische Abteilung der Einrichtung (bzw. externe Berater) konstruktiv zusammenarbeiten, um rechtliche Risiken zu minimieren, die den ohnehin bereits durch einen Vorfall drohenden Schaden vergrößern können. Für die Leitungsebene der KRITIS-Krankenhäuser kommen zudem die Herausforderungen mit den weiteren Kooperationsvorschriften hinzu, die das BSIG bereithält.

Neben den Kooperationspflichten sind aber auch die Kooperations-»Angebote« wahrzunehmen. Aus der Privatwirtschaft betrifft dies die Kooperation mit einer (hoffentlich abgeschlossenen) Cyberversicherung. Zudem müssen bei einem Cybervorfall (und in Bezug auf das BSI auch bei anderen IT-Sicherheitsfragen) die »Angebote« der Behörden wahrgenommen werden. Das BSI steht mit seinem MIRT für Cybervorfälle bereit und kann sogar vor Ort die Vorfallbewältigung unterstützen und außerdem Hilfestellungen für die Zukunft geben. So kann wenigstens aus Fehlern gelernt werden. Außerdem sollte umgehend Kontakt mit den hochspezialisierten Ermittlungsbehörden aufgenommen werden, deren Techniker ebenfalls neben der Ermittlung zur Gefahrenabwehr beitragen können. Vor der Annahme staatlicher Hilfsmaßnahmen sollte keine Scheu bestehen.

3.3 Cybersicherheit in MVZ-Strukturen

Tilmann Dittrich, Jan Ippach

Doch nicht nur der stationäre Sektor in Krankenhäusern ist durch den Einsatz vernetzter Prozesse gefährdet. Auch dem vertragsärztlichen Bereich drohen diese Gefahren. In der Vergangenheit haben im deutschsprachigen Raum immer wieder Cyberangriffe stattgefunden. Zuletzt wurden Fälle von Attacken auf Arztpraxen in der Schweiz bekannt, in deren Folge es auch zur Veröffentlichung abgeflossener Daten im Darknet kam.[418] Seit 2019 gibt es mit § 75b SGB V aF, durch das Digitalgesetz nun § 390 SGB V, eine Vorschrift, die ausdrücklich zum Ergreifen von Schutzmaßnahmen der IT-Sicherheit in der vertragsärztlichen Versorgung verpflichtet.[419]

---

418 Ein Bericht hierzu: https://www.inside-it.ch/tausende-schweizer-gesundheitsdaten-landen-nach-hackerangriff-im-darknet-20220330.
419 Dittrich/Ippach, GesR 2021, 285; Grzesiek, GuP 2021, 171.

3.3 Cybersicherheit in MVZ-Strukturen

Mittlerweile sind MVZ aus der vertragsärztlichen Versorgung nicht mehr wegzudenken. Hier besteht auch die Möglichkeit, dass Trägergesellschaften eine Vielzahl an MVZ halten. Dort kann es aus Effizienzgründen sinnvoll sein, gemeinsame IT-Systeme und Prozesse zu nutzen, sei es unmittelbar in der medizinischen Versorgung, bei der Verwaltung (Praxisverwaltungssysteme/PVS) inklusive Abrechnung sowie im Liefer- oder auch im Personalmanagement. Bei solchen Strukturen können sich also Cybervorfälle drastisch auswirken. Von ihnen kann man daher erwarten, dass sie ein professionelles Risikomanagement etablieren, das unter Verhältnismäßigkeitsgesichtspunkten von Einzelarztpraxen oder kleinen Zusammenschlüssen von Leistungserbringern nicht erwartet werden kann. Die in der Regel beauftragten externen Dienstleister müssen dennoch Krisenkonzepte vorhalten. Die nachfolgenden Ausführungen richten sich vor allem an MVZ-Strukturen mit mehreren MVZ bzw. solchen mit Krankenhäusern, da diese gründungsberechtigt für MVZ sind und demnach auch vereinfachte Möglichkeiten zum Einstieg von Investoren bieten.

3.3.1 Regelungsgeschichte des § 390 SGB V

Mit dem Digitale-Versorgung-Gesetz (DVG[420]) wurde Ende 2019 § 75b SGB V aF eingeführt, der den Erlass einer Richtlinie zur IT-Sicherheit in der vertragsärztlichen und vertragszahnärztlichen Versorgung durch die Kassenärztliche Bundesvereinigung regelt. Laut Gesetzentwurf eröffnet die fortschreitende Digitalisierung neue Potenziale und Synergien in der medizinischen Versorgung. Allerdings wachse hierdurch gleichzeitig auch die Abhängigkeit von IT-Systemen in der vertragsärztlichen und vertragszahnärztlichen Versorgung. Da die Arztpraxen nicht in den Anwendungsbereich des BSIG mit der BSI-KritisV fallen, gleichwohl aber ein großes Bedrohungspotenzial auch für die dort eingesetzten informationstechnischen Systeme bestehe, bedurfte es laut Gesetzgeber dieser Spezialvorschrift.[421] Weil die KBV vom Gesetzgeber als federführend zuständig für die Richtlinie erklärt wurde, spricht man auch von der KBV-Richtlinie.

Im März 2024 trat das Digitalgesetz in Kraft, das auch für den Bereich der IT-Sicherheit umfassende Änderungen mit sich brachte. Eine hiervon war eine Überarbeitung von § 75b SGB V aF, der zum § 390 SGB V wurde.

3.3.2 Personeller Anwendungsbereich des § 390 SGB V

Die KBV-Richtlinie ist nach § 390 Abs. 6 S. 1 SGB V für die an der vertragsärztlichen Versorgung teilnehmenden Leistungserbringer verbindlich. Konsequenterweise ist die Anwendbarkeit für die vertragsärztliche Versorgung im Krankenhaus nach § 390

---

420 Gesetz für eine bessere Versorgung durch Digitalisierung und Innovation (Digitale-Versorgung-Gesetz – DVG) v. 09.12.2019 (BGBl. I, S. 2562); die Ausführungen beschränken sich an dieser Stelle auf die vertragsärztliche Versorgung. Die Richtlinien zur vertrags- und vertragszahnärztlichen Versorgung decken sich aber weitestgehend.
421 BT-Drs. 19/13438, 48.

Abs. 6 S. 2 SGB V ausgeschlossen, soweit dort bereits angemessene Vorkehrungen getroffen werden. Angemessene Vorkehrungen im Sinne von § 390 Abs. 6 S. 2 SGB V gelten als getroffen, wenn die organisatorischen und technischen Vorkehrungen nach § 8a Absatz 1 des BSI-Gesetzes oder entsprechende branchenspezifische Sicherheitsstandards umgesetzt wurden (▶ Kap. 3.2.3, Abschnitt »Krisenresilienz im Krankenhaus-B3S«). Somit kann die IT-Sicherheit in der vertragsärztlichen Versorgung in der Praxis teilweise durch die Umsetzung der KBV-Richtlinie, teilweise auch (aus i. d. R. technischen Gründen oder zur Steigerung der Effizienz der Digitalisierung in Krankenhäusern) nach dem B3S für die Krankenhäuser gewährleistet sein.

3.3.3 Regelungsinhalt des § 390 SGB V

Mit der KBV-Richtlinie werden die Anforderungen zur Gewährleistung der IT-Sicherheit in der vertragsärztlichen Versorgung bis zum 30. 6. 2020 durch die Kassenärztlichen Bundesvereinigungen festgelegt.[422] Die Anforderungen müssen nach § 390 Abs. 3 SGB V geeignet sein, abgestuft im Verhältnis zum Gefährdungspotential und zum Schutzbedarf der verarbeiteten Informationen, Störungen der informationstechnischen Systeme, Komponenten oder Prozesse der vertragsärztlichen Leistungserbringer in Bezug auf Verfügbarkeit, Integrität und Vertraulichkeit sowie der weiteren Sicherheitsziele zu vermeiden. Die Schutzziele decken sich also mit § 391 Abs. 1 SGB V sowie über den öffnenden Wortlaut auch mit § 8a Abs. 1 BSIG.

Wie ebenfalls bereits aus der DS-GVO bekannt und im Unterschied zu § 8a BSIG und § 391 SGB V, *müssen* die Anforderungen dem Stand der Technik (§ 390 Abs. 4 SGB V) entsprechen. Weiterhin müssen sie spätestens alle zwei Jahre (bis zum Digitalgesetz noch jährlich) an den Stand der Technik sowie an das Gefährdungspotential zwingend angepasst werden.[423] Diesem zwingenden Erfordernis kam die Kassenärztliche Bundesvereinigung leider noch nicht zuverlässig nach. Die KBV-Richtlinie mit Stand vom 16. 12. 2020 wurde bislang noch nicht erneuert (Stand: 26. 03. 2024). Dies ist zum einen problematisch, weil für die Leistungserbringer aus der vertragsärztlichen Versorgung sowie ihren eingeschalteten Dienstleistern keine Rechtssicherheit besteht, zum anderen, weil das Gesetz gerade auf die Fortentwicklung von Cybergefahren hinweist und somit erkennbar ist, dass die Aktualität der KBV-Richtlinie elementar ist, und zuletzt die Standardisierung für Art. 32 DS-GVO, für die die KBV-Richtlinie laut Präambel vorgesehen ist, nicht standhalten kann.[424]

Die Richtlinie für den vertragsärztlichen Bereich wird von der KBV festgelegt. Sie sind aber mit weiteren Akteuren abzustimmen: mit dem BSI, dem Bundesbeauftragten für den Datenschutz und die Informationsfreiheit, der Bundesärztekammer, der Deutschen Krankenhausgesellschaft sowie mit den Berufsverbänden.

---

422 Die Untersuchung beschränkt sich auf den vertragsärztlichen Bereich. Die Richtlinie zur vertragszahnärztlichen Versorgung ist aber annähernd identisch, weshalb auch für diesen Bereich auf die nachfolgenden Ergebnisse zurückgegriffen werden kann.
423 BeckOK SozR/Wendtland, SGB V, § 75b Rn. 5.
424 KBV-Richtlinie (Stand: 16. 12. 2020), S. 2; Dittrich, GesR 2023, 360.

3.3.4 Anforderungen der KBV-Richtlinie

Mit Stand vom 16.12.2020 wurde die erste KBV-Richtlinie zur Konkretisierung der Anforderungen von § 390 SGB V veröffentlicht. Die Nichteinhaltung der gesetzlichen Frist (30.06.2020) entstand wohl u.a. aufgrund von Abstimmungsschwierigkeiten in Finanzierungsfragen. Verantwortlich für die Einhaltung der Anforderungen der Richtlinie sind die Praxisinhaber.[425] Bei MVZ sind demnach die Trägergesellschaften und dort die für diese geschäftsführend tätigen Gesellschaftsorgane für die Umsetzung der Vorgaben verantwortlich.

Praxisgrößen der KBV-Richtlinie

Die KBV-Richtlinie unterteilt die Arztpraxen in verschiedene Größen:

- Praxis (»Praxisgröße I«): eine vertragsärztliche Praxis mit bis zu fünf ständig mit der Datenverarbeitung betrauten Personen
- Mittlere Praxis (»Praxisgröße II«): eine vertragsärztliche Praxis mit 6 bis 20 ständig mit der Datenverarbeitung betrauten Personen
- Großpraxis oder Praxis mit Datenverarbeitung im erheblichen Umfang (»Praxisgröße III«): eine Praxis mit über 20 ständig mit der Datenverarbeitung betrauten Personen oder eine Praxis, die in über die normale Datenübermittlung hinausgehendem Umfang in der Datenverarbeitung tätig ist (z.B. Groß-MVZ mit krankenhausähnlichen Strukturen, Labore).

Zunächst muss innerhalb von MVZ-Strukturen also festgestellt werden, welche Praxisgrößen vorhanden sind. Je nach Konzept können sämtliche Größen vorhanden sein. Es fällt auf, dass die KBV-Richtlinie nicht berücksichtigt, ob mehrere als einzeln zu betrachtende Arztpraxen ggf. IT-Systeme gemeinsam benutzen und dadurch ggf. besondere Vorkehrungen getroffen werden müssen. Die Richtlinie kennt nur »Groß-MVZ«, nicht aber miteinander vernetzte Einzel-MVZ. Weiterhin ist unklar, wann eine Person als »ständig mit der Datenverarbeitung betraute Person« gilt, wie hier bspw. Teilzeitkräfte zu behandeln sind. Es bleibt zu hoffen, dass die nachfolgenden Updates der Richtlinie hier konkreter werden. Bis dahin genügt für die Umsetzung der Anforderungen der Blick auf die einzelnen Einrichtungen, obwohl dies keine Garantie für Cyberresilienz bietet. Die Leitungspersonen bei den MVZ-Strukturen sind daher gut beraten, alle ihre MVZ in die Risikoanalyse aufzunehmen und die Besonderheiten von vernetzten Leistungserbringern zu berücksichtigen.

---

425 KBV-Richtlinie (Stand: 16.12.2020), S. 2.

Anlagen der KBV-Richtlinie

Tab. 2: Übersicht zu den betroffenen Einrichtungen

	Anlage 1	Anlage 2	Anlage 3	Anlage 4	Anlage 5
Praxisgröße I	X			(X)	X
Praxisgröße II	X	X		(X)	X
Praxisgröße III	X		X	(X)	X

Die Anlagen 1 und 5 müssen von allen Praxen sämtlicher Größen umgesetzt werden. Die Anlagen 2 und 3 richten sich an die größeren Praxen. Die Anforderungen aus Anlage 4 muss die Praxis dann umsetzen, wenn sie medizinische Großgeräte, wie Computertomograph, Magnetresonanztomograph, Positronenemissionstomograph und Linearbeschleuniger, einsetzt.

Alle Anlagen sind gleich aufgebaut und zählen eine Vielzahl an Zielobjekten auf, die in Arztpraxen eingesetzt werden, um daraufhin die Anforderung zur Gewährleistung der IT-Sicherheit hinsichtlich des Zielobjekts festzulegen und anschließend zu erläutern. Für jedes Zielobjekt wird ein Geltungszeitpunkt der Anforderung bestimmt.

In den Anlagen 1 bis 3 finden sich zudem noch Unterteilungen der Zielobjekte nach Software und Hardware. Die KBV-Richtlinie erfindet insbesondere in der für sämtliche Praxisgrößen geltenden Anlage 1 »das Rad nicht neu«, sondern sieht hier gängige Schutzmaßnahmen vor (auszugsweise)[426]:

- Bei mobilen Anwendungen müssen Updates immer zeitnah installiert werden, um Schwachstellen zu vermeiden.
- Bei Office-Produkten soll auf eine Cloud-Speicherung verzichtet werden.
- Der Internet-Browser muss so eingestellt sein, dass keine vertraulichen Daten im Browser gespeichert werden.
- Es dürfen nur verschlüsselte Internet-Anwendungen genutzt werden.
- Es muss eine Authentisierung erfolgen, damit keine unberechtigten Personen Zugriff zu den Internet-Anwendungen erhalten können.
- Werden in der Praxis Smartphones oder Tablets genutzt, sollen aktuelle Schutzprogramme vor Phishing und Schadprogrammen im Browser schützen.
- Die SIM-Karten der Smartphones und Tablets sind per PIN zu schützen.
- Zudem sind die Geräte per Gerätesperrcode zu sichern.
- Die Netzwerksicherheit erfordert mehrere Schutzmaßnahmen, u. a. die Absicherung der Netzübergangspunkte mittels Firewalls.

In Anlage 2 wird deutlich, dass besondere Schutzmaßnahmen zu ergreifen sind, wenn eine größere Zahl an Beschäftigten in den Praxen tätig ist. Es ist dann weniger leicht zu überwachen, ob und wie Mitarbeitende auf Daten zugreifen. Daher müssen

---

426 KBV-Richtline (Stand: 16.12.2020), S. 4ff.

vermehrt technische und standardisierte Lösungen ergriffen werden. Die Praxis muss bspw. für mobile Anwendungen und Internetanwendungen ein Berechtigungskonzept anwenden. Noch deutlicher wird diese Standardisierung bei den Großpraxen, bei denen professionelle IT-Sicherheits-Management-Prozesse etabliert werden müssen.

Aufgrund der bereits erwähnten Schwäche der KBV-Richtlinie, die nicht ausdrücklich berücksichtigt, ob Praxen miteinander vernetzt sind, sollten sich MVZ-Strukturen aber nicht darauf ausruhen, dass sie nur über Praxen kleinerer Größen verfügen, wenn diese systemisch miteinander verbunden sind und somit Cyberangriffe und andere Störfälle zu breitflächigen Ausfällen führen können. In solchen Fällen muss zwingend über die Praxisgrößen hinausgedacht und die Gefahren bei vernetzten Leistungserbringern berücksichtigt werden, um eine Cyberresilienz in den MVZ-Strukturen zu erreichen.

Telematikinfrastruktur (TI) in den Arztpraxen

Nach § 390 Abs. 2 Nr. 1 SGB V umfasst die KBV-Richtlinie auch die Anforderungen an die sichere Installation und Wartung von Komponenten und Diensten der TI, die in der vertragsärztlichen und vertragszahnärztlichen Versorgung genutzt werden. Zur Konkretisierung der Anforderungen wird daher auch noch die gematik GmbH gemäß § 390 Abs. 5 SGB V hinzugezogen, die federführend verantwortlich für die Sicherheitskonzeption der TI nach § 311 SGB V ist.

Die mittlerweile bestens bekannte, kontrovers diskutierte und längst nicht flächendeckend eingeführte TI soll einen digitalen Gesundheitsdatenraum (alternativ »Datenautobahn des Gesundheitswesens«) herstellen, in dem die Leistungserbringer, Kostenträger, Versicherten und weitere Akteure (u. a. Rehabilitation und Pflege) über Anwendungen der TI miteinander »kommunizieren« und Daten austauschen können. Bekannte Anwendungen sind das eRezept oder die elektronische Patientenakte (ePA).

Die TI selbst ist in verschiedene Zonen aufgeteilt. Die Arztpraxen sind in der dezentralen Zone verortet. Über einen Konnektor kann die Arztpraxis dann Zugang zur zentralen Zone der TI erhalten. Die Anlage 5 der KBV-Richtlinie enthält deshalb besondere Anforderungen an die dezentralen Komponenten der TI, an den Konnektor sowie an die Primärsysteme in der Arztpraxis. Diese Anforderungen beschränken sich im Wesentlichen darauf, dass entsprechend den Hersteller- und gematik-Vorgaben gehandelt wird.

Ist die TI einmal flächendeckend in den Alltag der Gesundheitsversorgung integriert, kann sich der Ausfall einzelner Anwendungen und Komponenten erheblich auf die Stabilität der Gesundheitsversorgung auswirken. Als Beispiel kann hier auf die Warnung des BSI im Dezember 2021 vor der viel beachteten »Log4Shell«-Schwachstelle verwiesen werden. Diese Warnung vor der Schwachstelle führte dazu, dass die gematik GmbH Teile der TI außer Dienst nahm. Ein Cybervorfall in der TI, der außerhalb der Sphäre der Arztpraxen stattfindet, kann sich dann auf die Krisenresilienz der MVZ-Strukturen auswirken.[427]

Für die MVZ-Strukturen ist nun problematisch, dass der Gesetzgeber zwar die TI in verschiedene Zonen eingeteilt und dort auch Verantwortlichkeiten geregelt hat, sich Fehler aus anderen Zuständigkeitsbereichen aber in der Verantwortungszone der MVZ-Strukturen auswirken können. Der gematik GmbH kommt die Aufgabe zu, Komponenten und Dienste der TI zuzulassen. Ein Sicherheitsnachweis erfolgt durch eine Sicherheitszertifizierung nach den Vorgaben des BSI. Ein Fall aus dem Jahr 2022 zeigt nun aber Probleme auf. Bei zugelassenen TI-Geräten konnten entgegen den technischen Spezifikationen Daten gefunden werden, mit denen ein Rückschluss auf die versicherten Personen hätte hergestellt werden können. Der Bundesbeauftragte für den Datenschutz und die Informationssicherheit stellte daraufhin klar, dass aufgrund der gesetzlichen Regelung des § 307 SGB V die datenschutzrechtliche Verantwortlichkeit bei den Nutzern der Geräte, also bei den Arztpraxen liege.[428]

Die TI bietet also einen Angriffspunkt für MVZ-Strukturen, wobei der Sicherheitsaspekt grundsätzlich vom Gesetzgeber aufgegriffen und auch in das Zulassungsverfahren eingebunden wurde. Für die MVZ-Strukturen besteht die Aufgabe, die Anforderungen der KBV-Richtlinie zur Sicherheit in ihrer TI-Zone umzusetzen. Die Vorgaben müssen in das Cybersicherheits-Management des Leistungserbringers aufgenommen werden. Dennoch können Rechtsrisiken bestehen, wie der genannte Beispielsfall zeigt. Bis der Gesetzgeber dieses Problem gelöst hat, helfen hier nur vertragliche Regelungen mit eingeschalteten Dienstleistern.[429]

3.3.5 Zertifizierte Dienstleister nach § 390 SGB V

Auch dem Gesetzgeber war bewusst, dass für die Umsetzung der Vorgaben des § 390 SGB V in der Praxis regelmäßig externe Dienstleister herangezogen werden, sofern größere Akteure der vertragsärztlichen Versorgung nicht über eine eigene IT-Abteilung verfügen. Damit nun gewährleistet wird, dass die herangezogenen Dienstleister fachlich geeignet sind, die an die vertragsärztlichen Akteure gestellten Anforderungen umzusetzen, können diese sich nach § 390 Abs. 7 SGB V zertifizieren lassen. Dadurch wird Gefahren für die IT-Sicherheit vorgebeugt. Zwar ist es nicht zwingend, nur auf zertifizierte Dienstleister zurückzugreifen, zumal der Einsatz solcher Dienstleister zu keiner Haftungsbefreiung etwa im Zusammenhang mit der DS-GVO führen kann.[430] Allerdings wird im Falle eines Verstoßes gegen die Vorschriften des § 390 SGB V sowie ggf. gegen die DS-GVO mit Sicherheit positiv berücksichtigt werden, dass auf die Zertifizierung des gewählten Dienstleisters wertgelegt wurde.

Die Zertifizierung findet über die KBV im Einvernehmen mit dem BSI statt. Die Mitarbeitenden der Dienstleister können an die KBV einen Antrag stellen, wenn sie

---

427 Dittrich/Dochow, GesR 2022, 414, 415.
428 Dittrich/Dochow, GesR 2022, 414, 415.
429 Dittrich/Dochow, GesR 2022, 414, 423 f.
430 Ziegler, ICLR 2023, 61, 68.

über die notwendige Eignung verfügen, um die an der vertragsärztlichen und vertragszahnärztlichen Versorgung teilnehmenden Leistungserbringer bei der Umsetzung der Richtlinie sowie bei deren Anpassungen zu unterstützen.

Für die Zertifizierung bestehen eine eigene Richtlinie[431] sowie eine Prüfungsordnung.[432] Die Richtlinie bietet ebenfalls Gewähr dafür, dass der herangezogene Dienstleister, sofern er mit der Herstellung und der Wartung des Anschlusses von informationstechnischen Systemen der Leistungserbringer an die TI einschließlich der Wartung hierfür benötigter Komponenten sowie mit der Anbindung an Dienste der TI beauftragt wurde, über die notwendige Fachkunde verfügt, um die Verfügbarkeit, Integrität, Authentizität und Vertraulichkeit der informationstechnischen Systeme und Komponenten zu gewährleisten (§ 331 Abs. 1 SGB V). Die Zertifizierungsrichtlinie legt fest, wer an einer Prüfung für eine Zertifizierung teilnehmen darf, welches Ziel mit der Zertifizierung verfolgt wird sowie wann eine Rezertifizierung stattzufinden hat.

Was folgt nun für die MVZ-Strukturen im Hinblick auf die Cybersicherheit aus diesen Vorgaben? Der Leistungserbringer muss sicherstellen, dass nur hinreichend qualifiziertes Personal eingesetzt wird. Wenngleich die Zertifizierung nicht zwingend ist, erleichtert sie dennoch die Umsetzung dieser Pflicht. Der Vertrag zwischen Leistungserbringer und Dienstleister sollte also unbedingt eine Klausel enthalten, die den Einsatz zertifizierter Mitarbeitender garantiert.[433] Darüber hinaus scheint es sinnvoll, dass der reguläre Dienstleister zur Umsetzung der SGB-V-Vorgaben auch der IT-Dienstleister für den Notfall ist (bzw. umgekehrt: der IT-Dienstleister für den Notfall nach § 390 Abs. 7 SGB V zertifizierte Mitarbeitende vorhält). Denn dieser kennt die IT-Systeme der Leistungserbringer. Gemeinsam können dann Notfallkonzepte erstellt und erprobt werden.

3.3.6 Datensicherheit in MVZ-Strukturen

Anforderungen der DS-GVO

Für die MVZ-Strukturen gelten hinsichtlich der Datensicherheit die Anforderungen der DS-GVO (▶ Kap. 3.2.5) gleichermaßen. Aus den Regelungen der Art. 24 ff. DS-GVO spielt demnach auch hier Art. 32 DS-GVO eine herausragende Rolle für die Cybersicherheit, da die TOM zur Gewährleistung der Datensicherheit ergriffen werden müssen. Hierbei sind nach Art. 32 Abs. 1 DS-GVO der Stand der Technik, die Implementierungskosten sowie das Gefährdungsrisiko für Rechte und Freiheiten natürlicher Personen zu berücksichtigen.

Im ambulanten Versorgungsbereich wird regelmäßig auf externe IT-Dienstleister zurückgegriffen. Die Verantwortlichkeit für die Einhaltung der Datenschutzvorschriften verbleibt beim Datenverarbeiter, also beim vertragsärztlichen Leis-

---

431 Richtlinie zur Zertifizierung nach § 75b SGB V (Stand: 22.01.2021), abrufbar unter: https://www.kbv.de/html/it-sicherheit.php.
432 Prüfungsordnung der KBV zur Zertifizierung nach § 75b SGB V (Stand: 09.03.2021), abrufbar unter: https://www.kbv.de/html/it-sicherheit.php.
433 Ziegler, ICLR 2023, 61, 72.

tungserbringer. Handelt es sich bei der Zusammenarbeit um eine Auftragsverarbeitung i. S. d. Art. 28 DS-GVO, muss der für die Datenverarbeitung Verantwortliche nur mit Auftragsverarbeitern zusammenarbeiten, die hinreichend Garantie dafür bieten, dass geeignete TOM so durchgeführt werden, dass die Schutzpflichten der DS-GVO hinsichtlich der Rechte der betroffenen Person eingehalten werden. Für die Kooperation muss ein Auftragsverarbeitungsvertrag geschlossen werden. Zur Wahrung der Cybersicherheit sollte dieser Vertrag klar vorgeben, welche Schutzmaßnahmen aufgrund der Kooperation zu ergreifen sind, wie die Verantwortlichkeiten zwischen den Vertragspartnern aufgeteilt sind, wie beim Verdacht auf einen Cybervorfall reagiert wird und wer für eine Vorfallbewältigung zu involvieren ist.[434]

In personeller Hinsicht besteht nach § 38 Abs. 1 BDSG die Pflicht des für die Datenverarbeitung Verantwortlichen, einen Datenschutzbeauftragten zu benennen, soweit der Verantwortliche in der Regel mindestens 20 Personen ständig mit der automatisierten Verarbeitung personenbezogener Daten beschäftigt. Dies ist insbesondere bei größeren MVZ oder MVZ-Strukturen einschlägig. Außerdem ist es üblich, IT-Sicherheitsbeauftrage zu benennen. Diese dürfen nicht mit dem für die Datenverarbeitung Verantwortliche personengleich sein, da sonst Interessenkonflikte bestehen können. In den MVZ-Strukturen müssen die jeweiligen Aufgaben und Verantwortlichkeiten dieser Personen zur Gewährleistung der Cybersicherheit klar verteilt und dokumentiert sein.

Reaktionspflichten nach der DS-GVO

Ebenso wie auch § 391 SGB V enthält § 390 SGB V – auch wenn dies zu begrüßen wäre, damit die KBV-Richtlinie in Zukunft nach einem festgestellten Gefährdungsprofil angepasst werden kann[435] – keine eigene Meldepflicht. Es gilt aber die Meldepflicht beim Cybervorfall nach Art. 33 DS-GVO gegenüber der Datenschutzaufsichtsbehörde sowie die Benachrichtigungspflicht nach Art. 34 DS-GVO gegenüber der vom Vorfall betroffenen Person (► Kap. 3.2.5, Abschnitt »Die Datenpanne: Regelungen der Art. 33, 34 DS-GVO). Bei Unsicherheiten, ob ein IT-Vorfall ein meldepflichtiges Ereignis darstellt, weil bspw. nicht klar ist, ob es sich um eine »IT-Panne« oder einen Cyberangriff handelt, muss eine zweistufige Meldung an die Datenschutzbehörde erwogen werden, die dann konkretisiert bzw. korrigiert werden muss, wenn der Vorfall klarer erfasst werden konnte. In den MVZ-Strukturen muss eindeutig geregelt sein, wer die Meldepflichten erfüllt und auf wessen Unterstützung (bspw. aus juristischer Perspektive) diese Person zählen kann.

---

434 Umfassend zur Vertragsgestaltung im Cybersicherheitskontext: Hessel/Callewaert/Klose, MMR 2023, 471; Ziegler, ICLR 2023, 61,
435 Dittrich, GesR 2023, 360, 364.

3.3.7 Sanktionen gegen MVZ-Strukturen im Bereich Cybersicherheit

Auch für die MVZ-Strukturen können die allgemein angedrohten Sanktionen bei Cybervorfällen verhängt werden, sei es wegen Unterlassens von Maßnahmen zur Sicherstellung von Schweigepflichtmaßnahmen nach §§ 203, 13 StGB, § 23 GeschGehG, § 13 StGB bzw. § 9 MBO-Ä[436], aber auch – und praktisch deutlich relevanter – wegen datenschutzrechtlichen Verstößen gegen Art. 82 und Art. 83 DS-GVO (▶ Kap. 3.2.3, Abschnitt »Die Datenpanne: Bußgeldpraxis und Schadensersatz«).

§ 390 SGB V enthält keine ausdrücklichen Rechtsfolgen bei Verstößen gegen die IT-Sicherheitsvorgaben. Allerdings besteht für vertragsärztliche Leistungserbringer die Verpflichtung zu rechtskonformem Verhalten, die sich auch auf die Einhaltung von § 390 SGB V bezieht. Sie müssen sich selbst an die gesetzlichen Vorgaben halten, aber auch durch Organisationsmaßnahmen dafür sorgen, dass sich die eigenen Mitarbeitenden sowie die gewählten IT-Dienstleister an ihre gesetzlichen Pflichten halten. Bei einem Verstoß hiergegen können die Sanktionsvorschriften der Kassenärztlichen Vereinigung gegen ihre Mitglieder verhängt werden (vgl. § 81 Abs. 5 S. 2 SGB V). In Betracht kommen Verfehlung, Verwarnung, Verweis, Geldbuße oder die Anordnung des Ruhens der Zulassung oder der vertragsärztlichen Beteiligung bis zu zwei Jahren. Als Regelsanktion sind Geldbußen von bis zu 50.000 EUR vorgesehen. Adressaten solcher Disziplinarmaßnahmen können die in einem MVZ tätigen Vertragsärzte sowie dort angestellte Ärzte sein. Die ärztliche Leitung eines MVZ trägt laut Bundessozialgericht die Verantwortung für die ärztliche Steuerung der Betriebsabläufe sowie eine Gesamtverantwortung gegenüber der KV. Ihr kommt eine besondere Pflichtenstellung zu, da sie den ordnungsgemäßen Ablauf der vertragsärztlichen Versorgung im MVZ zu gewährleisten hat.[437] Es bietet sich an, das Pflichtenprogramm der ärztlichen Leitung privatrechtlich zu konkretisieren. Bezüglich des MVZ selbst sowie dessen Träger wird in der Literatur abgelehnt, dass diese der Disziplinargewalt unterliegen.[438] Allerdings kann als »worst-case-Szenario«, das im Zusammenhang mit der IT-Sicherheit aber nur in krassen Ausnahmefällen in Betracht kommt, dem MVZ die vertragsärztliche Zulassung entzogen oder zumindest ruhend gestellt werden.[439] Außerdem ist auf eine mittelbare Wirkung der Umsetzung der SGB-V-Vorgaben auch auf die Vorgaben der DS-GVO zu verweisen. Die Kassenärztliche Bundesvereinigung hat nach der Präambel der KBV-Richtlinie den Auftrag, den Stand der Technik der technisch-organisatorische Maßnahmen im Sinne von Art. 32 DSGVO zu standardisieren.[440]

Des Weiteren können im Zusammenhang mit der TI Geldbußen bis zu 300.000 EUR aufgrund von § 397 SGB V verhängt werden, wenn etwa dem Verbot der

---
436 Dittrich/Ippach, GesR 2021, 285, 290 f.
437 BSG, Urt. v. 14.12.2011 – B 6 KA 33/10 R, BeckRS 2012, 67656 Rn. 18.
438 Rompf/Schröder/Willaschek, BMV-Ä, § 60 Rn. 5 f.
439 Dittrich/Ippach, GesR 2021, 285, 288.
440 KBV-Richtline (Stand: 16.12.2020), S. 2.

Nutzung nicht zugelassener oder nicht bestätigter Produkte zuwidergehandelt wird[441].

3.3.8 Praxishinweise für MVZ-Strukturen

Für die MVZ-Strukturen besteht in der Praxis die Schwierigkeit, wie die an ihre Cybersicherheit gestellten Vorgaben umgesetzt werden können, zumal die Cybersicherheit oft als lästig und ablenkend von der ursprünglichen Aufgabe – der Gesundheitsversorgung – angesehen wird. In diesem Zusammenhang ist hilfreich, dass die KBV-Richtlinie sowie die Zertifizierungs-RL klare Vorgaben an die Leistungserbringer stellen.

Für die meist unkonkreten Vorgaben der DS-GVO hilft eine Best-Practice-Publikation des Bayerischen LfD.[442] Diese Handreichung weist eingangs darauf hin, dass ihr Fokus auf der Verfügbarkeit von Daten und Diensten aufgrund von Cyberangriffen liegt[443], also genau eine Hilfestellung zur Krisenresilienz bieten kann. Selbstverständlich kann diese Publikation keine 100-prozentige Rechtssicherheit für andere Bundesländer geben und ist insbesondere für die Gerichte bei der Auslegung des Gesetzes nicht bindend. Aber im Falle eines möglichen Verschuldens eines Verantwortlichen für die Datenverarbeitung wird es dennoch ein gewichtiges Argument sein, dass er sich an eine Veröffentlichung einer Datenschutzbehörde gehalten hat.

Die Vorgaben der RL sowie der Best-Practice-Prüfkriterien sollten demnach durch die Einrichtungen in eine Checkliste überführt werden. Bei einem Abweichen von den Vorgaben (sei es von den gesetzlichen Vorgaben oder den behördlichen Empfehlungen) sollte dies dokumentiert und begründet werden. Die Leitungsebene muss kontrollieren, dass die Vorgaben innerhalb der Einrichtung umgesetzt werden. Hierfür sollte ein Meldesystem vorgehalten werden, damit die Leitungsebene stets über besondere Vorkommnisse im Hinblick auf die Cybersicherheit (festgestellte Sicherheitslücken, (nicht-) abgewehrte Angriffe, Fehlverhalten von Personal etc.) informiert wird und die notwendigen Maßnahmen überwachen sowie ggf. auch einleiten kann. Zudem muss sie sicherstellen, dass vertragliche Vereinbarungen mit Dienstleistern möglichst rechtssicher ausgestaltet sind und von den Vertragspartnern auch eingehalten werden.

3.3.9 Auswirkungen des Digitalgesetzes

Noch umfangreicher als bei § 75c SGB V aF (▶ Kap. 3.2.4, Abschnitt »Regelungsinhalt des § 391 SGB V«) fallen die Änderungen im Bereich der vertragsärztlichen Versorgung aus, die das im März 2024 in Kraft getretene Digitalgesetz (DigiG) mit sich bringt.

---

441 Dittrich/Dochow, GesR 2022, 414, 420.
442 »Best-Practice-Prüfkriterien für medizinische Einrichtungen« des BayLfD, abrufbar unter: https://www.datenschutz-bayern.de/technik/best_practices/.
443 »Best-Practice-Prüfkriterien für medizinische Einrichtungen« des BayLfD, S. 1.

3.3 Cybersicherheit in MVZ-Strukturen

Wie bei § 391 SGB V soll auch in der vertragsärztlichen Versorgung der Risikofaktor Mensch (▶ Kap. 1.2.3; ▶ Kap. 3.2.4, Abschnitt »Regelungsinhalt des § 391 SGB V«) im Bereich der Cybersicherheit geregelt werden. Die KBV-Richtlinie muss daher in Zukunft auch »Maßnahmen zur Sensibilisierung von Mitarbeiterinnen und Mitarbeitern zur Informationssicherheit (Steigerung der Security Awareness)«[444] umfassen. Die dringende Notwendigkeit solcher Awareness-Maßnahmen bestätigen aktuelle Studienergebnisse des BSI.[445] Drei Viertel der befragten Arztpraxen gaben an, keine oder nur unregelmäßige Awareness-Schulungen für Mitarbeiterinnen und Mitarbeiter angeboten zu haben. Gerade die Sensibilisierung für IT-Sicherheitsthemen ist aber entscheidend, da es diese in der Hand haben, Einfallstore für Cyberangriffe zu öffnen. Daher führen die Entwurfsunterlagen für das DigiG hierzu konsequenterweise aus:

> »Hintergrund ist, dass technische Maßnahmen für Informationssicherheit die umfassende Unterstützung durch alle umsetzenden bzw. anwendenden Personen benötigen, um wirksam greifen zu können. Um dies zu erreichen, ist es notwendig, dass jeder Person die Wichtigkeit des Themas Informationssicherheit bewusst ist, sowohl für die eigene Arbeit, als auch für die gesamte Organisation, der sie angehört. Geeignete Maßnahmen hängen dabei stark von dem entsprechenden Niveau der Sensibilisierung in der Organisation ab und reichen zum Beispiel von Informationsmaterialien über Schulungen bis zu simulierten beziehungsweise demonstrativen ›Angriffen‹.«[446]

Zudem wird der Überarbeitungszeitraum für die KBV-Richtlinie (▶ Kap. 3.3.3) gemäß § 390 Abs. 4 SGB V von einem Jahr auf maximal zwei Jahre gestreckt.[447] Auch diese Änderung ist sinnvoll, da der Jahreszeitraum unangemessen kurz ausgestaltet war, wenn man bedenkt, dass die B3S im Bereich des BSIG in der Regel für zwei Jahre als geeignet festgestellt werden (▶ Kap. 3.2.3, Abschnitt »§ 8a BSIG: Organisatorische und technische Vorkehrungen«).[448]

Eine weitere Neuerung betrifft die Nutzung von Clouds im Gesundheitswesen. Der neue § 393 SGB V erlaubt die Cloud-Nutzung von Leistungserbringern des Vierten Kapitels des SGB V – die Vorschrift betrifft also die KRITIS-Krankenhäuser, Krankenhäuser nach § 391 SGB V sowie die vertragsärztliche Versorgung – für die Verarbeitung von Gesundheits- und Sozialdaten nur unter bestimmten Voraussetzungen. Die Verarbeitung im Wege des Cloud-Computings ist entweder im Inland erlaubt oder in einem Mitgliedstaat der Europäischen Union oder in einem Drittstaat, sofern ein Angemessenheitsbeschluss gemäß Art. 45 DS-GVO vorliegt. Dies betrifft u. a. die Clouds von Betreibern mit Sitz in den USA. Hier wurde im Juli 2023 ein neuer Angemessenheitsbeschluss verkündet.[449]

---

444 BT-Drs. 20/9788, 150; so bereits Dittrich/Dochow, GesR 2022, 414, 422; Dittrich, GesR 2023, 360, 365.
445 Der »CyberPraxMed Abschlussbericht« des BSI vom 22. 03. 2024 ist abrufbar unter: https://www.bsi.bund.de/SharedDocs/Downloads/DE/BSI/DigitaleGesellschaft/CyberPraxMed_Abschlussbericht.html?nn=132646.
446 BT-Drs. 20/9048, 147.
447 BT-Drs. 20/9048, 148.
448 Zu dieser Forderung bereits Dittrich, GesR 2023, 360, 364.
449 https://germany.representation.ec.europa.eu/news/datenverkehr-zwischen-der-eu-und-den-usa-europaische-kommission-erlasst-neuen-2023-07-10_de; zu den bisherigen Ange-

Außerdem ist nach § 393 Abs. 3 SGB V die Verarbeitung nur zulässig,

- soweit nach dem Stand der Technik angemessene TOM zur Gewährleistung der Informationssicherheit ergriffen worden sind,
- ein aktuelles C5-Typ1-Testat der datenverarbeitenden Stelle im Hinblick auf die C5-Basiskriterien für die im Rahmen des Cloud-Computing eingesetzten Cloud-Dienste und die eingesetzte Technik vorliegt und
- die im Prüfbericht des Testats formulierten Endnutzer-Kontrollen umgesetzt sind.

Ab dem 01.07.2025 soll dann nur noch ein C5-Typ2-Testat ausreichen. Erleichterung ist allerdings für die Gesundheitseinrichtungen deshalb in Sicht, da nach § 393 Abs. 5 SGB V die TOM als angemessen gelten, wenn entweder die Anforderungen der KBV-Richtlinie oder die des § 391 SGB V (also durch die B3S) erfüllt sind.

3.4 KRITIS-Dachgesetz

Tilmann Dittrich

3.4.1 Einleitung zum KRITIS-Dachgesetz

Im Verlauf des Buchs wird immer wieder deutlich, dass für Kritische Infrastrukturen zwar aus dem Cyberraum eine immense Bedrohung hervorgeht, ein ausschließlich auf Cybergefahren gerichteter Blick aber zu kurz greift und nicht Grundlage einer umfassenden Reilenz sein kann. An dieser Stelle sollen noch einmal die Szenarien von Bränden, Naturkatastrophen, pandemischen Ereignissen, Lieferkettenengpässen oder auch Sabotage ins Gedächtnis gerufen werden.

Auch die EU-Cybersecurity-Strategy legt einen solchen umfassenden Blick an den Tag und will kritische Einrichtungen sowohl vor cyber- als auch vor nicht-cyberbezogenen Risiken schützen. Deshalb wurde zeitgleich mit der NIS-2-Richtlinie eine Resilienz-Richtlinie[450] verabschiedet, die mit der NIS-2-RL Synergien bilden soll und verhindert, dass blinde Flecken für die Sicherheit kritischer Einrichtungen entstehen können (▶ Kap. 2.1.1, Abschnitt »Schutz Kritischer Infrastrukturen«). Die Richtlinie erwähnt insbesondere physische Risiken im Zusammenhang mit Naturkatastrophen und dem Klimawandel, der die Häufigkeit und das Ausmaß von Wetterextremen erhöht und zu langfristigen Veränderungen der durchschnittlichen

---

messenheitsbeschlüssen und der Schrems-Rechtsprechung: Pauly in Paal/Pauly, DS-GVO/BDSG, Art. 45 Rn. 24c.

450 Richtlinie (EU) 2022/2557 des Europäischen Parlaments und des Rates vom 14.12.2022 über die Resilienz kritischer Einrichtungen und zur Aufhebung der Richtlinie 2008/114/EG des Rates (ABl. 2022 L 333/164).

Klimaverhältnisse führt, welche die Kapazität, Effizienz und Lebensdauer bestimmter Infrastrukturarten verringern können, wenn keine Maßnahmen zur Anpassung an den Klimawandel getroffen werden. Die Richtlinie muss bis Oktober 2024 in nationales Recht umgesetzt sein. Allerdings werden die Rechtspflichten für Kritische Infrastrukturen erst später eingreifen, da die Mitgliedstaaten bis Juli 2026 Zeit haben, die Kritischen Infrastrukturen aus dem Anwendungsbereich der Richtlinie zu bestimmen.

Aufgrund von Sabotage-Akten auf Kritische Infrastrukturen im Jahr 2022 (Gasversorgung, Eisenbahnverkehr) und den Eindrücken aus der Flutkatastrophe im Jahr 2021 entschieden sich das Bundesministerium des Innern und für Heimat (BMI) und kurze Zeit später die Bundesregierung[451] dazu, ein Kritis-Dachgesetz auf den Weg zu bringen, um die Kritischen Infrastrukturen auch aus physischer Sicht zu schützen und die Umsetzung der Resilienz-Richtlinie vorzubereiten. Im November 2021 wurde ein Eckpunktepapier des BMI zum Kritis-Dachgesetz öffentlich.[452] Im Dezember 2023 wurde ein überarbeiteter Referentenentwurf für das KRITIS-Dachgesetz bekannt.[453] Dieser muss zum Anlass genommen werden, sich auf die Regelungen vorzubereiten und Strukturen in den Unternehmen zu verändern bzw. auf den Prüfstand zu stellen.

3.4.2 Referentenentwurf des KRITIS-Dachgesetzes

Krankenhäuser werden von diesem Kritis-Dachgesetz erfasst sein, da sich die sachlichen Anwendungsbereiche i. S. d. Sektoren zwischen NIS-2-Richtlinie und Resilienz-Richtlinie decken.[454] Dies gilt aber nicht für die Größenordnungen. Die Bestimmung der Einrichtungen, die von der Resilienz-Richtlinie erfasst werden sollen, soll zunächst in den Händen der Mitgliedstaaten bleiben und nicht – wie in der NIS-2-RL – durch europaweit einheitliche Schwellenwerte erfolgen (▶ Kap. 3.2.2).

Der Referentenentwurf nimmt zunächst die Betreiber kritischer Anlagen (§ 2 Nr. 1 KRITIS-DachG-RefE) in die Pflicht. Diese erbringen kritische Dienstleistungen (§ 2 Nr. 4 KRITIS-DachG-RefE), die eine hohe Bedeutung für das Funktionieren des Gemeinwesens haben, da durch ihren Ausfall oder ihre Beeinträchtigung langfristige Versorgungsengpässe oder Gefährdungen für wirtschaftliche Tätigkeiten, die öffentliche Sicherheit oder Ordnung, die öffentliche Gesundheit, wichtige gesellschaftliche Funktionen oder die Erhaltung der Umwelt eintreten. Näheres bestimmt dann eine Rechtsverordnung anhand von Schwellenwerten, die bisher noch geltende Regelungstechnik zur Bestimmung der erfassten Einrichtungen im BSIG wird also im KRTIS-DachG zunächst beibehalten.

---

451 BT-Drs. 20/5491.
452 Kipker/Dittrich, MMR-Aktuell 2022, 454186.
453 Die Entwürfe zum KRITIS-DachG sind abrufbar unter: https://ag.kritis.info/2023/07/18/referentenwurf-des-bmi-kritis-dachgesetz-kritis-dachg/
454 Die nachfolgenden Abschnitte zum Kritis-Dachgesetz sind bereits vorab in abgewandelter Form in der Zeitschrift *Der Krankenhaus-JUSTITIAR*, Heft 2/2023, 52 f. veröffentlicht worden.

Das Gesetz regelt in § 2 Nr. 5 KRITIS-DachG, was überhaupt in seinem Anwendungsbereich unter *Resilienz* zu verstehen ist. Es handelt sich hierbei um »die Fähigkeit des Betreibers einer kritischen Anlage, einen Vorfall zu verhindern, sich davor zu schützen, darauf zu reagieren, einen solchen abzuwehren, die Folgen eines solchen Vorfalls zu begrenzen, einen Vorfall aufzufangen, zu bewältigen und sich von einem solchen Vorfall zu erholen«. Der Resilienzbegriff setzt sich also aus präventiven und reaktiven Elementen zusammen und hat dort Überschneidungen mit dem BCM, wo es darum geht, trotz Einschränkungen die Leistungsfähigkeit eines Betriebs bestmöglich aufrechtzuerhalten (▶ Kap. 6.1).

Der Referentenentwurf des Kritis-Dachgesetzes sieht eine regelmäßige staatliche Risikoanalyse gemäß § 8 KRITIS-DachG-RefE hinsichtlich der den kritischen Dienstleistungen drohenden Gefahren vor. Die Analyse soll dazu dienen, ein einheitliches Schutzniveau der kritischer Anlagen zu erreichen. Dem Bundesamt für Bevölkerungsschutz und Katastrophenhilfe (BBK) soll eine zentrale Rolle im Kritis-Dachgesetz zukommen. Es wird gemäß § 3 KRITIS-DachG-RefE eng mit dem BSI zusammenarbeiten.

Die Kritischen Anlagen sollen in Zukunft ein betriebliches Risiko- und Krisenmanagement hinsichtlich der drohenden Gefahren für ihre physische Sicherheit als Teil eines Gesamtsystems nach § 10 KRITIS-DachG-RefE vorhalten. Dieses umfasst die Durchführung von Risikoanalysen und -bewertungen nach § 9 KRITIS-DachG-RefE. Außerdem sollen Resilienzpläne erstellt werden. Die Durchführung der Risikoanalyse soll zur Vorbereitung von technischen und organisatorischen (Sicherheits-)Maßnahmen (»Resilienz-Maßnahmen«) dienen. Zur Vereinheitlichung und erleichterten Anwendung der Vorschriften soll es nach § 10 Abs. 6 KRITIS-DachG auch hier die Möglichkeit geben, dass das BBK im Einvernehmen mit dem BSI von Branchenverbänden vorgeschlagene Branchenspezifische Resilienzstandards (BRS) zur Umsetzung der Resilienz-Maßnahmen für geeignet erklärt. Außerdem nennt die Anlage I des KRITIS-DachG-RefE bespielhaft in Betracht kommende Schutzmaßnahmen.

Maßnahmen aus Anhang I des KRITIS-DachG-RefE

a) Zur Verhinderung des Auftretens von Vorfällen:
   - Maßnahmen der Notfallvorsorge
   - Maßnahmen zur Anpassung an den Klimawandel
b) Zur Gewährleistung eines angemessenen physischen Schutzes der Räumlichkeiten und Kritischen Infrastrukturen:
   - Maßnahmen des Objektschutzes, u.a. das Aufstellen von Zäunen und Sperren
   - Instrumente und Verfahren für die Überwachung der Umgebung
   - Detektionsgeräte
   - Zugangskontrollen
c) Reaktions-, Abwehr- sowie Folgenbegrenzungsmaßnahmen bei Sicherheitsvorfällen
   - Risiko- und Krisenmanagementverfahren und -protokolle

- vorgegebene Abläufe im Alarmfall
d) Zur Gewährleistung der Wiederherstellung nach Sicherheitsvorfällen:
  - Maßnahmen zur Aufrechterhaltung des Betriebs (z. B. Notstromversorgung)
  - Ermittlung alternativer Lieferketten, um die Erbringung des wesentlichen Dienstes wiederaufzunehmen
e) Zur Gewährleistung eines angemessenen Sicherheitsmanagements hinsichtlich der Mitarbeiter:
  - Festlegung von Kategorien von Personal, das kritische Funktionen wahrnimmt
  - Festlegung von Zugangsrechten zu Räumlichkeiten, kritischen Infrastrukturen und zu sensiblen Informationen
  - Berücksichtigung von Verfahren für Zuverlässigkeitsüberprüfungen und Benennung von Kategorien von Personal, die solche Zuverlässigkeitsüberprüfungen durchlaufen müssen; dabei bleiben die Vorschriften der Fachgesetze hinsichtlich der Zuverlässigkeitsüberprüfungen unberührt
  - Festlegung angemessener Schulungsanforderungen und Qualifikationen
f) Maßnahmen zur Sensibilisierung des Personals:
  - Schulungen
  - Informationsmaterial
  - Übungen

Wie schon aus dem BSIG bekannt, müssen auch im Anwendungsbereich des KRITIS-DachG Meldungen bei Sicherheitsvorfällen erfolgen. Nach § 12 Abs. 1 KRITIS-DachG-RefE müssen Vorfälle, die die Erbringung der Dienstleistungen für die kritischen Anlagen erheblich stören könnten, an die gemeinsam mit dem BSI eingerichtete Meldestelle des BBK (▶ Kap. 3.2.3, Abschnitt »Umsetzung der NIS-2-RL in Deutschland«) melden. Auch hier wird eine gestufte Meldepflicht gelten. So muss der Betreiber einer kritischen Anlage unverzüglich nach Kenntnis vom Vorfall eine Meldung abgeben. Die Meldung muss nach § 12 Abs. 2 KRITIS-DachG-RefE sämtliche verfügbaren Informationen enthalten, die erforderlich sind, damit die Art, Ursache und mögliche Folgen des Vorfalls nachvollzogen und ermittelt werden können, einschließlich verfügbarer Informationen, die notwendig sind, um zu bestimmen, ob der Vorfall grenzüberschreitende Auswirkungen hat. Bereits innerhalb der ersten 24 Stunden nach Kenntnisnahme vom Vorfall muss eine erste Meldung nach § 12 Abs. 3 S. 1 KRITIS-DachG-RefE erfolgen, die, sofern möglich, die Informationen nach § 12 Abs. 2 KRITIS-DachG-RefE bereits enthält. Spätestens einen Monat nach Kenntnis vom Vorfall ist nach § 12 Abs. 3 S. 2 KRITIS-DachG-RefE ein ausführlicher Bericht über den Vorfall abzugeben. Es ist noch nicht zu erkennen, ob es dem Gesetzgeber gelingt, einen empfehlenswerten Gleichlauf der Meldepflichten aus dem NIS2UmsuCG und dem KRITIS-DachG zu etablieren.[455]

Zusätzlich zur Meldepflicht wird es im KRITIS-DachG auch die bereits aus dem BSIG bekannten Pflichten zur Registrierung und Benennung einer Kontaktstelle

---
455 Ausführlich hierzu Kipker/Dittrich, ZRP 2023, 230.

(§ 6 KRITIS-DachG-RefE) geben. Eine Nachweispflicht über die getroffenen Resilienzmaßnahmen gilt mittelbar über § 11 KRITIS-DachG-RefE, da die zuständigen Aufsichtsbehörden der Länder und des Bundes über das BBK in der Lage sein sollen, anhand der beim BSI vorgehaltenen Nachweise nach § 39 BSIG-RefE die Resilienzmaßnahmen zu überprüfen. Parallel zum NIS2UmsuCG wird die Geschäftsleitung auch im Anwendungsbereich des KRITIS-Dachgesetzes nach § 14 KRITIS-DachG-RefE verpflichtet, die Einhaltung der Maßnahmen nach § 10 KRITIS-DachG zu billigen und zu überwachen. Sie kann persönlich in Regress genommen werden und muss regelmäßig Schulungen besuchen, um die notwendigen Fachkenntnisse zu erhalten bzw. aufzufrischen. Im Unterschied zu den bisherigen Entwürfen zum NIS2UmsuCG besteht in § 14 Abs. 3 S. 2 KRITIS-DachG-RefE die Besonderheit, dass die Erfüllung dieser Schulungspflicht den zuständigen Aufsichtsbehörden der Länder und des Bundes nachgewiesen werden muss.

Aufgrund der Pflicht zur Einrichtung von technischen und organisatorischen Maßnahmen und der zeitnahen Meldung empfiehlt sich für die betroffenen Einrichtungen der Einsatz von Früherkennungssystemen, die Auffälligkeiten frühzeitig entdecken, Informationen mit dem BBK sowie den örtlichen Behörden austauschen bzw. deren Warnungen aufnehmen und mit den umliegenden Einrichtungen Notfallkonzepte auslösen können.

3.4.3 Folgen für die Zukunft

Aus dem Referentenentwurf im Zusammenspiel mit der bis Oktober 2024 umzusetzenden Resilienz-Richtlinie lässt sich bereits jetzt der Pflichtenkanon erkennen, der in Zukunft auf Krankenhäuser zukommen wird. Es kann nun also mit den Vorbereitungen auf das Kritis-Dachgesetz begonnen werden. Dies gilt vor allem für diejenigen Krankenhäuser, die bereits jetzt vom BSIG erfasst sind und als erste Adressaten für ein Kritis-Dachgesetz in Betracht kommen.

Die neuen Rechtspflichten sollten durch Arbeitsgruppen vorbereitet werden. Hierbei müssen zwingend Vorkenntnisse und bisherige Anstrengungen in den Krankenhäusern genutzt werden. Risikoanalysen, die bereits auf physische Gefahren hindeuten, Berichte über stattgefundene Ereignisse, aber auch das Know-how aus der Krankenhausalarm- und -einsatzplanung (KAEP) können ein immenser Vorteil bei der Umsetzung sein.

Bislang ist dem Referentenentwurf noch nicht zu entnehmen, welche Rechtsfolgen für die Betreiber kritischer Anlagen bei Verstößen gegen das KRITIS-DachG drohen. Aus der Resilienz-Richtlinie ergibt sich, dass die Sanktionsvorschriften wirksam, verhältnismäßig und abschreckend sein müssen. Dieser Dreiklang geht auf die Rechtsprechung des EuGH in dem »Griechischen Maisfall« zurück und findet sich u. a. in der Datenschutz-Grundverordnung und der NIS-Richtlinie bzw. der NIS-2-Richtlinie, in denen Bußgeldrahmen in Millionenhöhe etabliert sind. Es ist daher zu vermuten, dass der bislang noch nicht festgelegte Bußgeldrahmen in § 19 Abs. 3 KRITIS-DachG-RefE ebenfalls diese Größenordnungen erreichen wird. Hier gilt aber einschränkend, dass die Bußgeldregelung nach § 19 Abs. 3 KRITIS-DachG-RefE frühestens im Juli 2026 in Kraft treten soll.

Die Leitungsebene der Krankenhäuser darf das Problem der umfassenden Krisenresilienz spätestens vor dem Hintergrund des Kritis-Dachgesetzes nicht mehr unterschätzen, sondern muss sich der wirtschaftlichen und persönlichen Gefährdungen in den Krankenhäusern bewusst sein. Verdeutlicht wird dies durch die Compliance-Regelung, die die Leitungsebene ausdrücklich in die Pflicht nimmt. Während etwa die angesprochene KAEP mangels ausdrücklicher Sanktionen einen zahnlosen Eindruck vermitteln könnte (▶ Kapitel 3.5.3), drohen bei einer fehlenden Beachtung des Kritis-Dachgesetzes in Zukunft spürbare Rechtsfolgen. Ziel eines Compliance- und Risikomanagements muss es sein, die an sich ähnlich aufgebauten Regelungen aus dem BSIG und dem KRITIS-DachG in einem einheitlichen Unternehmensprozess in Angriff zu nehmen, um dem allumfassenden Gefahrenansatz der Regelungen gerecht zu werden.

3.5 Krankenhausalarm- und -einsatzplanung

Tilmann Dittrich

Der etwas sperrige Begriff der Krankenhausalarm- und -einsatzplanung wird in Fachkreisen kurz als KAEP bezeichnet. Die KAEP ist ein Risiko- und Krisenmanagement-Prozess zur Bewältigung großer Schadenslagen, der seine gesetzliche Verankerung in den jeweiligen Landesgesetzen aus dem Gesundheitsbereich (Krankenhaus-, Rettungsdienst- sowie Katastrophenschutzgesetze) findet. Für die Umsetzung ist ein 2020 erschienenes *Handbuch KAEP* des Bundesamts für Bevölkerungsschutz und Katastrophenschutz (BBK) hervorzuheben, das insbesondere in Zusammenarbeit mit der DAKEP (Deutsche Arbeitsgemeinschaft für Krankenhauseinsatzplanung e.V.) und der DGU (Deutsche Gesellschaft für Unfallchirurgie) entstanden ist.[456] Aus der Beobachterperspektive entsteht der Eindruck, der KAEP komme in Krankenhäusern nicht die verdiente Aufmerksamkeit zu. Große Krisenereignisse der letzten Jahre und ernstzunehmende Krisenszenarien werfen die Frage auf, wohin der Weg der KAEP in Zukunft führen wird. Das Handbuch KAEP stellt zumindest konsterniert fest, dass ein suffizientes Notfallmanagement kostenintensiv sei und aktuell im dualen System der Krankenhausfinanzierung nicht berücksichtigt werde. Die Planungen erfolgten deshalb häufig oberflächlich, ohne die Mitarbeitenden ausreichend durch Schulungen und Übungen einzubinden.[457]

---

456 Das Handbuch KAEP ist abrufbar unter: https://www.bbk.bund.de/DE/Themen/Gesundheitlicher-Bevoelkerungsschutz/Krankenhausalarmplanung/krankenhausalarmplanung_node.html.
457 Handbuch KAEP, S. 19.

3.5.1 Rechtsgrundlagen der KAEP

Gesetzgebungskompetenzen im Bereich KAEP

Die KAEP stellt ein Instrument der Gefahrenabwehr dar. Gemäß der grundgesetzlichen Konzeption sind hier die Länder für die Ausführung (Art. 30 GG) und die Gesetzgebung (Art. 70 GG) zuständig.[458] Nur für die Belange der Verteidigung einschließlich des Schutzes der Zivilbevölkerung (Zivilschutz) liegt die Gesetzgebungskompetenz beim Bund nach Art. 73 Abs. 1 Nr. 1 GG.[459] Lokale und regionale Großschadenslagen fallen in den Zuständigkeitsbereich der Bundesländer. Die Kompetenzen des Bundes sind demnach gering. Dennoch hat dieser ein Interesse an einer einheitlichen und hochwertigen KAEP für den Verteidigungsfall sowie bei länderübergreifenden Schadenslagen.[460] Die 2021 stattgefundene Flutkatastrophe im Westen Deutschlands sowie die Erfahrungen aus der Corona-Pandemie haben eindrücklich gezeigt, wie real solche länderübergreifenden Krisenszenarien sind und wie fatal sich eine unterschätzte Krisenprävention durch den Bund auswirken kann.

Landesrechtliche Regelungen der KAEP

Wie soeben erwähnt, ist die KAEP in landesrechtlichen Vorschriften uneinheitlich geregelt. Ihren Kern findet die KAEP in den Krankenhausgesetzen. Im Handbuch KAEP ist eine Übersicht über die einzelnen Regelungen in den Ländern abgedruckt.[461] Die nachfolgenden Beispiele verdeutlichen die abweichenden Regulierungen in den Ländern.

Nach § 27 Abs. 1 S. 2 LKG Berlin stellen Krankenhäuser durch geeignete Vorkehrungen sicher, dass im Katastrophenfall oder bei besonderen Gefahrenlagen Patientinnen und Patienten ordnungsgemäß versorgt werden und der Krankenhausbetrieb aufrechterhalten wird. Nach § 10 Abs. 2 KHGG NRW ist das Krankenhaus verpflichtet, an der Bewältigung von Großeinsatzlagen und Katastrophen mitzuwirken. Hierfür stellt es Einsatz- und Alarmpläne auf, stimmt sie mit der zuständigen Behörde ab und erprobt sie in angemessenen Abständen. In Baden-Württemberg müssen die Krankenhäuser gemäß § 28 Abs. 2 LKHG BW durch geeignete Vorkehrungen, insbesondere durch die Erstellung und Fortschreibung von Alarm- und Einsatzplänen, sicherstellen, dass auch bei einem Massenanfall von Verletzten (MANV) oder Erkrankten eine ordnungsgemäße Versorgung der Patienten gewährleistet werden kann. Aus dieser beispielhaften Vorstellung der Rechtsvorschriften wird deutlich, dass die Zielrichtungen der KAEP nach den Landeskrankenhausgesetzen nur auf besondere Ereignisse zugeschnitten sind. Nicht überall folgt aus den Regelungen, dass auch den Krankenhäusern selbst innewohnende Gefahren (Cybervorfall, Umweltereignis, Brand etc.) berücksichtigt werden

---

458 Helm/Wolff in: Scholtes/Wurmb/Rechenbach, Risiko- und Krisenmanagement im Krankenhaus. Alarm- und Einsatzplanung, S. 26.
459 Handbuch KAEP, S. 21.
460 Handbuch KAEP, S. 19 ff.
461 Handbuch KAEP, S. 22 ff.

müssen. Sinnvoll können deshalb konkretisierende Rechtsverordnungen sein, wie § 2 der Krankenhausalarmplanungsverordnung des Saarlands zeigt, wonach als Grundlage der KAEP alle Krankenhäuser auf interne und externe Schadenslagen vorbereitet sein müssen. Zu eng ist bspw. auch § 14b Abs. 2 KHG LSA formuliert, der zwar auch das Aufstellen von Notfallplänen für Schadensereignisse in den Krankenhäusern verlangt, allerdings nur für solche, die zu einem Katastrophenfall i. S. d. § 1 Abs. 2 Katastrophenschutzgesetz Sachsen-Anhalt führen können. Eine solche Einschränkung hingegen existiert in § 14 S. 4 NKHG wiederum nicht. Die landesrechtlichen Regelungen zur KAEP unterscheiden sich demnach in ihren Anwendungsfällen und ihrer Regelungstiefe. Sie decken sich nicht mit dem Ziel des Handbuchs KAEP des BBK, dass die KAEP einen ganzheitlichen Risiko- und Krisenmanagementansatz verfolgen soll.[462]

In Bayern ist die Pflicht zur Etablierung einer KAEP in Art. 8 Katastrophenschutzgesetz geregelt, deckt sich aber inhaltlich mit den Parallelvorschriften aus den Krankenhausgesetzen anderer Länder. Auch die Regelung in Bayern verpflichtet zum Aufstellen von Notfallplänen für Schadensereignisse innerhalb des Krankenhauses.

Abgerundet wird die rechtliche Verankerung der KAEP teilweise in den Rettungsdienstgesetzen. So sieht § 7 Abs. 6 HRDG für Hessen vor, dass Landkreise und kreisfreie Städte im Zusammenwirken mit den Krankenhäusern zur Planung von vorbereitenden Maßnahmen zur Bewältigung von Großschadensereignissen verpflichtet sind.

3.5.2 Inhalt des Handbuchs/Etablierung KAEP

PDCA-Zyklus und Risikoanalyse

Das Handbuch KAEP des BBK sieht für die Ein- und Durchführung einer KAEP einen für Management-Prozesse üblichen PDCA-Zyklus (Plan, Do, Check, Act) vor.[463] Nach der Planungsphase werden die geplanten Maßnahmen durchgeführt und im Nachgang evaluiert. Danach werden die getroffenen Maßnahmen ggf. nachjustiert, wodurch ein Übergang von der Act- zur Plan-Phase stattfindet und der Kreis sich schließt. In der sich aufgrund des Zyklus wiederholenden Planungsphase findet die Risikoanalyse statt. Diese sollte der Leiter KAEP in Zusammenarbeit mit einer Arbeitsgruppe KAEP durchführen. Initiiert werden muss dieser Prozess von der Leitungsebene der Krankenhäuser, da diese die Letztverantwortung für die Umsetzung von Rechtsvorgaben trägt.[464] Trotz einer Delegation auf den Leiter KAEP muss die Leitungsebene also die Umsetzung der Rechtsvorgaben zur KAEP prüfen.[465] Die Risikoanalyse wird anhand einer definierten Checkliste durchgeführt.

---

462 Handbuch KAEP, S. 32.
463 Handbuch KAEP, S. 27; Wurmb/Scholtes/Kolibay/Dersch in: Scholtes/Wurmb/Rechenbach, Risiko- und Krisenmanagement im Krankenhaus. Alarm- und Einsatzplanung, S. 78.
464 Handbuch KAEP, S. 28; außerdem ▶ Kap. 2.5.1, Abschnitt »Sanktionsrechtliche Vorgaben«.
465 Handbuch KAEP, S. 28.

Hierbei werden Risiken hinsichtlich ihrer Eintrittswahrscheinlichkeit und des Schadensausmaßes bewertet und im Anschluss in einer Risikomatrix dargestellt.[466] Das nachfolgende Beispiel veranschaulicht, warum die Risiken jeweils einzelfallbezogen ermittelt werden müssen und keine pauschalen Empfehlungen abgegeben werden können:

Fallbeispiele zum Risikoszenario Brandereignis

Bsp. 1: Am bayerischen Alpenrand befindet sich ein kleines Krankenhaus der I. Versorgungsstufe, das über wenige Intensivbetten verfügt. Das nächstgelegene Krankenhaus befindet sich 20 Fahrminuten entfernt. Die örtliche freiwillige Feuerwehr leidet unter Personalmangel zur Tagzeit. Dies gilt auch für die Katastrophenschutzorganisationen. Die regelrettungsdienstlichen Ressourcen sind aufgrund der ländlichen Gegend überschaubar.

Bsp. 2: In einer nordrhein-westfälischen Großstadt befindet sich ein Klinikum als »Maximalversorger« mit mehreren Intensivstationen. Außerdem befindet sich eine psychiatrische Abteilung im Gebäude. Weitere Krankenhäuser mit Intensiv- sowie Intermediate-Care-Kapazitäten sind in weniger als 15 Minuten Fahrzeit zu erreichen. In unmittelbarer Nähe zum Krankenhaus befindet sich eine Wache der Berufsfeuerwehr, die mit einem Löschzug und mehreren Rettungswagen besetzt ist. Weitere Feuer- und Rettungswachen der Berufsfeuerwehr und der Hilfsorganisationen sind in weniger als 15 Minuten Fahrtzeit zu erreichen. Aufgrund der großen Zahl von Kliniken werden tagsüber eine Vielzahl an Krankentransportwagen vorgehalten. Außerdem sind im Rettungsdienstbereich zu Tagzeiten Intensivtransportwagen sowie ein 24-h-Rettungshubschrauber stationiert.

Es ist offensichtlich, dass die Risikoanalyse in den Fallbeispielen zu unterschiedlichen Ergebnissen kommen wird. Für die Eintrittswahrscheinlichkeit eines Brandereignisses ist in Beispiel 2 zu berücksichtigen, dass die Brandstatistik der vergangenen Jahre ein großes Risiko der Brandstiftung aufweist (▶ Kap. 3.6.1). Solche Brände können auch durch in ihrer Steuerungsfähigkeit eingeschränkte Personen verursacht werden. Die psychiatrische Abteilung in Beispiel 2 ist aber auch für das Schadensausmaß von Bedeutung, da bei ihrer Räumung ggf. besondere personelle Ressourcen notwendig sind und besondere Räumungskonzepte ausgelöst werden. Ebenfalls von großer Bedeutung bei der Risikoanalyse ist die Zahl der Intensivbetten aufgrund der erschwerten Räumung und sogar Verlegung in andere Krankenhäuser. Hier spielt wiederum eine Rolle, dass in Beispiel 2 zwar ein größerer Ressourcenaufwand erforderlich sein dürfte, die Ressourcen aber zumindest bei Tagzeiten schneller und umfangreicher verfügbar sind als in Beispiel 1.

Nach der Durchführung der Risikoanalyse muss für die KAEP ein Projektplan durch den Leiter KAEP aufgestellt werden, wofür sich in der Umsetzung dann Arbeitsgruppen anhand der festgestellten Szenarien anbieten. Als Ergebnis dieses

---

466 Handbuch KAEP, S. 30.

Prozesses sollen am Ende Einzelpläne für die in der Risikoanalyse festgestellten Szenarien feststehen.[467]

Das Ziel der KAEP liegt in der Maximierung der Aufrechterhaltung der Patientenversorgung in Krisenphasen.[468] Das Handbuch KAEP verweist auf ein durch die Literatur[469] aufgestelltes konsequenzbasiertes Modell, wonach interne und externe Ereignisse zwei Konsequenzen haben können, die in einer wechselseitigen Abhängigkeit zueinanderstehen: Überlastung der Behandlungskapazität und Einschränkung der Funktionalität.[470] Im Handbuch KAEP sind Beispielsfragen abgedruckt, mit denen man sich den zu erwartenden Risiken sowohl aus dem Blickwinkel der primären Störung der Funktionalität als auch einem primären Übersteigen der Behandlungskapazität annähern kann.[471] Die Komplexität der zu erwartenden Ereignisse wird außerdem durch die Vorbereitungszeit des Krankenhauses auf ein stattfindendes Ereignis sowie durch die Gefährdung des Personals (durch Brände, Naturkatastrophen, aber auch kriminelle Handlungen) beeinflusst.[472]

Personelle Maßnahmen mit Verantwortungskreisen

Wie bereits erwähnt, empfiehlt sich bei einer bei der Leitungsebene verbleibenden Letztverantwortung für die Etablierung einer KAEP die Beauftragung eines Leiter KAEP[473], der sowohl die Arbeitsgruppe KAEP als auch die Durchführung der Risikoanalyse leitet, die zu treffenden Maßnahmen der KAEP initiiert und überwacht sowie die für die Krisenvorsorge elementare Vernetzung des Krankenhauses mit Dritten übernimmt.[474] Der Leiter KAEP muss aufgrund seiner (Studien-)Ausbildung qualifiziert sein, die Kernprozesse von Krankenhäusern zu kennen und für die Leitung der KAEP über ausreichende Managementprozess- und Schnittstellenkenntnisse verfügen. Das Handbuch KAEP empfiehlt eine Funktionsausübung zumindest in Teilzeit.[475] Grundsätzlich muss der Leiter KAEP über die ausreichenden finanziellen, zeitlichen und organisatorischen Ressourcen verfügen, um seine Aufgaben erfolgreich wahrnehmen zu können.

Weiterhin wird die Gründung einer Arbeitsgruppe KAEP für notwendig erachtet, die interdisziplinär/interprofessionell besetzt ist. Laut Handbuch KAEP gehören Vertreter der Ärzteschaft, der Pflege, der Technik, der Logistik sowie des Brand- und

---

467 Wurmb/Scholtes/Kolibay/Dersch in: Scholtes/Wurmb/Rechenbach, Risiko- und Krisenmanagement im Krankenhaus. Alarm- und Einsatzplanung, S. 82.
468 Wurmb/Scholtes/Kolibay/Dersch in: Scholtes/Wurmb/Rechenbach, Risiko- und Krisenmanagement im Krankenhaus. Alarm- und Einsatzplanung, S. 81.
469 Wurmb/Rechenbach/Scholtes, Alarm- und Einsatzplanung an Krankenhäusern, 2017, 618.
470 Handbuch KAEP, S. 33; Helm/Wolff in: Scholtes/Wurmb/Rechenbach, Risiko- und Krisenmanagement im Krankenhaus. Alarm- und Einsatzplanung, S. 30.
471 Handbuch KAEP, S. 34.
472 Handbuch KAEP, S. 35.
473 Begrifflich in der Praxis oft auch Katastrophenschutzbeauftragter genannt, vgl. Handbuch KAEP, S. 28.
474 Wurmb/Scholtes/Kolibay/Dersch in: Scholtes/Wurmb/Rechenbach, Risiko- und Krisenmanagement im Krankenhaus. Alarm- und Einsatzplanung, S. 81.
475 Handbuch KAEP, S. 28.

Arbeitsschutzes in diese Arbeitsgruppe. Dadurch kann eine fachkundige Erstellung eines Alarm- und Einsatzplans gewährleistet werden.[476]

Strukturelle Maßnahmen und Prozesse der KAEP

Das Handbuch KAEP sieht eine Reihe von Maßnahmen und Prozessen vor, die in den jeweiligen Alarm- und Einsatzplänen für die einzelnen Krisenszenarien zum Einsatz kommen können. Technisch betrifft dies bspw. die Vorhaltung von Meldewegen (extern über Leitstellen und andere Behörden, intern bspw. über Brandmeldeanlagen), die personelle Zusammensetzung einer (zunächst ggf. operativen) Krankenhauseinsatzleitung (KEL), die bei Krisenszenarien den Führungsstab bildet, die Vorgehensweise bei der Sichtung von Menschen zur Priorisierung der medizinischen Versorgung (Stichwort: Triage), aber auch die technische Bewältigung von Krisen, weil je nach Szenario das KIS zur Verwaltung und Organisation der Patientenversorgung ausfallen kann.[477] Ein wichtiges Element können außerdem Checklisten und Handlungsanweisungen darstellen, da in Krisensituationen verständlicherweise der Stresslevel steigt und die notwendigen Kenntnisse des Personals trotz Übungen aufgrund der Seltenheit und Unvorhersehbarkeit der Ereignisse ggf. eine Rückfall-/ Sicherheitsebene benötigen.[478].

Diese und weitere im Handbuch genannte Prozesse können in den für die einzelnen Krisenszenarien durch den Leiter KAEP und die Arbeitsgruppe KAEP entworfenen Einsatzplänen Eingang finden. Das Handbuch KAEP gibt einige ereignisspezifische Einsatzpläne vor:[479]

Tab. 3: Ereignisspezifische Einsatzpläne und ihre Besonderheiten im Handbuch KAEP

Einsatzplan	Besonderheiten
Massenanfall von Verletzten (MANV) oder Erkrankten[480]	• Allgemeine Grundlagen und Überlegungen zur Bewältigung eines Massenanfalls von Verletzten • Beurteilung der Funktionalitätsgefährdung des Krankenhauses (bzw. von Teilen davon) • Organisatorische Elemente der medizinischen Versorgung • Führung und Steuerung des Krankenhauses bei MANV
CBRN (Chemische, Biologische, Radiologische und Nukleare Gefahren)[481]	• Schutzziele der CBRN-Grundversorgung (Schutz von Personal, Patienten, Einrichtung und Sicherung der klinischen Prozesse) • Einteilung in Lagen nach Ursprung des Ereignisses • Massenanfall aufgrund einer Pandemie

---

476 Handbuch KAEP, S. 28.
477 Handbuch KAEP, S. 41 ff.
478 Handbuch KAEP, S. 64.
479 Handbuch KAEP, S. 70 ff.
480 Handbuch KAEP, S. 73.
481 Handbuch KAEP, S. 87.

Tab. 3: Ereignisspezifische Einsatzpläne und ihre Besonderheiten im Handbuch KAEP – Fortsetzung

Einsatzplan	Besonderheiten
Polizeilagen[482]	• Aggressivität und Gewalt gegen Personal als Problem der Krisenbewältigung • Einbindung der lokalen Polizei bereits in der Vorsorge • Ansprechpartner für Polizei sowie Warnung von Personen im Gebäude
Brand im Krankenhaus[483]	• Verantwortungsbereiche von Leiter KAEP und Brandschutzbeauftragtem • KEL als Bindeglied zwischen Feuerwehr und Krankenhaus
Naturgefahren[484]	• Erschwerte Schadensbewältigung durch physische Hindernisse
Ausfall/Störung der IT[485]	• Flächendeckender Einsatz von IT in der medizinischen Versorgung • Störungen häufig auf technisches Versagen, menschliche Fehlhandlungen oder natürliche Ereignisse zurückzuführen • Risikoanalyse durch IT-Abteilung und Arbeitsgruppe KAEP • Berücksichtigung der Vorgaben des BSIG bzw. des B3S (▶ Kap. 3.2.3, Abschnitt »Krisenresilienz im Krankenhaus-B3S«) • Notfallmanagement durch IT und Fachabteilungen • Geschäftsfortführung als Ziel • Geplante Wiederanlaufreihenfolge • Planung mit externen IT-Dienstleistern vorab • Zusammenarbeit mit besonderen Partnern (BSI, LKA)
Ausfall der Telefonanlage[486]	• Erschwert Bewältigung eines parallel stattfindenden Krisenereignisses (das ggf. Telefonausfall ausgelöst hat) • Bei geplantem Ausfall (bspw. zur Wartung) Warnung intern und extern • Schaffung von technischen Redundanzen
Ausfall von technischen Basisinfrastrukturen[487]	• Stromversorgung • Wärme- bzw. Primärenergieträgerversorgung • Trinkwasserversorgung • Versorgung mit medizinischen Gasen

---

482 Handbuch KAEP, S. 107.
483 Handbuch KAEP, S. 113.
484 Handbuch KAEP, S. 115.
485 Handbuch KAEP, S. 116.
486 Handbuch KAEP, S. 123.
487 Handbuch KAEP, S. 124.

Awareness für die KAEP

Wie üblich wird auch für die KAEP darauf hingewiesen, dass sie nur dann effektiv sein kann, wenn sie kontinuierlich verbessert und hinreichend im Krankenhaus gelebt wird (Awareness). Um eine hohe Akzeptanz der KAEP bei den Beschäftigten zu erreichen, müssen die Mitarbeitenden angemessen geschult werden, regelmäßige Übungen von Krisenszenarien und vorgesehenen Maßnahmen durchgeführt sowie die gesamte KAEP wiederkehrend evaluiert werden.[488] Für die Schulungen der Mitarbeitenden lohnt ein Ausbildungskonzept mit verschiedenen Modulen.[489] Übungen müssen aufgrund ihres Aufwands stets durch die Leitungsebene unterstützt werden.[490] Es gilt das Prinzip »Tone from the Top«, wonach eine KAEP nur so gut sein kann, wie sie durch die Leitungsebene verinnerlicht und in ihrer Bedeutung nach außen getragen wird.[491]

Die KAEP als dynamischer Prozess soll stets anhand aktueller Risiken und Schadensereignisse ausgerichtet und als lernendes System (»lessons learned«) betrieben werden.[492] Dies betrifft insbesondere auch die in der Krise stattgefundene Kommunikation, die nach Rückkehr zum Normalniveau nach einem Ereignis ausgewertet werden muss.[493] Im Handbuch KAEP sind Praxisberichte von Krisenereignissen abgedruckt, bei denen jeweils sehr intuitiv Lehren für die eigene KAEP gezogen werden können.[494] Dies verdeutlicht, dass auch aus den Fehlern anderer gelernt werden muss. Externe Ereignisse müssen analysiert und die eigenen Strukturen hinterfragt werden.

3.5.3 Rechtsfolgen einer ineffektiven KAEP und der Blick in die Zukunft

Die Verpflichtung zur Einrichtung einer KAEP ist nicht mit ausdrücklichen Rechtsfolgen versehen. Es bleiben demnach aufsichtsrechtliche Konsequenzen bei Nichteinhaltung der Vorschriften durch die Aufsichtsbehörden der Länder. Darüber hinaus können die aus anderen Rechtsgebieten drohenden Rechtsfolgen eine mittelbare Konsequenz auf die KAEP haben. So profitiert die KAEP natürlich in der Praxis von den steigenden Bedrohungen im Cyberbereich und den dort verankerten erheblichen Rechtsfolgen (▶ Kap. 3.2.3, Abschnitt »Sanktionen im BSIG«). Außerdem wird den Vorschriften zur KAEP eine Rolle bei der Bemessung von Haftungsfolgen bei Personenschäden eingeräumt.[495]

---

488 Handbuch KAEP, S. 27; Pfenninger/Villhauer/Königsdorfer, Notfall + Rettungsmedizin 2022, https://doi.org/10.1007/s10049-022-01065-1.
489 Handbuch KAEP, S. 134.
490 Handbuch KAEP, S. 140.
491 Tyzak in: Scholtes/Wurmb/Rechenbach, Risiko- und Krisenmanagement im Krankenhaus. Alarm- und Einsatzplanung, S. 44.
492 Handbuch KAEP, S. 19.
493 Handbuch KAEP, S. 58.
494 Handbuch KAEP, S. 143 ff.
495 Tyzak in: Scholtes/Wurmb/Rechenbach, Risiko- und Krisenmanagement im Krankenhaus. Alarm- und Einsatzplanung, S. 49.

Allerdings ist fraglich, welcher Mehrwert sich für die Praxis hieraus ergibt. Denn mit Verabschiedung des KRITIS-Dachgesetzes, das die europäische Resilienz-Richtlinie umsetzen wird, bekommt die KAEP neue Konkurrenz, da im Anwendungsbereich der Resilienz-Richtlinie Sanktionen für mangelhafte Risikomanagement-Prozesse vorgesehen sind (▶ Kap. 3.4.3). Es bleibt demnach abzuwarten, wer vom Anwendungsbereich des KRITIS-Dachgesetzes erfasst sein wird. In den Krankenhäusern, die künftig sowohl dem KRITIS-Dachgesetz als auch den Vorgaben zur KAEP unterfallen, müssen Parallelprozesse vermieden und Synergien gesucht werden. So können bspw. bisherige Ergebnisse aus Risikoanalysen sowie Erfahrungen von Mitarbeitenden in Schlüsselpositionen der KAEP genutzt werden.

3.6 Brandschutz im Krankenhaus

Tilmann Dittrich, Marcel Schaich

3.6.1 Einführung zum Brandschutz

Der Bundesverband Technischer Brandschutz e.V. (bvfa) erhebt seit einigen Jahren Zahlen über Brände in deutschen Krankenhäusern, die einen Einblick in das Gefahrenpotential *Brände* geben.[496] In den letzten Jahren kam es jeweils zu einer mittleren zweistelligen Anzahl von Bränden in Krankenhäusern. Die Zahl der verletzten Personen lag im Jahr 2021 bspw. bei 103 Verletzten, was sich im Vergleich zu den letzten Jahren als Spitzenwert erwies. Außerdem kam es im Zusammenhang mit den Bränden in den letzten Jahren zu einer einstelligen Zahl an Todesfällen pro Jahr.

Anhand einzelner Praxisberichte wird nachfolgend verdeutlicht, welche unterschiedlichen Faktoren beim Brandschutz zu beachten sind. Zunächst müssen die unterschiedlichen Ursachen berücksichtigt werden, die Brandereignisse auslösen können. Diese lassen sich zunächst in menschliche und technische Ursachen unterteilen. Als Verursacher auf menschlicher Seite kommen Patienten, Dritte sowie Mitarbeitende des Krankenhauses in Betracht. Die Brände können sowohl fahrlässig als auch vorsätzlich verursacht werden.

Im August 2021 kam es im Münchner Klinikum Großhadern zu einem Brand in der Cafeteria des Klinikums, bei dem Holzpaletten in Brand geraten sind. Bereits vor Ort konnten Ermittler Hinweise auf eine absichtliche Brandlegung sammeln, die am Folgetag zur vorläufigen Festnahme eines Tatverdächtigen führten.[497] Beim Großbrand im Düsseldorfer Marienhospital im Jahr 2019, bei dem 19 Personen verletzt wurden und eine Person starb, bestand der Verdacht der fahrlässigen Brandstiftung

---

[496] Die Statistiken sind abrufbar unter: https://www.bvfa.de/121/the-.
[497] Der Bericht ist abrufbar unter: https://www.zeit.de/news/2021-08/03/brand-in-krankenhaus-cafeteria-tatverdaechtiger-festgenommen.

durch einen demenzkranken Patienten.⁴⁹⁸ Zudem können Brandereignisse vorsätzlich und fahrlässig durch Mitarbeitende ausgelöst werden, bspw. bei der Zubereitung von Speisen oder der Entsorgung von Abfällen.

Ebenfalls von Bedeutung für die Konzeptionierung von Notfallplänen ist die Verortung von Bränden im Krankenhaus. Diese liegen oftmals unmittelbar in den Patientenzimmern. Eine besondere Herausforderung können geschlossene Einrichtungen bei Brandereignissen darstellen, wie ein Brand in einer Berliner Klinik im Februar 2021 zeigt. Laut Pressebericht wurden bei dem Brand fünf Personen verletzt. Ein Patient der geschlossenen psychiatrischen Klinik soll den Brand zur Flucht genutzt haben, konnte aber wieder aufgegriffen werden.⁴⁹⁹ Eine nachhaltige Beeinflussung des Versorgungsablaufs in Kliniken können Brände in technischen Einrichtungen auslösen. Im Bochumer St.-Josef-Krankenhaus brach im Jahr 2020, (vermutlich) aufgrund eines technischen Defekts, ein Feuer in einem Serverraum aus, das durch eine automatische Löschanlage aber schnell gelöscht werden konnte.⁵⁰⁰ Dieser Fall veranschaulicht aber auch, dass IT-Sicherheit nicht nur in digitalen Systemen stattfindet, sondern auch Hardware-Bedrohungen durch physische Einflüsse umfassen muss.

Neben den offenkundig zu vermeidenden Personenschäden, die das Leitziel von Brandschutzmaßnahmen sein müssen, treten durch Brandereignisse natürlich auch negative finanzielle Folgen für die Einrichtung ein. In einem Krankenhaus in Aurich kam es im September 2022 zu einem Großbrand, bei dem es zwar glücklicherweise zu keinen Personenschäden kam, aber u.a. die Endoskopieabteilung vorübergehend nicht mehr genutzt werden konnte, weshalb sich der Schaden auch durch die Kosten des Betriebsausfalls im Millionenbereich bewegte.⁵⁰¹ Im oben geschilderten Fall aus München verursachte der Brand einen Schaden von mehreren hunderttausend Euro. Bei einem schweren Brand im Rheinland-Pfälzischen Kandel Anfang 2022, bei dem ein Mann einen Wäschecontainer angezündet und dieser Brand auf das Gebäude in unmittelbarer Nähe zu einer Intensivstation übergegriffen hatte und drei Menschen verletzt wurden, entstand ein Sachschaden von mehreren Millionen Euro.⁵⁰² Übertroffen werden diese Dimensionen jedoch durch den Brand im Bochumer Klinikum Bergmannsheil im Jahr 2016 mit einem Schaden im drei-

---

498 Zum Bericht über den Brand: https://rp-online.de/nrw/staedte/duesseldorf/blaulicht/brand-im-marienhospital-duesseldorf-tatverdaechtiger-in-der-psychiatrie_aid-45917717.
499 Zum Bericht: https://www.bz-berlin.de/berlin/friedrichshain-kreuzberg/brand-im-urban-krankenhaus-mehrere-patienten-untersucht.
500 Vgl. die Statistik der bvfa sowie https://www.lokalkompass.de/bochum/c-blaulicht/brand-in-einem-serverraum-am-st-josef-hospital-automatische-loeschanlage-verhindert-schlimmeres_a1435659.
501 Zum Bericht über den Brand: https://www.kreiszeitung.de/lokales/niedersachsen/millionenschaden-bei-brand-in-auricher-krankenhaus-entstanden-91780494.html.
502 Der Täter wurde wegen schwerer Brandstiftung zu einer Freiheitsstrafe verurteilt. Das Gericht ordnete die Unterbringung in einer geschlossenen psychiatrischen Anstalt an. Weitere Informationen: https://www.swr.de/swraktuell/rheinland-pfalz/ludwigshafen/prozess-in-landau-wegen-schwerer-brandstiftung-an-klinik-in-kandel-und-arzt-auto-bad-bergzabern-100.html.

stelligen Millionenbereich, außerdem wurden zwei Todesfälle verursacht und 16 Menschen verletzt.[503]

Brände in Krankenhäusern können schnell zu einer Bedrohung für eine Vielzahl von Personen führen, die gut strukturierte Rettungsmaßnahmen erfordert. Diese Maßnahmen werden offenkundig dadurch erschwert, dass Patienten immobil und ggf. auf Intensivmaßnahmen angewiesen sind.[504] Kurz gesagt können Brände einen Massenanfall an Verletzten (MANV) unmittelbar vor Ort bewirken. Im Universitätsklinikum Gießen wurde im Oktober 2021 ein Brand vermutlich durch eine brennende Zigarette ausgelöst, nach der Statistik des bfva einer der Hauptgründe für Brände in Krankenhäusern. Bei dem Brand, bei dem ein Sachschaden von etwa einer Million Euro entstand, erlitten 15 Menschen eine Rauchgasvergiftung.[505] Ein solch plötzlicher Anfall von Verletzten kann ggf. nicht nach den ursprünglichen Notfallkonzepten in den Krankenhäusern gemeistert werden, da Ressourcen durch das Brandereignis ausfallen können. Die Notfallkonzepte müssen daher die Heranziehung externer Ressourcen berücksichtigen und mit sämtlichen externen Hilfspartnern (Feuerwehren, Rettungsdiensten, Krankenhäusern etc.) geplant werden.[506]

3.6.2 Besondere Rechtsgrundlagen für den Brandschutz

Für den Bereich des Brandschutzes in Krankenhäusern existieren einige gesetzliche Regelungen, wenngleich festzustellen ist, dass die Regulierung im Vergleich zur Cybersicherheit deutlich weniger umfangreich und klar ist.

Hauptregelungsort der Vorgaben ist das Baurecht der Länder. Im Jahr 1976 wurde ein einheitliches Muster einer Krankenhausbauverordnung (KhBauVO) verabschiedet, das Eingang in einige Ländervorschriften fand, jedoch nach und nach wieder durch die allgemeinen Regelungen abgelöst wurde.[507] Im Jahr 2009 trat die spezielle Regelung in Nordrhein-Westfalen bspw. wieder außer Kraft. Sie kann dennoch als Anhaltspunkt bei der Konzeptionierung von Brandschutzmaßnahmen im Krankenhaus herangezogen werden, wenngleich sie natürlich nicht den technischen Fortschritt und die hiermit einhergehenden besonderen Gefahren berücksichtigt.

Neben der allgemeinen Vorschrift zum Brandschutz in § 14 Musterbauordnung gelten für Krankenhäuser als Sonderbauten gemäß § 51 Musterbauordnung besondere Anforderungen an den Brandschutz. Neben baulichen Besonderheiten muss bspw. ein Brandschutzkonzept und ein qualifizierter Brandschutzbeauftragter vorgehalten werden. Außerdem sind Wiederholungs- und Nachprüfungen möglich.

---

503 Epping, Zeitschrift für Orthopädie und Unfallchirurgie 2017, 507.
504 Zur Evakuierung von Intensivpatienten: Brederlau in: Scholtes/Wurmb/Rechenbach, Risiko- und Krisenmanagement im Krankenhaus. Alarm- und Einsatzplanung, S. 248.
505 Der Bericht über den Brand in Gießen ist abrufbar unter: https://www.hessenschau.de/panorama/zigarette-loeste-vermutlich-brand-in-uniklinik-giessen-aus,brand-giessener-uniklinik-ursache-100.html.
506 Rechenbach/Wurmb/Scholtes in: Scholtes/Wurmb/Rechenbach, Risiko- und Krisenmanagement im Krankenhaus – Alarm- und Einsatzplanung, S. 204 ff.
507 Kümmel, GuP 2015, 53, 56.

Die Vorschriften zu Sonderbauten können weiter konkretisiert werden, so bspw. durch die 2019 erneuerte Sonderbauverordnung NRW.

Weiterhin schreiben landesrechtliche Regelungen aus dem Bereich der Krankenhäuser Maßnahmen vor. Nach § 30 Abs. 2 Landeskrankenhausgesetz Schleswig-Holstein bestellen Krankenhausleitungen einen Brandschutzbeauftragten. Eine identische Regelung existiert bspw. in § 10 Abs. 2 S. 6 des Saarländischen Krankenhausgesetzes.

In einigen Regionen gibt es auch Werk- und Betriebsfeuerwehren in Krankenhäusern. Werkfeuerwehren können bspw. nach § 16 Abs. 1 BHKG NRW durch die Bezirksregierung für Betriebe oder Einrichtungen vorgeschrieben werden, bei denen die Gefahr eines Brandes besteht oder bei denen in einem Schadensfall eine große Anzahl von Personen gefährdet wird. Die Werkfeuerwehr besteht in der Regel aus hauptamtlichen Kräften. Betriebsfeuerwehren (bspw. 15 BKHG NRW) werden (gemäß § 3 VObFw NRW) in Folge einer freiwilligen Entscheidung des Betriebs oder der Einrichtung unterhalten. Zum Einsatz kommen regelmäßig Betriebsangehörige, die in anderen Tätigkeitsbereichen beschäftigt sind.

3.6.3 Vorschriften für Leitungsorgane

Neben den allgemeinen Aufsichtspflichten aus §§ 130, 9 OWiG müssen Leitungsorgane in den Gesundheitseinrichtungen weitere besondere Rechtsfolgen für den Bereich des Brandschutzes im Blick behalten. Hierzu zählt die Organisationspflicht aus dem Behandlungsvertrag nach § 630 h Abs. 1 BGB. Denn die Leitungsorgane müssen dafür sorgen, dass das Krankenhaus die Verkehrssicherheit der Gebäude gewährleistet.[508] Für die Verletzung von Organisationspflichten kommt hinzu, dass es sich hierbei um vollbeherrschbare Risikobereiche handeln kann, für die die Beweislasterleichterung des § 630 h Abs. 1 BGB eingreifen kann. Kommt es also bei der behandelten Person zu Körper- bzw. Gesundheits- oder Eigentumsschäden, kann es zur Haftung des Krankenhauses kommen. Haben Leitungsorgane Missstände beim Brandschutz zu vertreten, kann es nach den Compliance-Regelungen zum Innenregress gegen sie kommen. Zivilrechtliche Haftungsansprüche aus Vertrag oder Delikt wegen Gesundheits- oder Eigentumsschäden können auch von Angehörigen bzw. anderen Besuchern sowie Mitarbeitenden der Gesundheitseinrichtung erhoben werden. Ein Regress gegenüber Leitungspersonen durch den Träger des Krankenhauses kann auch bei einem Schaden am Eigentum der Trägergesellschaft erfolgen, da Leitungspersonen ihrer Gesellschaft zur Abwendung von Schäden verpflichtet sind.

Kommen bei einem Brandereignis Personen zu Schaden, stellt sich außerdem die Frage nach der strafrechtlichen Verantwortlichkeit der beteiligten Personen. Im Grundsatz sind die Leitungspersonen zur Umsetzung der gesetzlichen Vorgaben und mithin für den Schutz von Menschenleben und Sachwerten verantwortlich. Solche Aufgaben werden an besondere Beauftragte delegiert, die dann für deren Umsetzung und mithin die Einhaltung gesetzlicher Aufgaben primär verantwort-

---

508 Wagner in: MüKoBGB, § 630a Rb. 186.

lich sind, wenngleich die Leitungspersonen weiterhin eine Kontrollpflicht im Sinne der Letztverantwortung trifft (▶ Kap. 2.5.1, Abschnitt »Sanktionsrechtliche Vorgaben«). Für die besonderen Beauftragten entsteht mit der Beauftragung regelmäßig eine strafrechtliche Garantenpflicht nach § 13 StGB, zudem kann § 306d StGB erfüllt sein.[509] Kommt es aufgrund einer unzureichenden Umsetzung der erforderlichen Brandschutzmaßnahmen zu den genannten Schäden, kann beim Nachweis vorsätzlichen Handelns eine Unterlassensstrafbarkeit nach den Tötungs- und Körperverletzungsdelikten des StGB folgen. Weiterhin sind fahrlässige Unterlassungsdelikte möglich, was vor allem für die fahrlässige Körperverletzung bzw. Tötung gilt.

3.6.4 Brandschutzleitfäden ohne Normcharakter

Neben den vorliegend beschriebenen Rechtsvorschriften zum Brandschutz im Krankenhaus sind weitere Regelwerke zu beachten, die aber keinen verbindlichen Normcharakter haben, also nicht zwingend umgesetzt werden müssen. Dennoch kann man nicht abstreiten, dass ein Gericht bzw. eingesetzte Sachverständige bspw. für die Bemessung eines Sorgfaltsmaßstabs bei einem eingetretenen Personenschaden auch solche Werke von Branchenspezialisten heranziehen können.

Hier sind die Richtlinien für den Brandschutz von Krankenhäusern, Pflegeheimen und ähnlichen Einrichtungen zur Unterbringung oder Behandlung von Personen des Gesamtverbands der Deutschen Versicherungswirtschaft e.V. – kurz VdS 2226: 2008–01 (04) – zu nennen.[510] Da sich diese Richtlinien allgemein an Einrichtungen zur Behandlung von Personen richten, sind sie auch für MVZ-Strukturen wertvoll. Ergänzend kann der »Brandschutzleitfaden für Krankenhäuser – Organisation, Bausubstanz und Anlagen« des Forums DACH herangezogen werden.[511]

3.6.5 Umsetzung des Brandschutzes im Krankenhaus

Von den Krankenhäusern wird ein ganzheitliches Brandschutzkonzept verlangt, das Maßnahmen des vorbeugenden (baulich, anlagentechnisch und betrieblich-organisatorisch) und des abwehrenden Brandschutzes, der Rettungsmaßnahmen und der Löscharbeiten enthält.[512] Nachfolgend sollen vor allem die organisatorischen Maßnahmen dargestellt werden, deren Umsetzung die Leitungspersonen anzuordnen und dann zu kontrollieren haben.

Wie bereits gezeigt, besteht in einigen Bundesländern die gesetzliche Pflicht für Krankenhausleitungen, einen Brandschutzbeauftragten zu bestellen. Dieser muss persönlich und fachlich zur Aufgabenausübung geeignet, mit den notwendigen Vollmachten sowie einem ausreichenden Budget ausgestattet sein.[513] Er übernimmt die organisatorischen Aufgaben (Aufstellung der Brandschutzordnung und Not-

---

509 NK-StGB/Kargl, § 306d Rn. 4.
510 https://shop.vds.de/publikation/vds-2226/bb7728c8-5574-411a-8594-5b297812104f.
511 https://wtig.org/forum-dach/brandschutz/.
512 VdS 2226: 2008–01 (04), S. 5.
513 VdS 2226: 2008–01 (04), S. 12.

fallpläne), überwacht die Schulungen des Personals, verantwortet regelmäßige Brandschutzübungen, organisiert und überwacht Brandschutzkontrollen, steht beratend u. a. bei Bauprojekten zur Verfügung und stellt das Bindeglied zur zuständigen Feuerwehr dar.[514]

Der abwehrende Brandschutz muss konzeptionell vorbereitet werden. Anhand regelmäßiger Risikoanalysen, die bspw. vor größeren Baumaßnahmen auch arhythmisch stattfinden müssen, wird ein Brandschutzkonzept erarbeitet, das in unternehmensinternen Richtlinien verschriftlicht werden muss. In diesem Konzept werden Schutzziele erarbeitet, einzelne Anlagen analysiert und erforderliche Maßnahmen beschlossen, um die anvisierten Schutzziele zu erreichen.[515] In einem Brandschutzregister wird u. a. die Brandschutzordnung, der Notfalleinsatzplan, die Organisationsprüfungen sowie die durchgeführten Schulungen für Mitarbeitende und Fremdfirmen dokumentiert und vorgehalten. Hierfür ist der Brandschutzbeauftragte zuständig.[516]

Kommt es trotz dieser Maßnahmen zu einem Brandereignis, muss der vorbereitete Notfallplan eingreifen. In diesem werden vor allem die Aufgaben des Krankenhauspersonals beschrieben. Häufig übernimmt die Koordination im Einsatzfall dann eine Krankenhauseinsatzleitung (KEL).[517] Der mit den zuständigen Feuerwehren abgestimmte Notfallplan muss weiterhin diejenigen Maßnahmen benennen, für die eine Zusammenarbeit von Einsatzleitung und Geschäftsleitung notwendig ist, etwa die Entscheidung über Räumungs- oder Evakuierungsmaßnahmen.[518] Hierbei muss besonderes Augenmerk auf die jeweilige Eigenständigkeit und Compliance der Patienten gelegt werden.[519] Weiterhin muss die KEL eine Weisungskompetenz im Notfall zur Durchsetzung von internen Vorgaben sowie Entscheidungen Dritter (u. a. Feuerwehr, Rettungsdienst, Polizei) gegenüber sämtlichen Mitarbeitenden einräumen, damit es nicht noch zu verkomplizierendem Kompetenzgerangel kommt.[520]

Diese Konzeption des Brandschutzes in Gesundheitseinrichtungen wird aber nur im Ernstfall von Erfolg gekrönt sein, wenn sämtliche Beteiligten wissen, was zu tun ist (oder zumindest Dokumente heranziehen können, in denen die Aufgaben konkret beschrieben sind). Mitarbeitende müssen über das notwendige Wissen und die Sicherheit verfügen, um im hektischen Ernstfall entsprechend den geplanten Maßnahmen agieren zu können. Das Wissen wird über Schulungen vermittelt, die notwendige Sicherheit über regelmäßige Übungen. Der mit dem Brandschutz beauftragten Person dienen die mindestens jährlich stattfindenden Übungen auch der Überprüfung der getroffenen Organisationsmaßnahmen, um Schwachstellen auf-

---

514 VdS 2226: 2008–01 (04), S. 12.
515 DACH-Leitfaden, S. 9 f.
516 DACH-Leitfaden, S. 10.
517 DACH-Leitfaden, S. 12.
518 VdS 2226: 2008–01 (04), S. 13.
519 DACH-Leitfaden, S. 12.
520 Verschriftlicht in einem Alarm-, Verständigungs- und Evakuierungsplan bei Leledakis in: Scholtes/Wurmb/Rechenbach, Risiko- und Krisenmanagement im Krankenhaus. Alarm- und Einsatzplanung, S. 281.

zudecken und bspw. Schulungen anzupassen.[521] Für die Bewertung der Übungen kann der Brandschutzbeauftragte durch ein unabhängiges Gremium unterstützt werden. Es wird empfohlen, die Übungen kurz bevor sie stattfinden, gegenüber Patienten und Dritten anzukündigen, insgesamt zu dokumentieren und auch die getroffenen Maßnahmen mit Begründung festzuhalten.[522] Parallel zu diesen Übungen müssen die Mitarbeitenden jährlich eine Brandschutzunterweisung absolvieren.[523]

3.7 Priorisierungssituationen im Krankenhaus

Tilmann Dittrich

3.7.1 Einführung

Funktionsbeeinträchtigende Ereignisse können in Krankenhäusern dazu führen, dass die zur Verfügung stehenden Ressourcen nicht mehr genügen, um dem medizinischen Bedarf nachkommen zu können. In einem solchen Fall können dann Triage-Situationen entstehen, in denen Entscheidungen über die Zuteilung zur Verfügung stehender Ressourcen notwendig werden, die nicht allen Hilfsbedürftigen zukommen können. Diese Triage-Situationen teilen die Rechtsprechung und das Schrifttum in zwei Konstellationen ein. Bei der *ex-ante-Triage* geht es darum, dass von mehreren »Bewerbern« um einen Behandlungsplatz in einem Krankenhaus aufgrund aktueller oder unmittelbar zu erwartender Kapazitätsengpässe eine oder mehrere hilfsbedürftige Personen abgelehnt werden müssen oder nur ein eingeschränktes Versorgungsangebot gewährt werden kann. Bei der *ex-post-Triage* sind die Behandlungskapazitäten bereits ausgeschöpft und es stellt sich die Frage nach einer Neuverteilung der Ressourcen (Bsp.: Abbruch der Beatmung bei einem Patienten/einer Patientin, um das Gerät einem anderen Patienten/einer Patientin mit besseren Überlebenschancen zur Verfügung stellen zu können).[524]

Priorisierungsentscheidungen stellen laut der Bundesärztekammer einen zentralen Bestandteil der ärztlichen Tätigkeit dar.[525] Neben pandemischen Ereignissen können sämtliche der in diesem Buch genannten Konstellationen von Betriebsbeeinträchtigungen zu solchen Triage-Entscheidungen führen.

Durch die Corona-Pandemie gelangte die Thematik der Triage in den Fokus einer breiten Öffentlichkeit und wurde auch zum Gegenstand anhaltender juristischer Diskussionen. Verschärft wurden diese Diskussionen durch eine Entscheidung des

---

521 VdS 2226: 2008–01 (04), S. 6.
522 DACH-Leitfaden, S. 14 f.
523 VdS 2226: 2008–01 (04), S. 14.
524 Gaede/Kubiciel/Saliger/Tsambikakis, medstra 2020, 129.
525 BVerfG, Beschl. v. 16.12.2021–1 BvR 1541/20, BeckRS 2021, 40294.

Bundesverfassungsgerichts im Dezember 2021 zum Schutz von Menschen mit Behinderung bei pandemiebedingter Triage.[526] In diesem Beschluss hat das BVerfG eine Handlungspflicht des Staates aus Art. 3 Abs. 3 S. 2 GG hergeleitet, konkrete Schutzvorkehrungen zu treffen, damit Menschen in einer Triage-Situation bei der Zuteilung intensivmedizinischer Behandlungsressourcen wegen einer Behinderung nicht benachteiligt werden. Aus dieser Schutzpflicht folgt die Literatur aber weder die Pflicht zum Erlass eines Triagegesetzes noch müssen die Triagevorkehrungen bestimmte Triagekriterien vorschreiben.[527] Dennoch hat sich der Gesetzgeber im Jahr 2022 dazu entschieden, eine gesetzliche Grundlage für Triage-Entscheidungen zu schaffen. Diese hat er auf Fälle der Pandemie beschränkt und im neuen § 5c IfSG[528] verankert.

3.7.2 Strafrechtliche Bewertung von Triage-Entscheidungen

Wie bereits erwähnt, gibt es drei Grundkonstellationen von Triage-Entscheidungen, die ex-ante- und die ex-post-Triage[529] sowie die präventive Triage. Diese werden rechtlich unterschiedlich bewertet. Eine Ärztin, die sich dafür entscheidet, zugunsten eines anderen Patienten die Behandlung eines Patienten zu unterlassen oder eine bereits begonnene Behandlung sogar abzubrechen, verwirklicht regelmäßig den Tatbestand eines Körperverletzungs- bzw. Tötungsdelikts, wenn es zu einem Schaden kommt. Je nach Sachverhaltskonstellation geschieht dies durch aktives Tun bei einem Behandlungsabbruch oder durch ein Unterlassen, wenn eine Garantenstellung besteht.[530]

Bei der ex-ante-Triage kann eine Strafbarkeit wegen eines Unterlassungsdelikts aufgrund einer rechtfertigenden Pflichtenkollision ausscheiden. Voraussetzung ist die Orientierung an der Erfolgsaussicht und an Dringlichkeitsgesichtspunkten.[531] Der Abbruch von Behandlungsmaßnahmen ex-post soll hingegen keiner Rechtfertigung oder Entschuldigung zugänglich sein.[532] Hier akzeptiert das Recht den Zufallsfaktor.[533]

Bei der präventiven Triage bleibt behandlungsbedürftigen Patienten die Behandlung verwehrt, um benötigte Ressourcen für in naher Zukunft potentiell behandlungsbedürftige Patienten frei zu halten. Mit dem Zurückstellen aufschiebbarer Behandlungen zu Gunsten hochdringlicher Patienten kann ein zukünftige Massenanfall an hilfsbedürftigen verhindert oder zumindest eingedämmt werden. Ein solches Vorgehen entspricht den Vorgaben des Business-Continuity-Manage-

---

526 BVerfG, Beschl. v. 16.12.2021–1 BvR 1541/20, BeckRS 2021, 40294.
527 Eingehend dazu A.-L. Wolf, Triage in der Pandemie, 2022, S. 217 ff.
528 Vorschrift eingefügt durch das Zweite Gesetz zur Änderung des Infektionsschutzgesetzes vom 08.12.2022 (BGBl. I S. 2235).
529 Eingehend dazu A.-L. Wolf, Triage in der Pandemie, 2024, S. 131 ff.
530 Zum Streitstand Engländer/Zimmermann, NJW 2020, 1398 f.
531 Eingehend dazu A.-L. Wolf, Triage in der Pandemie, 2024, S. 177 ff.; Streng-Baunemann, ZIS 2021, 170, 172.
532 Eingehend dazu A.-L. Wolf, Triage in der Pandemie, 2024, S. 154 ff.; Rönnau/Wegner, JuS 2020, 403, 406; Streng-Baunemann, ZIS 2021, 170, 173.
533 Zimmermann, Rettungstötungen, 2009, S. 160 f.

ments, nach denen im konkreten Krisenfall die unmittelbare Leistungsfähigkeit des Gesamtsystems durch Konzepte, Planungen und Maßnahmen im Vorfeld abzusichern und möglichst aufrechtzuerhalten ist.[534] Dadurch wird es ermöglicht, Krisensituationen zu kontrollieren und ihre Folgen bestmöglich einzudämmen.[535]

3.7.3 Triage in der Pandemie

§ 5c IfSG gilt für ärztliche Entscheidungen über die Zuteilung überlebenswichtiger intensivmedizinischer Behandlungskapazitäten, wenn aufgrund einer übertragbaren Krankheit nicht ausreichend Kapazitäten vorhanden sind (Zuteilungsentscheidung).[536] Bei solchen Entscheidungen stellt die Vorschrift zunächst klar, dass niemand benachteiligt werden darf, insbesondere nicht wegen einer Behinderung, des Grades der Gebrechlichkeit, des Alters, der ethnischen Herkunft, der Religion oder Weltanschauung, des Geschlechts oder der sexuellen Orientierung.

§ 5c Abs. 2 IfSG konkretisiert sodann die Kriterien, die bei einer Zuteilungsentscheidung herangezogen werden dürfen. Führend ist die aktuelle und kurzfristige Überlebenswahrscheinlichkeit der betroffenen Patientinnen und Patienten. Hierbei dürfen Komorbiditäten nur berücksichtigt werden, soweit sie aufgrund ihrer Schwere oder Kombination, die auf die aktuelle Krankheit bezogene kurzfristige Überlebenswahrscheinlichkeit erheblich verringern. Kriterien, die sich auf die aktuelle und kurzfristige Überlebenswahrscheinlichkeit nicht auswirken, wie insbesondere eine Behinderung, das Alter, die verbleibende mittel- oder langfristige Lebenserwartung, der Grad der Gebrechlichkeit und die Lebensqualität, dürfen bei der Beurteilung der aktuellen und kurzfristigen Überlebenswahrscheinlichkeit nicht berücksichtigt werden. Bedeutend ist weiterhin § 5c Abs. 2 S. 4 IfSG, wonach bereits zugeteilte überlebenswichtige intensivmedizinische Behandlungskapazitäten von der Zuteilungsentscheidung ausgenommen sind. Die Vorschrift gilt also ausdrücklich *nicht* für *die ex-post-Triage*.

Wer die Zuteilungsentscheidung treffen darf (u. a. beeinflusst durch mehrjährige Erfahrung im Bereich Intensivmedizin), nach welchem Verfahren sie zu erfolgen hat und wie diese dann zu dokumentieren ist, regelt § 5c Abs. 3 und Abs. 4 IfSG.

Die beiden sich daran anschließenden Absätze des § 5c IfSG adressieren unmittelbar Krankenhäuser mit intensivmedizinischen Behandlungskapazitäten. Diese sind verpflichtet, *Verfahrensanweisungen* zu erstellen, in denen (mindestens) das ärztliche Personal, das für die Zuteilungsentscheidung zuständig ist, festgelegt und die organisatorische Umsetzung der Entscheidungsanforderungen nach § 5c Abs. 3 IfSG gesichert wird. Sie müssen außerdem sicherstellen, dass diese Verfahrensanweisungen auch eingehalten und mindestens jährlich auf einen Weiterentwicklungsbedarf hin geprüft und ggf. angepasst werden.

---

534 Breyer-Mayländer, in: ders./Zerres/A. Müller/et al. (Hrsg.), Die Corona-Transformation, 2022, S. 21, 36; Federmann/N. Müller/Friedrichsen/Schaich, CB 2021, S. 55; 107, 108.
535 Mirkes/Özcan, in: Mahnke/Rohlfs (Hrsg.), Betriebliches Risikomanagement und Industrieversicherung, 2020, S. 191.
536 Eingehend dazu Huster, Gesundheitsrecht, in: ders./Kingreen (Hrsg.), Handbuch Infektionsschutzrecht, 2021, S. 285, 300 ff.

Außerdem existiert eine *Meldepflicht* nach § 5c Abs. 6 IfSG für Zuteilungsentscheidungen. Das Krankenhaus muss solche Zuteilungsentscheidungen in der Pandemie der für die Krankenhausplanung zuständigen Landesbehörde anzeigen und mitteilen. Es muss außerdem anzeigen, warum die erforderlichen Behandlungskapazitäten nicht verfügbar waren.

Bei Verstößen gegen die gesetzlichen Anforderungen sind für das ärztliche Personal berufsrechtliche Sanktionen bis hin zum Widerruf der Approbation möglich. Für die strafrechtliche Beurteilung der Zuteilungsentscheidung bleibt es bei den allgemeinen Regelungen, insbesondere den Vorgaben zur gewohnheitsrechtlich anerkannten rechtfertigenden Pflichtenkollision.[537]

3.7.4 Folgen für das Krankenhaus

Die Verknappung bestehender Ressourcen durch Krisenereignisse sollte eine absolute Ausnahmeerscheinung sein. Insbesondere der präventive Ansatz des BCM (▶ Kap. 6.1) soll vermeiden, dass solche Situationen eintreten. Sie sind aber dennoch nicht auszuschließen, weshalb es zur professionellen Krisenvorsorge zählt, sich hierüber Gedanken zu machen und Verfahren in den Krankenhäusern zu etablieren. Hierfür kann die neue Regelung des § 5c IfSG als Grundstock dienen. Sie gilt zwar nur für pandemische Triagen, stellt aber ein erstes gesetzgeberisches Konzept dar, wie mit solchen Entscheidungen umzugehen ist.

Die Krankenhäuser sollten also zusätzlich zur Triage-Konstellation auch für die anderen Sachverhalte Verfahrensanweisungen erlassen, die den personellen Mindeststandard für Zuteilungsentscheidungen absichert. Zudem sollte in einem übersichtlichen, rasch lesbaren Leitfaden verschriftlicht werden, wie Zuteilungsentscheidungen zu treffen sind bzw. welche Faktoren berücksichtigt werden dürfen. Denn es handelt sich um Extremsituationen, in denen es hilft, einen Leitfaden zur Hand zu haben. Der Umgang mit Zuteilungsentscheidungen sollte außerdem, etwa mit Planspielen, trainiert werden.

---

537 BT-Drs. 20/3877, 20.

4 Der Cyberangriff aus Sicht der Staatsanwaltschaft

Philipp Kuhn

4.1 Erscheinungsformen aktueller Ransomware-Gruppierungen

In den letzten Jahren war im Phänomenbereich der Ransomware-Erpressungen (Ransom = Lösegeld) nicht nur eine stetige Fortentwicklung der zum Einsatz kommenden Schadsoftware zu verzeichnen, sondern auch eine Professionalisierung der hinter diesen Cyberangriffen stehenden Tätergruppierungen. Waren es vor einigen Jahren noch »einfache« Verschlüsselungstrojaner, die zum Einsatz kamen, die auf mehr oder weniger zufällig ausgewählten Computern und IT-Systemen (auch von Privatpersonen) aufgebracht wurden, hat man es heute mit hoch professionell agierenden Gruppierungen zu tun, die gezielt die IT-Systeme von zuvor ausgespähten, von den Tätern als werthaltig angesehenen Unternehmen oder (öffentlichen) Institutionen mit hoch entwickelter Schadsoftware infiltrieren und letztendlich verschlüsseln. Unter den Opfern solcher Ransomware-Angriffe finden sich daher auch Krankenhäuser, Arztpraxen oder sonstige medizinische Versorgungseinrichtungen.

Diese hinter Ransomware-Erpressungen stehenden Tätergruppierungen sind zwar zweifelsohne der Organisierten (Cyber-)Kriminalität zuzurechnen, jedoch handelt es sich nicht um feste kriminelle Organisationen nach Art der Mafia. Kennzeichnend für diese Tätergruppierungen sind eher Strukturen, die aus dem legalen Geschäftswesen bekannt sind und stark an ein »Franchisemodell« erinnern. So gibt es einen eher kleinen, festen Kern der Gruppierung, der aus den eigentlichen Drahtziehern sowie dem oder den Entwickler(n) der Schadsoftware besteht. Dieser Kern ist nicht nur für die technische Fortentwicklung und Anpassung der jeweiligen, von der Gruppierung entwickelten Schadsoftware verantwortlich, sondern stellt – oftmals im Darknet als sogenannte »hidden services« – die für die Vorbereitung, Durchführung und Abwicklung der Ransomware-Angriffe erforderliche (Täter-)Infrastruktur zur Verfügung. Daneben – oder besser: darunter – steht eine Vielzahl von in diesem Zusammenhang »Affiliates« genannten weiteren Personen und/oder Gruppierungen, die von der Kerngruppierung die Schadsoftware sowie die (Täter-)Infrastruktur beziehen und selbständig, zum Teil auch unter Nutzung eigener Infrastrukturen, die eigentlichen Ransomware-Angriffe durchführen. Von einem etwaig erzielten Lösegeld müssen die »Affiliates« einen festen Prozentsatz, in der Regel geht man von ca. 20 % aus, an die Kerngruppierung abführen.

Dieses dem Franchise nahekommende, hinter Ransomware-Angriffen stehende kriminelle Geschäftsmodell hat enge Bezüge zu dem unter dem Schlagwort »crime as a service« bekannten Phänomen, das viele aktuelle Erscheinungsformen der Cyberkriminalität kennzeichnet. Um heutzutage erfolgreich Cyberangriffe durchzuführen, braucht man kein Informatiker zu sein oder über besondere computerspezifische Kenntnisse zu verfügen. Es reicht aus, über den TOR-Browser zu verfügen und sich einigermaßen im Darknet auszukennen. Denn dort findet man auf einschlägigen Foren und (illegalen) Marktplätzen gegen Bezahlung alles, was es zur erfolgreichen Durchführung von Ransomware-Angriffen oder anderer Cyberattacken braucht. Neben der Schadsoftware und der Täterinfrastruktur finden sich dort auch viele Unterstützungs- und Supportleistungen, wie beispielsweise ein rund um die Uhr (»24/7«) betriebenes Call-Center, das die Kommunikation mit den Opfern übernimmt. Auch kann der technisch nicht ganz so affine Cyberkriminelle dort technischen Support für die von ihm erworbene Schadsoftware erwerben, den er jederzeit (»24/7«) abrufen kann und der, so zeigen es die Erfahrungen, auch zuverlässig und zeitnah reagiert. Angebote zum »Waschen« der ohnehin nur schwer rückverfolgbaren Kryptowährungen, in denen das Lösegeld gefordert wird, schließen das Angebot auf solchen Marktplätzen der sehr gut organisierten »Schattenwirtschaft« ab. Ein »Affiliate« im oben beschriebenen Sinne kann daher (fast) jeder werden. Man spricht insoweit auch von »Ransomware as a Service« (RaaS).

Mit der auf Täterseite in den letzten Jahren zu verzeichnenden Professionalisierung durch Arbeitsteilung und Bündelung von Kompetenzen war auch die stetige Fortentwicklung der zum Einsatz kommenden Schadsoftware verbunden. Auch wenn sich die einzelnen Schadsoftwares der verschiedenen Gruppierungen technisch unterscheiden, haben sie doch eines gemeinsam: sie sind hoch effektiv und gefährlich. Zu beachten ist zudem eine Veränderung im Vorgehen der Täter bei Ransomware-Angriffen. Zwischenzeitlich ist davon auszugehen, dass zwischen dem Zeitpunkt der (Erst-)Infiltration des angegriffenen IT-Systems und der letztendlichen Verschlüsselung ein Zeitraum von mehreren Wochen, teilweise auch Monaten liegt. In diesem Zeitraum bewegen sich die Täter verdeckt im IT-System der infiltrierten Institution und bauen nicht nur ihre Zugriffsrechte immer weiter aus, sondern spähen die IT-Landschaft ihres Opfers regelrecht aus. Dieses Vorgehen verfolgt im Wesentlichen drei Ziele: Zunächst soll herausgefunden werden, um welche Art von Institution es sich bei dem infiltrierten Opfer handelt, denn davon hängt die Höhe des geforderten Lösegelds ab. Zudem soll hierdurch das Backup-Konzept der angegriffenen Institution aufgedeckt und letztendlich umgangen werden, denn Ziel der Angreifer ist es, erst Kenntnis über und Zugriff auf alle Backups zu haben und erst dann mit der eigentlichen Verschlüsselung (auch der Backups) zu beginnen. Zuletzt sind die Täter auch auf der Suche nach besonders kritischen – aus Sicht der Täter: besonders wertvollen – Daten (etwa Betriebs- und Geschäftsgeheimnissen bei wirtschaftlichen Unternehmen oder sensiblen Patientendaten bei Einrichtungen der medizinischen Versorgung). Zu beachten ist nämlich, dass seitens der Tätergruppierungen vor der eigentlichen Verschlüsselung der IT-Systeme der Geschädigten aus diesen Daten abgezogen und auf Server der Täter kopiert werden. Um dann der späteren Lösegeldforderung für die angebotene Entschlüsselung der Daten Nachdruck zu verleihen, wird mit der Veröffentlichung der abgezogenen Daten auf den von den jeweiligen Tätergruppierungen vornehmlich im Darknet betriebenen »Leaking-Portalen« gedroht.

Aus alledem wird deutlich, dass es sich bei Ransomware-Angriffen um ein eigenes, sehr lukratives Geschäftsmodell handelt, dass seitens der Cyber-Kriminellen zu einem eigenen Geschäftszweig der aus dem Darknet heraus operierenden »underground economy« ausgebaut wurde und das sich zwischenzeitlich für Wirtschaftsunternehmen und Staaten zu einer ernsthaften Bedrohung entwickelt hat.

4.2 Ermittlungen bei Ransomware-Angriffen – Art, Umfang und Zuständigkeiten

Auf die schnell voranschreitende Professionalisierung der Tätergruppierungen, die hinter Ransomware-Angriffen stehen, haben die Strafverfolgungsbehörden in der Bundesrepublik durch die Einrichtung von untereinander vernetzten Spezialdienststellen sowohl bei der Polizei als auch bei den Staatsanwaltschaften reagiert. Vorangestellt sei, dass für die Strafverfolgung von Cyberkriminalität, die nicht von ausländischen staatlichen Akteuren – sprich: Geheimdiensten – ausgeht, die Staatsanwaltschaften sowie die Polizeien der Länder zuständig sind, wobei in herausragenden Fällen auch eine polizeiliche Ermittlungsführung durch das Bundeskriminalamt möglich ist. In den wenigen Fällen, in denen davon auszugehen ist, dass hinter dem Cyberangriff ausländische staatliche Akteure stehen, ist der Generalbundesanwalt beim Bundesgerichtshof zuständig für die Ermittlungen, die dann entweder vom Bundeskriminalamt oder von einem Landeskriminalamt durchgeführt werden.

Die in den Bundesländern gewählten Organisationsstrukturen bei Polizei und Staatsanwaltschaften unterscheiden sich zwar aufgrund des auch hier bestehenden Föderalismus im Detail nicht unerheblich, gemeinsam ist Ihnen jedoch der Gedanke der Zentralisierung und Spezialisierung.

Bei der Polizei wurde in den meisten Bundesländern beim jeweiligen Landeskriminalamt eine auf die Bekämpfung von Cybercrime spezialisierte Abteilung geschaffen. Zudem wurden in der Fläche – je nach Größe des Bundeslands – bei den örtlich zuständigen Kriminalpolizeidienststellen auf Cybercrime spezialisierte Inspektionen oder Kommissariate eingerichtet. Beim Bundeskriminalamt wurde vor einigen Jahren eine eigenständige Abteilung »Cybercrime« (CC) zur Bekämpfung dieses Kriminalitätsfelds geschaffen. Allen diesen polizeilichen Spezialdienststellen auf Bundes- und Landesebene ist gemein, dass dort neben computeraffinen Polizeibeamten und Ermittlern auch Informatiker und Techniker ihren Dienst tun.

Auch bei den Staatsanwaltschaften der Länder stellt sich das Bild sehr unterschiedlich dar. Während sich einige Länder für die Schaffung einer großen Zentralstelle, die für das gesamte Bundesland zuständig ist, entschieden haben, verfolgen andere Länder eine dezentrale Lösung und haben bei einer oder mehreren Staatsanwaltschaften des Landes auf die Strafverfolgung von Cybercrime spezialisierte Ermittlungsabteilungen eingerichtet. Große Zentralstellen gibt es bislang in Bayern (die Zentralstelle Cybercrime Bayern bei der Generalstaatsanwaltschaft Bamberg – kurz: ZCB), Hessen (Zentralstelle zur Bekämpfung der Internet- und Computerkriminalität bei der Generalstaatsanwaltschaft Frankfurt am Main – kurz: ZIT) und Nordrhein-Westfalen (Zentral- und Ansprechstelle Cybercrime bei der Generalstaatsanwaltschaft Köln – kurz: ZAC NRW). Baden-Württemberg, das derzeit noch ein dezentrales Modell verfolgt, wird bald eine große Zentralstelle bei der Generalstaatsanwaltschaft Karlsruhe einrichten. Weitere, etwas kleinere Zentralstellen auf Ebene der Generalstaatsanwaltschaften gibt es in Rheinland-Pfalz (Landeszentralstelle Cybercrime bei der Generalstaatsanwaltschaft Koblenz – kurz: LZC) sowie in Sachsen (Zentralstelle Cybercrime Sachsen bei der Generalstaatsanwaltschaft Dresden – kurz: ZCS).

Aufgrund dieser Spezialisierung sowohl auf Ebene der Polizei als auch der Staatsanwaltschaften erklärt sich, dass Ermittlungen bei Cyberangriffen, insbesondere Ransomware-Erpressungen, durch Spezialisten hoch effizient durchgeführt werden. Dabei wird auf die besonderen Belange der angegriffenen Institutionen Rücksicht genommen und großer Wert auf Kooperation mit der Geschäftsleitung und dem regelmäßig bereits eingeschalteten IT-(Sicherheits-) Dienstleister gelegt. Mit dieser Art der kooperativen Ermittlungsführung, die auch regelmäßige Besprechungen und Absprachen mit der Geschäftsleitung und dem IT-Dienstleister der angegriffenen Institutionen beinhalten, wurden in der Vergangenheit auch auf Seiten der Ermittlungsbehörden gute Erfahrungen gemacht, nicht zuletzt auch deswegen, weil die Erkenntnisse des regelmäßig bereits zuvor eingeschalteten IT-Dienstleisters wertvolle Hinweise und Ansatzpunkte für weitere Ermittlungen geben.

Die zumindest früher teilweise verbreitete (Horror-)Vorstellung von Hundertschaften Uniformierter im Haus, die zudem noch die gesamte IT-Infrastruktur sicherstellen, mitnehmen und aus dem Haus tragen, entspricht nicht einmal ansatzweise der Wirklichkeit. Ermittlungsmaßnahmen, die vor Ort durchgeführt werden müssen, erfolgen in aller Regel in Absprache mit den Verantwortlichen und der Geschäftsleitung der angegriffenen Institution. So besteht insbesondere zur Führung erfolgreicher Ermittlungen keine Notwendigkeit, die (verschlüsselte) IT ganz oder teilweise zu beschlagnahmen und mitzunehmen. Es ist vielmehr völlig ausreichend, die als relevant identifizierten Bereiche/Dateien zu spiegeln, um diese so geschaffenen »Kopien« dann im Anschluss forensisch auszuwerten. Auch hierbei kann auf berechtigte (Datenschutz-)Belange der angegriffenen Institution Rücksicht genommen werden.

Bei der Ermittlungsführung ist sowohl der Polizei als auch der Staatsanwaltschaft bewusst, dass die Wiederherstellung der IT für die angegriffenen Institutionen höchste Priorität hat – einfach, um wieder handlungsfähig zu sein. Bei den Ermittlungen wird daher großer Wert darauf gelegt, die (Wieder-)Herstellung der IT nicht zu behindern, sondern diese so weit wie möglich durch das vorhandene Wissen rund um Ransomware-Angriffe sowie der jeweils zum Einsatz gekommenen

Schadsoftware zu unterstützen. Dies bedingt einen regelmäßigen Austausch zwischen Ermittlern, Geschäftsleitung und IT-Dienstleister, der mittlerweile als Standard bezeichnet werden kann und dazu führt, dass wesentliche Entscheidungen gemeinsam getroffen werden und Ermittlungen sowie (Wieder-)Herstellung der IT Hand in Hand gehen. Standard ist es mittlerweile auch, dass den Verantwortungsträgern der angegriffenen Institutionen ein fester polizeilicher Ansprechpartner zur Seite gestellt wird, der vor allem in der heißen Phase direkt nach der Verschlüsselung auch vor Ort ist, um so eine Betreuung und Beratung im Hinblick auf die vielfältigen im Falle eines Ransomware-Angriffs zu treffenden Entscheidungen zu gewährleisten.

Damit gleich in der oben beschriebenen, auf Kooperation angelegten Art und Weise ermittelt werden kann, ist es wichtig – warum eine Anzeigenerstattung an sich wichtig und auch vorteilhaft ist, wird im nächsten Abschnitt näher beleuchtet –, die Strafanzeige bei der richtigen Stelle zu erstatten. Sich an die örtlich zuständige Polizeidienststelle oder Staatsanwaltschaft zu wenden, ist zwar auch möglich, kann jedoch zu Verzögerungen und Abweichungen, insbesondere in der ersten (wichtigen) Phase der Ermittlungen führen. Stattdessen empfiehlt sich die Anzeigenerstattung bei der in jedem Land seitens der Polizei explizit hierfür eingerichteten Zentralen Ansprechstellen Cybercrime (ZAC). Diese Stellen fungieren als spezielle Ansprechstellen für Wirtschaftsunternehmen sowie sonstige öffentlich-rechtliche und private Institutionen und sind auch, aber nicht nur, für die Entgegennahme von Strafanzeigen nach und bei Cyber-Angriffen zuständig. Die Erreichbarkeiten der ZAC können für jedes Bundesland dem Internetauftritt der deutschen Polizei[533] entnommen werden.

Dabei sollten Strafanzeigen bei der ZAC so früh wie möglich – und damit am besten unmittelbar nach Erkennen des Cyber-Angriffs – erstattet werden. Dies ganz einfach aus dem Grund, dass es sich bei digitalen Spuren um flüchtige, vergängliche Spuren handelt und die Ermittlungschancen umso besser sind, je früher die Spezialisten auf Seiten der Polizei sowie der Staatsanwaltschaft eingeschaltet werden.

4.3 Warum sich Strafanzeigen lohnen

Die Zurückhaltung, die insbesondere bei Wirtschaftsunternehmen, aber auch bei sonstigen Institutionen aus Sorge um die eigene Reputation zu beobachten war, sich bei einem Cyber-Angriff an die Strafverfolgungsbehörden zu wenden, hat in den letzten Jahren abgenommen – und dies zu Recht, überwiegen doch die Vorteile einer Anzeigenerstattung deutlich etwaige Nachteile in Form einer eventuellen Rufschädigung.

---

[533] https://www.polizei.de/Polizei/DE/Einrichtungen/ZAC/zac_node.html.

So bedingt die oben beschriebene kooperative Ermittlungsführung zunächst, dass seitens der Ermittlungsbehörden professionelle Hilfe bei der Abwehr des ja noch andauernden Cyberangriffs geleistet werden kann; schlicht auch aus dem Grund, dass sich in dieser frühen Phase das Sammeln digitaler Beweise nicht von den Bemühungen um Wiederherstellung der IT trennen lässt. Darüber hinaus war es in der Vergangenheit auch schon möglich, dass angegriffenen und vollständig verschlüsselten Unternehmen und Institutionen durch die Ermittlungsbehörden die zur Entschlüsselung der Dateien und Wiederherstellung der IT-Landschaft erforderlichen Codes/Schlüssel (die sog. »decryption keys«) zur Verfügung gestellt werden konnten.[534] In anderen Fällen konnte durch die professionelle polizeiliche Unterstützung bei der Kommunikation mit den Tätern (regelmäßig durch die sog. »Verhandlungsgruppe« der Polizei, die ansonsten etwa bei Geiselnahmen zum Einsatz kommt) erreicht werden, dass seitens der Täter die »decryption keys« unentgeltlich zur Verfügung gestellt wurden. Dies wird insbesondere dann relevant, wenn Krankenhäuser oder andere Einrichtungen der medizinischen Daseinsvorsorge angegriffen werden, da einige – jedoch leider weitaus nicht alle – Tätergruppierungen in diesen Fällen den Angriff beenden und die Entschlüsselung ermöglichen.[535]

Neben diesen in Einzelfällen möglichen, der angegriffenen Institution unmittelbar helfenden Maßnahmen gilt es jedoch auch, den Blick über den jeweiligen Einzelfall hinaus zu weiten. Bereits oben wurde beschrieben, dass es sich bei Ransomware-Angriffen um ein sehr lukratives Geschäftsmodell handelt, dass seitens der »underground economy« entdeckt und in der Vergangenheit stets ausgebaut wurde. Diesem »Geschäftsmodell« kann nur Einhalt geboten werden, wenn die den kriminellen Akteuren drohenden »Kosten« so weit erhöht werden, dass das Geschäftsmodell an Attraktivität verliert. Und dies kann nur durch Erhöhung des Ermittlungsdrucks und natürlich durch Ermittlungserfolge erreicht werden, die zur Identifizierung und Namhaftmachung von Tätern führen. Und eine solche »Kostenerhöhung« durch Steigerung des Entdeckungsrisikos ist den Strafverfolgungsbehörden nur möglich, wenn ihnen Ransomware-Angriffe angezeigt werden; nur dann sind Ermittlungen und in Folge die Zerschlagung der kriminellen Strukturen und Netzwerke sowie die Identifizierung und spätere Verurteilung der Täter möglich. So mag es zwar zur (Wieder-)Herstellung der eigenen IT-Infrastruktur ausreichend sein, einen externen IT-Dienstleister zu beauftragen, einen irgendwie gearteten »Abschreckungseffekt« auf die Tätergruppierung vermag ein solcher IT-Dienstleister, zumal ihm auch keine hoheitlichen Eingriffs- und Ermittlungsbefugnisse zustehen, jedoch nicht auszuüben. Hierfür bedarf es vielmehr polizeilicher und staatsanwaltschaftlicher Ermittlungen, die – auch aufgrund der in den letzten

---

534 So z. B. bei der Anfang des Jahres 2023 zerschlagenen Ransomware-Gruppierung »HIVE« in über 1.300 Fällen (Pressemeldung des US-amerikanischen Justizministeriums vom 26.01.2023, abrufbar unter: https://www.justice.gov/opa/pr/us-department-justice-disrupts-hive-ransomware-variant).

535 So z. B. die Ransomware-Gruppierung »DoppelPaymer« beim Angriff auf das Universitätsklinikum Düsseldorf (Bericht auf heise online, abrufbar unter: https://www.heise.de/news/Uniklinik-Duesseldorf-Ransomware-DoppelPaymer-soll-hinter-dem-Angriff-stecken-4908608.html; (▶ Kap. 3.4.1).

Jahren gewachsenen internationalen Kontakte und Vernetzungen – geeignet sind, die Tätergruppierungen unter Druck zu setzen, wenn nicht gar zu zerschlagen.

Und dass in diesem Deliktsbereich auch spektakuläre Ermittlungserfolge möglich sind, steht außer Zweifel. Als Beispiel seien hier zwei Anfang des Jahres 2023 unter Beteiligung deutscher Ermittlungsbehörden durchgeführte internationale Operationen genannt:

So gelang es Ende Januar 2023 im Rahmen der internationalen, unter Federführung baden-württembergischer Ermittler sowie der US-amerikanischen Bundespolizeibehörde FBI durchgeführten Operation »Dawnbreaker«, die Ransomware-Gruppierung »HIVE« zu zerschlagen.[536] Diese war seit Mitte 2021 weltweit für eine Vielzahl von Ransomware-Angriffen vornehmlich auf Wirtschaftsunternehmen, aber auch auf Krankenhäuser und andere (staatliche) Institutionen der Daseinsvorsorge verantwortlich. Den Ermittlern aus insgesamt 13 Staaten war es in monatelanger Ermittlungsarbeit zunächst gelungen, die sich im Darknet befindliche Täter-Infrastruktur unbemerkt zu infiltrieren, was es unter anderem ermöglichte, angegriffene Institutionen zu warnen und diesen »decryption keys« zur Verfügung zu stellen. Ende Januar erfolgte dann der sogenannte »take down«, also die Beschlagnahme und Abschaltung der kompletten Täterinfrastruktur. Damit war die operativ-kriminelle Tätigkeit von HIVE beendet. Die nächste Phase der Operation »Dawnbreaker«, nämlich die Identifizierung und Verhaftung der hinter der Gruppierung HIVE stehenden Personen, hat bereits begonnen.

Ende Februar 2023 erfolgte erneut in einer koordinierten, internationalen Operation unter Beteiligung deutscher Ermittler aus Nordrhein-Westfalen ein Schlag gegen die Ransomware-Gruppierung »DoppelPaymer«, die unter anderem für den Ransomware-Angriff auf das Universitätsklinikum Düsseldorf verantwortlich war.[537] Es erfolgten Razzien, Hausdurchsuchungen und Festnahmen in Deutschland sowie in der Ukraine.

Wie diese Beispiele zeigen, sind die diesbezüglich weltweit vernetzten und eng zusammenarbeitenden Ermittlungsbehörden gegenüber den Ransomware-Gruppierungen nicht machtlos, sondern diesen auf der Spur und haben den internationalen (Ermittlungs-)Druck deutlich erhöht. Vor diesem Hintergrund stellt letztendlich die Erstattung einer Strafanzeige die weitaus bessere Alternative als die mit den Unwägbarkeiten einer etwaigen eigenen Strafbarkeit oder zumindest der (internationalen) Sanktionierung[538] verbundenen Zahlung des Lösegelds dar. Dies nicht zuletzt auch deshalb, weil die Erfahrungen zeigen, dass Unternehmen und

---

536 Pressemeldung von Europol vom 26.01.2023 (abrufbar unter: https://www.europol.europa.eu/media-press/newsroom/news/cybercriminals-stung-hive-infrastructure-shut-down) sowie der Staatsanwaltschaft Stuttgart und des Polizeipräsidiums Reutlingen vom 26.01.2023 (abrufbar unter: https://www.presseportal.de/blaulicht/pm/110976/5426565).
537 Pressemeldung von Europol vom 06.03.2023 (abrufbar unter: https://www.europol.europa.eu/media-press/newsroom/news/germany-and-ukraine-hit-two-high-value-ransomware-targets) sowie Bericht auf heise online (abrufbar unter: https://www.heise.de/news/DoppelPaymer-Polizei-fuehrt-Razzien-in-Nordrhein-Westfalen-und-Ukraine-durch-7536759.html).
538 Vgl. hierzu den »Warnhinweis« des US-Finanzministeriums vom 21.09.2021 (abrufbar unter: https://home.treasury.gov/system/files/126/ofac_ransomware_advisory.pdf).

Institutionen, die das Lösegeld bezahlt haben, vielfach erneut und wiederholt Opfer weiterer Cyber-Angriffe (dem sog. »second hit«) werden.

5 Versicherungslösungen für Krankenhäuser

Nikolaus Stapels

5.1 Risiken durch Cyber-Angriffe steigen

Massive Cyber-Angriffe auf kritische Infrastrukturen wie Krankenhäuser bedrohen die gesamte Gesellschaft stärker als jemals zuvor. Gerade Krankenhäuser geraten immer wieder in das Visier der Hackergruppen.

Das Gesundheitswesen wird von den Hackern als ein vermeintlich leichtes Ziel angesehen, welches schnell Lösegelder zahlt, um wieder an seine Daten zu gelangen. Dabei sehen die Kriminellen den Faktor Mensch als eines der wichtigsten Einfallstore, denn der Stress im gesamten Unternehmen steigt, so dass Mitarbeitende schnell unvorsichtig werden können. Die Vergangenheit hat gezeigt, dass ein falscher Klick ausreichen kann, um den Kriminellen den Zugriff auf die Krankenhaus-IT zu ermöglichen.

> **Fallbeispiel »Phishing in Fürstenfeldbruck«**
>
> Im Jahr 2019 wurde ein Krankenhaus im bayerischen Fürstenfeldbruck Opfer einer Phishing-Attacke. Eine im Krankenhaus tätige Person hatte einen E-Mail-Anhang geöffnet, der von einer vermeintlich vertrauenswürdigen Adresse stammte. Doch der Anhang war mit einer Schadsoftware infiziert, die sich nun in den IT-Systemen des Krankenhauses ausbreiten konnte. Der Schaden war immens: Die Attacke führte vorübergehend zum Ausfall sämtlicher PC-Geräte. Zudem musste sich das Krankenhaus für einige Tage von der Notfallversorgung abmelden. Nach fünf Tagen gab das Klinikum an, dass rund 130 von 400 PC-Geräten wieder einsatzbereit seien. Die Ermittlungen übernahm die Zentralstelle Cybercrime Bayern.[539]

Ein weiteres wichtiges Einfallstor sind zudem die indirekten Angriffe oder Supply-Chain Angriffe (▶ Kap. 1.2.4); so können die Kriminellen über Produkte oder externe Dienste, die im Krankenhaus eingesetzt werden, in die IT-Infrastruktur eindringen. Eindrucksvoll hat sich dies zum Beispiel im Dezember 2021 gezeigt, als die

---

[539] https://www.merkur.de/lokales/fuerstenfeldbruck/fuerstenfeldbruck-ort65548/fuerstenfeldbruck-computervirus-legt-klinik-lahm-rettungswagen-koennen-krankenhaus-wiederanfahren-10560791.html.

Telematikinfrastruktur (TI) aufgrund der »Log4Shell«-Schwachstelle einen Teil seiner IT vom Netz nehmen musste.[540] Vor dem Hintergrund, dass die TI in Zukunft den kompletten Datenaustausch zwischen den Leistungserbringern im Gesundheitswesen darstellen soll, zeigt sich, dass es nicht immer ein direkter Angriff sein muss. Auch das BSI hat im Lagebericht 2023 zur IT-Sicherheit auf den zunehmenden Fokus der Angriffe auf die Dienstleister der Betreiber Kritischer Infrastrukturen hingewiesen. Diese dienen als Einfallstor für Supply-Chain-Angriffe und sind für die Cyberkriminellen aufgrund des Multiplikatoreffekts entlang der Supply-Chain besonders lukrativ, da sich illegale Einnahmen bei allen in der Wertschöpfungskette nachgelagerten Unternehmen erzielen lassen.[541]

Allgemein können Kriminelle mit den Daten von Patienten viel mehr Geld verdienen als zum Beispiel mit klassischen Kreditkarteninformationen. Dies zeigt sich auch bei den aktuellen Marktpreisen auf den Darknet-Marktplätzen; so kosten dort verifizierte Kreditkarteninformationen 20 USD – 30 USD, Ebay-Accounts 3,5 USD, Facebook-Zugänge 4,25 USD und Patientenakten 60 USD – 100 USD.

Gerade der Datendiebstahl hat in den letzten Jahren stark zugenommen. Hatte Ransomware (Verschlüsselungstrojaner) vor ein paar Jahren »lediglich« die Daten verschlüsselt, so werden diese aktuell *vor* der Entschlüsselung gestohlen (▶ Kap. 3.1.2). Zum einen soll dies den Druck auf die Krankenhäuser erhöhen, Schutzgeld bzw. Lösegeld zu zahlen, da die Daten ansonsten veröffentlicht werden, zum anderen können diese Daten im Darknet hohe Preise erzielen.

So sind Patientendaten von Persönlichkeiten, wie Politikern oder Managern sowie deren nahen Verwandten, interessant für Nachrichtendienste oder Mitbewerber am Markt. Auch in der Medizinbranche können Einblicke in aktuelle Studiendaten ggfs. einen Wettbewerbsvorteil verschaffen.

Dabei kann grundsätzlich jedes Unternehmen in Deutschland, unabhängig von der Branche und Größe, Opfer der Cyberkriminellen werden.

Ein immer größer werdendes Problem ist die Professionalisierung der Cyber-Kriminellen und die Tatsache, dass »jeder« ein Krankenhaus hacken kann. Der Hintergrund ist, dass immer mehr »Ransomware-as-a-Service«-Anbieter auf den Markt drängen. Diese bieten einen umfassenden Service für potenzielle Hacker an; so kursieren im »Darknet« Angebote wie das Folgende:

»Ransomware-as-a-Service« von einer Cybercrime-Gruppierung

»Wir sind in den Niederlanden ansässig, völlig unpolitisch und nur an Geld interessiert.

Wir haben immer eine unbegrenzte Anzahl von Affiliates, genug Platz für alle Profis. Es spielt keine Rolle, in welchem Land Sie leben, welche Sprache Sie sprechen, welches Alter Sie haben, an welche Religion Sie glauben, jeder auf der Welt kann zu jeder Zeit des Jahres mit uns zusammenarbeiten.«

---

540 https://www.gematik.de/newsroom/news-detail/bsi-warnt-vor-sicherheitsluecke-auswirkungen-auf-dienste-der-telematikinfrastruktur.
541 »Die Lage der IT-Sicherheit in Deutschland 2022« des BSI, S. 58 f.

Dadurch verschärft sich die Situation für die Unternehmen, denn solche »Anbieter« haben umfassende Angebote auf ihrer Plattform. Interessanterweise geht die kriminelle Gruppierung aus dem Beispiel auch darauf ein, ob zum Beispiel Krankenhäuser angegriffen werden dürfen oder nicht.

> **»Ransomware-as-a-Service« in medizinischen Einrichtungen**
>
> »Es ist erlaubt, sehr vorsichtig und selektiv medizinische Einrichtungen anzugreifen, wie z. B. pharmazeutische Unternehmen, Zahnkliniken, plastische Operationen, insbesondere solche, die das Geschlecht ändern und in Thailand zu großer Vorsicht zwingen, sowie alle anderen Organisationen, sofern sie privat sind und Einnahmen haben. Es ist verboten, Einrichtungen zu verschlüsseln, bei denen eine Beschädigung der Dateien zum Tod führen könnte, wie z. B. kardiologische Zentren, neurochirurgische Abteilungen, Entbindungskliniken und dergleichen, d. h. Einrichtungen, in denen chirurgische Eingriffe an High-Tech-Geräten unter Verwendung von Computern durchgeführt werden können. Es ist erlaubt, Daten aus allen medizinischen Einrichtungen unverschlüsselt zu stehlen, da es sich um ein medizinisches Geheimnis handeln kann, das nach dem Gesetz streng geschützt werden muss. Wenn Sie nicht genau wissen, ob eine bestimmte medizinische Einrichtung angegriffen werden kann oder nicht, wenden Sie sich an den Helpdesk.«

In der Praxis kam es schon vor, dass Hacker ein Krankenhaus »aus Versehen« gehackt und den Entschlüsselungscode kostenfrei übermittelt haben[542] – dennoch bleibt das Krankenhaus mit der Krise zurück.

Was sich weiterhin aus dem dargestellten Text ergibt, ist, dass wir eine neue Generation der Verschlüsselungstrojaner haben, denn diese verschlüsseln die Daten nicht nur, sondern kopieren diese auch auf die Server der Kriminellen. Wenn nun das Krankenhaus auf die Forderungen der Kriminellen nicht eingeht, werden die erbeuteten Daten im Darknet der Öffentlichkeit kostenfrei zur Verfügung gestellt. Dadurch soll der Druck auf das Unternehmen erhöht werden. Denn mit dieser Veröffentlichung von personenbezogenen Daten ergibt sich auch immer eine Datenschutzverletzung nach der Datenschutz-Grundverordnung (DS-GVO). Aufgrund dieser Tatsache erleben wir zurzeit einen Wechsel in der Strategie der Kriminellen. Erste Banden konzentrieren sich darauf, nur noch die Daten aus einem Unternehmen zu stehlen, ohne diese zu verschlüsseln.

Dieser Wechsel in der Strategie der Kriminellen hat mehrere Gründe. Einer davon ist, dass viele Unternehmen mittlerweile besser gegen Verschlüsselungsangriffe gewappnet sind und es für die Kriminellen schwieriger geworden ist, ihre Angriffe erfolgreich durchzuführen. Ein weiterer Grund ist, dass die Kriminellen erkannt haben, dass sie mit gestohlenen, unverschlüsselten Daten mehr Geld verdienen können, da sie diese Daten einfacher für Erpressungszwecke nutzen können.

---

542 Vgl. zum Fall des Düsseldorfer Uniklinikums unter ▶ Kap. 3.1.4.

5.2 Große Risiken durch Datenschutzverletzungen

Es zeigt sich immer wieder, dass auch eine Datenschutzverletzung für Krankhäuser ein hohes Risiko darstellt – dabei muss dies nicht immer durch einen Cyber-Angriff stattfinden, sondern kann auch dadurch hervorgerufen werden, dass zum Beispiel Patientenakten im normalen Papiermüll landen.

Ein Verstoß gegen die DS-GVO kann für ein Krankenhaus sehr teuer werden (▶ Kap. 3.2.5, Abschnitt »Die Datenpanne: Bußgelder und Schadensersatz«). Zudem gelten für KRITIS-Krankenhäuser die besonderen Vorschriften des BSIG sowie für alle anderen Krankenhäuser seit dem 1. 1. 2022 die Vorgaben des § 391 SGB V, organisatorische und technische Vorkehrungen allgemein zur IT-Sicherheit zu treffen (▶ Kap. 3.2.4).

Der bereits erwähnte Branchenspezifische Sicherheitsstandard (B3S) (▶ Kap. 3.2.3, Abschnitt »Krisenresilienz im Krankenhaus-B3S«), der sowohl für die KRITIS-Krankenhäuser als auch die Krankenhäuser im Anwendungsbereich des § 391 SGB V empfohlen wird, kann dazu dienen, dass man sich im Schadensfall enthaften und entlasten kann, denn ein Datenschutz-Schaden sowie Sanktionen nach dem BSIG können sehr teuer werden.

Gehen wir zum Beispiel davon aus, dass ein Krankenhaus über 250.000 Patientendaten verfügt und diese digital gespeichert hat, wird es je gestohlenem oder verlorenem Datensatz mit 20 EUR Durchschnittskosten rechnen können. Hieraus ergibt sich schon ein Schaden von 5.000.000 EUR.

Somit zeigt sich im Allgemeinen, dass die Gefahren für die Krankenhäuser durch die Digitalisierung steigen und ein angemessener Risikotransfer notwendig sein kann, um die finanziellen Folgen abzufedern.

5.3 Die Cyberversicherung als »Allheilmittel«?

Im Allgemeinen wächst das gesellschaftliche Bewusstsein für die digitalen Risiken; dies ist unter anderem darauf zurückzuführen, dass verstärkt in der Presse über Cyberschäden berichtet wird. Denn es reicht ein einziger Klick in einer Mail aus, und die gesamte IT-Landschaft im z. B. Krankenhaus kann zusammenbrechen.

Eine Cyberversicherung bietet hier dem Krankenhaus, neben einem finanziellen Ausgleich der entstandenen Schäden, vor allem die Unterstützung durch IT-Experten.

Es gibt am Markt im Moment keine einheitlichen Bedingungswerke, deshalb ist es wichtig, die Versicherungsbedingungen und möglichen Leistungsausschlüsse eingehend zu prüfen. Bei der Cyberversicherung handelt es sich dabei um ein »multidisziplinäres Produkt«, mit den Schwerpunkten auf Drittschaden, Eigenschaden, Betriebsunterbrechung und Rechtsschutz.

5.3 Die Cyberversicherung als »Allheilmittel«?

Grundsätzlich sind die Leistungen am Markt ähnlich, können sich aber im Detail unterscheiden; hier deshalb nur eine allgemeine Übersicht über die Leistungen:

Drittschaden

- Prüfung der Haftpflichtfrage, Abwehr von unberechtigter Inanspruchnahme und die Freistellung des Versicherungsnehmers (z. B. das Krankenhaus) bei berechtigten und versicherten Schadensersatzverpflichtungen, u. a. auch aus der DS-GVO heraus.
- Vertragsstrafen aufgrund einer nicht erfolgten Leistung nach einem Hackerangriff.
- Geldbußen; hierbei ist zu beachten, dass z. B. DS-GVO-Bußgelder in Deutschland von der Versicherung nicht bezahlt werden dürfen. Dennoch findet sich dieser Punkt bei verschiedenen Versicherern (mit einem Ausschluss im »Kleingedruckten«).
- Abwehrkosten für die Verteidigung gegen behördlich angeordnete Maßnahmen bei Ordnungswidrigkeiten- und Strafverfahren sind mitversichert. Diese Deckung gilt allerdings nur unter der Bedingung, dass der als Repräsentant des Unternehmens in den Versicherungsbedingungen festgelegte Mitarbeiter nicht vorsätzlich gehandelt hat.

Eigenschaden

- 24/7-Hotline zu IT-Experten; diese sollen dabei helfen, festzustellen, welche Art der Verletzung vorliegt, wodurch diese verursacht wurde, welche Dateninhaber betroffen sind und wie der Schaden gemindert bzw. die Sicherheitslücke geschlossen werden kann. Ein weiterer wichtiger Punkt ist die Beweissicherung für mögliche Rechtsprozesse.
- Ein Krisenmanagement hilft bei der Bewältigung der Cyberkrise und steht dem Unternehmen mit Experten zur Seite.
- PR-Maßnahmen werden eingeleitet, um die Reputation des Krankenhauses zu wahren oder wiederherzustellen. Dabei wird in der Regel die Beratung, nicht aber die Kampagne bezahlt.
- Sollten Betroffene über den Vorfall informiert werden müssen, so werden die Benachrichtigungskosten sowie ggfs. ein Call-Center bezahlt.
- Lösegelder sind bei verschiedenen Versicherern eingeschlossen, und diese zahlen unter bestimmten Voraussetzungen das Lösegeld bis zur versicherten Höhe.

Betriebsunterbrechung

- Die fortlaufenden Kosten und der entgangene Betriebsgewinn werden für die vereinbarte Haftzeit, z. B. sechs Monate, übernommen.
- Sollten Mehrkosten anfallen, damit der Geschäftsbetrieb fortgeführt werden kann, so werden diese Kosten i. d. R. übernommen.

Rechtsschutz

- Es handelt sich hierbei um eine passive Rechtsschutzversicherung, welche dem Unternehmen aber umgehend passende Rechtsanwälte zur Seite stellt und die Kosten übernimmt. In der Regel haben Versicherer Kontingente bei Rechtsanwälten geblockt, so dass man zeitnah den passenden Rechtsanwalt zur Seite gestellt bekommt.

In der Regel kann man einen Baustein nicht ausschließen, sondern erhält mit dem Abschluss des Vertrages alle Leistungsbausteine. Dies sollte aber im Einzelfall geprüft werden. So kann es sein, dass – sollte ein Krankenhaus eine eigenständige »Vertrauensschaden-Versicherung« besitzen – der Baustein »Vertrauensschaden« in der Cyberversicherung ausgeschlossen werden kann. Dadurch kann die Prämie ggfs. reduziert und eine Doppelversicherung vermieden werden.

Des Weiteren erhält man in der Regel Zugriff auf eine Awareness-Akademie zur Schulung der Mitarbeiter im Unternehmen. Diese Akademien umfassen in der Regel Schulungen im Bereich IT-Sicherheit und Datenschutz sowie regelmäßige Phishing-Simulationen. Viele Versicherer setzen hier zum Beispiel auf den »Cyber-Fuchs«, welcher neben den reinen Schulungen auch noch weitere Leistungen beinhaltet, wie u. a. Notfallprozesse und Richtlinienmanagement.

Ein weiterer wichtiger Punkt ist, dass bei der Cyber-Versicherung allgemein das Claims-Made-Prinzip gilt. Dies bedeutet, dass Versicherungsschutz für alle Schäden besteht, die innerhalb der Vertragsdauer geltend gemacht werden. Dabei ist es unerheblich, wann die Schadensverursachung erfolgte. Somit sind auch Schäden mitversichert, wenn die Hacker bereits vor Abschluss der Cyber-Versicherung in die Systeme eingedrungen sind.

Es zeigt sich am Markt, dass die Nachfrage nach solch einem Versicherungsprodukt von Jahr zu Jahr steigt, so dass es teilweise zu wenige Kapazitäten bei den Rückversicherern gibt und es somit für Krankenhäuser schwerer wird, eine angemessene Cyberversicherung zu finden.

So werden auf der anderen Seite auch strengere Anforderungen an die IT-Sicherheit im Krankenhaus gestellt, wie z. B. ein Access-Management, Patchmanagement oder Recovery-Pläne.

Bevor man eine Anfrage an den Versicherer stellt, sollte man sich vorab die Fragebögen der Versicherer ansehen und darauf aufbauend ggfs. die IT-Sicherheit im Krankenhaus anpassen. Dabei ist es wichtig, dass der Versicherungsberater mit eingebunden wird, da dieser in der Regel weiß, auf welche Fragen der Versicherer einen Schwerpunkt legt.

Die Praxis zeigt zudem, dass auch immer mehr Risikodialoge mit den Krankenhäusern geführt werden, um darauf aufbauend dann die Anfragen bei den Versicherern zu stellen.

5.4 Welche Voraussetzungen müssen für eine Cyberversicherung erfüllt sein?

Um eine Cyberversicherung bei einem Versicherer abschließen zu können, müssen bestimmte Voraussetzungen erfüllt werden. Diese werden in den individuellen Fragebögen der Versicherer abgefragt.

Es gibt dabei keine einheitliche Vorgehensweise der Versicherer. Deshalb ist die Aufzählung der Voraussetzungen an dieser Stelle nicht abschließend, sondern soll nur einen ersten Eindruck geben.

Die Grundvoraussetzungen sind an sich bei jedem Versicherer »identisch«:

Grundvoraussetzungen Cyberversicherung

- Es muss eine Antivirensoftware installiert sein, die auf dem aktuellen Stand gehalten wird.
- Das Krankenhausnetzwerk muss durch eine aktualisierte Firewall geschützt sein.
- Admin-Konten dürfen nur von Admins genutzt werden und sind durch eine Multi-Faktor-Authentifizierung geschützt.
- Es muss ein Datensicherungskonzept existieren, in dem geregelt ist, dass die Datensicherungen extern gelagert werden und dass regelmäßige Prüfungen der Datensicherungen gewährleistet sind.
- Mitarbeiter müssen im Umgang mit Cyber-Risiken geschult sein. Hier bieten die Versicherer häufig auch eigene (kostenfreie) Akademien, wie z. B. den Cyber-Fuchs an.
- Es müssen Richtlinien zum Thema IT-Sicherheit und Datenschutz vorhanden sein.

Darüber hinaus haben die verschiedenen Versicherer noch weitere tiefergehende Prüfungen; diese umfassen den gesamten technischen und organisatorischen Bereich im Krankenhaus. Dabei soll die Gesamtsituation vom Krankenhaus erfasst werden, was bedeutet, dass auch eine Frage, die mit »Nein« beantwortet wurde, nicht automatisch zur Ablehnung des Versicherungsschutzes führt.

Typische Fragestellungen von Versicherern

- Haben Sie einen auditierten IT-Standard im Krankenhaus umgesetzt?
- Haben Sie ein »Betriebskontinuitätsmanagement« implementiert?
- Werden schützenswerte Daten verschlüsselt gespeichert?
- Gibt es ein Zugangsmanagementsystem im Krankenhaus?
- Gibt es jährliche Cyber-Notfallübungen?
- Haben Sie Software zum Schutz und zur Überwachung des Netzwerkes im Einsatz?
- Führen Sie regelmäßige PenTests durch, um die Sicherheit zu verbessern?

- Gibt es Ransomware-Schutzsoftware (wie z. B. Ransomware-Reaction)?

Diese Fragebögen umfassen mehrere Seiten zu unterschiedlichen Themenfeldern. Er wird in der Regel mit den internen oder externen Spezialisten der Versicherung durchgesprochen. Dabei werden auch stichprobenartige Überprüfungen vorgenommen. Darauf aufbauend wird ein Bericht verfasst und dieser dann auch dem Rückversicherer zur Verfügung gestellt.

Eine gute IT-Sicherheit im Krankenhaus kann dabei (im Kontext der Versicherbarkeit) verschiedene Vorteile mit sich bringen, zum einen wird man versicherbar, zum anderen können ggfs. Prämien günstiger oder Selbstbeteiligungen geringer ausfallen.

Wenn Sie in Gesprächen mit den Versicherern sind, dann lassen Sie sich ansonsten den Fragebogen vorab zusenden und besprechen Sie diesen mit Ihrer IT-Abteilung. Wichtig hierbei ist, dass es nicht darum geht, alle Punkte zu erfüllen – sprechen Sie dies dann mit Ihrem Versicherungsberater individuell durch.

5.5 Voraussetzungen für den Leistungsfall

Auch bei der Definition des Leistungsfalls gibt es unterschiedliche Formulierungen von den Versicherern. Im Folgenden gehen wir auf zwei verbreitete Definitionen ein:

Eine »Informationssicherheitsverletzung ist eine Beeinträchtigung der Verfügbarkeit, Integrität und Vertraulichkeit von elektronischen Daten des Versicherungsnehmers oder von informationsverarbeitenden Systemen, die er zur Ausübung seiner betrieblichen oder beruflichen Tätigkeiten nutzt.« (AVB Cyber des GDV A1–2.1).

Auslösende Ereignisse der Informationssicherheitsverletzung (AVB Cyber A1–2.4)

- Angriffe auf elektronische Daten oder informationsverarbeitende Systeme des Versicherungsnehmers,
- unberechtigte Zugriffe auf elektronische Daten des Versicherungsnehmers,
- Eingriffe in informationsverarbeitende Systeme des Versicherungsnehmers,
- eine Handlung oder Unterlassung, die zu einer Verletzung von datenschutzrechtlichen Vorschriften durch den Versicherungsnehmer führt,
- Schadprogramme, die auf elektronische Daten oder informationsverarbeitende Systeme des Versicherungsnehmers wirken.«

Dabei ist zum einen zu beachten, dass Personenschäden grundsätzlich nicht in der Cyberversicherung versichert sind. Hier muss ggfs. mit dem Versicherer abgesprochen werden, inwieweit dies eingeschlossen oder über anderweitige Versicherungen abgedeckt werden kann.

Zum anderen nutzen verschiedene Versicherer die Definition einer Netzwerksicherheits-, Datenschutz- oder Vertraulichkeitsverletzung.

Der Versicherungsfall wird dabei u. a. wie folgt ausgelöst:
Eine Netzwerksicherheitsverletzung liegt dann vor, sobald ein Netzwerkeingriff durch eine unberechtigte Nutzung des IT-Systems oder einem Hacker-Angriff erfolgt.

Wenn ein Unternehmen gegen die ordnungsgemäße Erhebung, Verarbeitung und Nutzung personenbezogener Daten verstößt, liegt eine Verletzung gegen Datenschutzbestimmungen vor.

Wenn Kundeninformationen fahrlässig oder unbeabsichtigt veröffentlicht werden oder es einen unberechtigten Zugriff oder eine unberechtigte Nutzung von Kundeninformationen in der IT-Landschaft gibt, liegt eine Vertraulichkeitsverletzung vor.

Grundsätzlich kann festgehalten werden, dass immer dann, wenn ein Hackerangriff auf die Systeme oder eine Datenschutzverletzung vorliegt, der Versicherungsfall ausgelöst wird.

In der Regel haben die Versicherer des Weiteren festgehalten, dass auch eine Untersuchung stattfinden kann, wenn noch nicht abzusehen ist, ob ein Versicherungsfall vorliegt. Dies ist in der Regel kostenfrei für den Versicherungsnehmer und soll diesen animieren, lieber frühzeitig einen eventuellen Schaden zu melden. Eine frühe Meldung bringt außerdem den Vorteil mit sich, möglichst schnell Kriminelle aus dem System auszuschließen.

5.6 Ersetzt eine D&O-Versicherung die Cyberversicherung?

Neben einer Cyberversicherung sollte man sich auch die D&O-Versicherung (Directors-and-Officers-Versicherung) sowie die Vertrauensschadenversicherung anschauen.

Dabei ist das Zusammenspiel der D&O und Cyberversicherung noch nicht abschließend am Markt geklärt. Dennoch ist eine Abgrenzung der beiden Produkte notwendig, um mögliche Haftungsfragen für die Krankenhausleitung zu ermitteln. Durch die immer stärker werdende Digitalisierung steigen die Cyberangriffe stetig an. Wenn die Cyberkriminellen Erfolg haben, kann solch ein Schaden für das Krankenhaus existenzbedrohende Ausmaße annehmen.

In diesem Fall stellt sich zudem schnell die Frage, wer im Unternehmen für die Schäden durch Cyberkriminelle haftet. Haftet die Geschäftsleitung als natürliche, das Unternehmen als juristische Person oder vielleicht beide zusammen? Diese

Haftungsfrage wird, vor dem Hintergrund der immer mehr zunehmenden Datendiebstähle bei einem Hackerangriff, immer häufiger gestellt.

Im Schadensfall müssen Manager nachweisen, dass sie alle nötigen Schutz- und Kontrollmaßnahmen getroffen haben. Kann dies nicht ausreichend nachgewiesen werden, so haftet das Unternehmen für den entstandenen Schaden. Sollte ein Krankenhaus nach einem möglichen Cyberangriff über keine Cyberversicherung (mit einer ausreichenden Versicherungssumme) verfügen, kann die Gesellschaft versuchen, das pflichtwidrig handelnde Mitglied der Geschäftsleitung in Regress zu nehmen.

Dabei ist zu beachten, dass eine Pflichtverletzung nachgewiesen werden muss, wenn die Gesellschafter die Geschäftsleitung in Regress nehmen wollen. Ohne eine mögliche Pflichtverletzung lassen sich keine Schadenersatzansprüche gegen die Geschäftsführung begründen.

Eine D&O-Versicherung kann keine Cyber-Versicherung ersetzen, denn diese Absicherung soll das Krankenhaus gegen alle Arten von Managementfehlern, welche auf Pflichtverletzungen des Managements beruhen, schützen.

So zeigt sich auch bei dem Auslöser des Versicherungsfalles, dass bei der D&O-Versicherung der Schaden durch die Organe oder leitende Angestellte ausgelöst wird.

Bei der Cyberversicherung wird der Schaden durch einen Cyberangriff oder Datenschutzvorfall ausgelöst.

Es geht somit bei einer D&O-Versicherung nicht primär darum, sich vor den finanziellen Folgen eines Cyber-Angriffs zu schützen, sondern einen Schutz zu haben für den Fall, dass dem Management eine Pflichtverletzung vorgeworfen wird.

5.7 Benötigt ein Krankenhaus eine eigenständige Vertrauensschadenversicherung?

Die Vertrauensschadenversicherung fängt dort an, wo die Leistungen der D&O-Versicherung enden. Es sind hierbei Vermögensschäden versichert, welche durch eine vorsätzlich unerlaubte Handlung von Betriebsangehörigen oder einer Vertrauensperson entstehen. Dabei tritt die Versicherung auch ein, wenn der Schadenverursacher nicht identifiziert werden kann.

Bei der D&O-Versicherung ist dagegen die nicht vorsätzliche Pflichtversicherung des Organs selbst abgesichert. Somit sollte bereits im Gespräch mit der Versicherung abgegrenzt werden, welcher Personenkreis versichert werden soll. Denn jeder Vertrauensschaden kann auch ein potenzieller Fall einer Managerhaftung werden, sollte der Vorwurf des Organisationsverschulden im Raum stehen.

Verschiedene Versicherer haben in ihrer Cyberversicherung den Baustein »Vertrauensschaden« bereits mitversichert. Dieser Einschluss kann dazu führen, dass man der Meinung ist, dass eine eigenständige Vertrauensschadenversicherung nicht mehr benötigt sei.

Der Baustein »Vertrauensschaden« in der Cyberversicherung ist jedoch nicht so umfassend wie die separate Absicherung. Im Allgemeinen geht es bei der eigenständigen Vertrauensschadenabsicherung darum, dass das versicherte Unternehmen Schäden an dessen Vermögen ersetzt bekommt, die durch eine unerlaubte Handlung von Vertrauenspersonen entstanden ist.

In diesem Zusammenhang geht man zunächst einmal von einem Griff in die Kasse aus, die meisten Schäden entstehen jedoch durch Betrug, Computermanipulation sowie Unterschlagung.

Die Cyberversicherung selbst hat einen weitaus größeren Umfang als die reine Vertrauensschadenversicherung. Denn hierüber sind Schäden durch Hackerangriffe oder Cyberkriminalität in der Regel mit höheren Summen abgedeckt.

5.8 Fazit

Die Digitalisierung birgt Gefahren für jedes Unternehmen, die Taktiken der Kriminellen ändern sich stetig, und immer mehr Unternehmen werden Opfer der Kriminellen. Immer mehr Krankenhäuser entscheiden sich deshalb für eine Cyberversicherung, um proaktiv wie reaktiv eine umfassende Unterstützung zu erhalten.

Der Abschluss einer Absicherung ist hierbei jedoch keine 100%ige Schutzgarantie für das Krankenhaus – es gibt immer ein Restrisiko. Bei den vorgestellten Versicherungen geht es vor allem darum, Schäden zu minimieren und die Existenzbedrohungen abzufedern. Der Regelbetrieb im Krankenhaus muss schnellstmöglich wiederhergestellt werden, um den Menschen helfen zu können. Hierbei kann die Cyberversicherung nicht nur monetär helfen, sondern auch mit den 24/7 IT-Spezialisten umfassend unterstützen.

Dabei muss man jedoch beachten, dass die IT-Sicherheit im Krankenhaus vor dem Abschluss einer Cyberversicherung umfassend von den Versicherern geprüft wird. Eine Vorbereitung auf einen Termin mit dem Ansprechpartner der Versicherung ist somit sinnvoll und kann den Annahmeprozess beschleunigen.

Neben einer Cyberversicherung sollten auch die D&O- sowie die Vertrauensschadenversicherung betrachtet werden. Denn nur so kann ein umfassender Schutz implementiert werden. Es gibt dabei zwischen den drei Versicherungen verschiedene Überschneidungen und klare Abgrenzungen.

Deshalb ist es wichtig, sich mit dem Berater über alle drei Lösungen auszutauschen und die Lösungen gegenüberzustellen. Darauf aufbauend kann dann ein individuelles Versicherungskonzept entwickelt werden, das zum Krankenhaus passt.

6 BCM in der Praxis

Marcel Schaich, Matthias Rosenberg

6.1 Einleitende Ausführungen zu BCM aus praktischer Sicht

Das *Business-Continuity-Management (BCM)* dient dazu, die Widerstandsfähigkeit des Unternehmens zu stärken, indem die Fortsetzung der Geschäftstätigkeit auch nach Ausfall eines kritischen Geschäftsprozesses oder kritischer IT-Services gewährleistet wird. Wenn aus exemplarischer Sicht in Gebäudeteil A des Krankenhauses X für den Betrieb des Krankenhauses überlebenswichtige Prozesse beherbergt sind, so ist es Aufgabe des BCM, die Planung so aufzustellen, dass das »Unternehmen Krankenhaus« auch nach einem Ausfall des fiktiven Gebäudeteils A weiter seinen Versorgungsauftrag wahrnehmen kann. BCM versteht sich dabei als ganzheitlicher Managementprozess und erstreckt sich über die gesamte Wertschöpfungskette. Im Kern beschäftigt sich BCM mit dem *Ausfall von Ressourcen*, welche die kritischen Geschäftsprozesse eines Unternehmens tragen oder unterstützen. Klassicherweise werden im BCM der Ausfall von Gebäuden, Personal, IT-Applikationen, Lieferanten- und Dienstleistern betrachtet. Bei produzierenden Unternehmen muss selbstverständlich auch der Ausfall von Produktionsanlagen in das BCM aufgenommen werden.

Wenngleich sich die einzelnen Elemente eines *Business-Continuity-Management-Systems* (BCMS) auch im Hinblick auf Krankenhäuser und MVZ-Strukturen nicht unterscheiden, sind doch einige Besonderheiten bei der Implementierung und Umsetzung eines BCMS zu beachten. Im Vergleich zu »herkömmlichen« Unternehmen ist das immanente Unterscheidungskriterium eines Krankenhauses und der MVZ-Strukturen immer eines: Die Versorgung und Behandlung von Patienten. So erscheint es logisch, dass ein Krankenhaus bei dem Szenario eines Gebäudeausfalls seine Mitarbeiter nebst Patienten nicht ins Home-Office schicken kann, sondern durchaus mehr Kreativität bei der Wahl der richtigen Lösungsoptionen gefragt ist. Darüber hinaus geht in diesen Fällen immer einher: Der Ausfall einer Ressource in einem Krankenhaus kann mit hoher Wahrscheinlichkeit zu einer unmittelbaren oder mittelbaren Gefahr für die Gesundheit und das Leben von Menschen führen.

Die Gefahr für Leib und Leben bei Eintritt eines BCM-Szenarios sowie die Gefahr eines Versorgungsausfalls der Bevölkerung lassen jedoch erkennen, dass Krankenhäuser und MVZ-Strukturen zwingend Vorsorge treffen müssen. Vorstehend genannte objektive Umstände sollten die Geschäfts- und Klinikleitung umso mehr animieren, entsprechende Business-Continuity-Maßnahmen einzuführen. BCM darf jedoch nicht als »Allheilmittel« gesehen werden, sondern als zentrales und präventives Element, dass mit anderen Resilienz-schaffenden Disziplinen zu verzahnen ist. So sollten bei der Implementierung eines BCMS auch Schnittstellen zu weiteren präventiven Disziplinen wie bspw. dem IT-Service Continuity Management und dem Information Security Management bedacht und hergestellt werden. Insbesondere das reaktive Krisenmanagement wird oft in einem Atemzug mit BCM genannt. Per se untrennbar verbunden, sprechen wir hier jedoch von zwei unterschiedlichen Themen. Die Ausführungen in diesem Kapitel werden an entsprechender Stelle auf die angesprochenen Schnittstellen Bezug nehmen und erläuternde Ausführungen bereithalten. Die detaillierten Ausführungen werden sich jedoch auf die Implementierung eines BCMS beschränken.

Die nachfolgenden Kapitel sollen eine Hilfestellung bei der Planung und Implementierung eines BCMS in Krankenhäusern bieten. Aufgrund der praktischen Aufarbeitung soll bewusst ein Kontrast zu dem vorangegangenen wissenschaftlichen Teil des Buches geschaffen werden. Die Ausführungen entstammen der Praxiserfahrung der Autoren und lehnen sich an die *Good Practice Guidelines des BCI* sowie an die *ISO 22301* an.[543]

6.1.1 Ziel der Implementierung eines BCMS

Die grundsätzlichen Ziele bei der Implementierung eines BCMS sind die Sicherstellung der Kontinuität der zeitkritischen Geschäftsprozesse und Aktivitäten im normalen, alltäglichen Geschäftsbetrieb, durch Entwicklung von Business-Continuity-Plänen, mittels analytischer Methoden und Festlegung von Prioritäten für die Wiederaufnahme von Prozessen und Aktivitäten. Durch die Identifikation von potenziellen Gefahren, die zu einem möglichen Ausfall der zeitkritischen Geschäftsprozesse und Aktivitäten führen können, einschließlich der Ermittlung der negativen Auswirkungen auf den regulären Geschäftsbetrieb, können im Nachgang abgestimmte Notfallmaßnahmen definiert werden, die anschließend in einem Plan niedergeschrieben werden. So soll die Organisation in ihrer Widerstandsfähigkeit gestärkt werden. Doch auch die Erfüllung regulatorischer Anforderungen zum Aufbau und Betrieb von BCM-Prozessen sowie die Unterstützung des Wachstums der Organisation können Zielsetzungen bei der Implementierung darstellen.

Doch bereits an dieser Stelle soll erwähnt werden, dass die Umsetzung der BCM-Prozesse die Verfügbarkeit adäquater Ressourcen und Schnittstellen erfordert. In Zeiten knapper Kassen bei Krankenhäusern und im Gesundheitswesen ist die Umsetzung der Pflicht der Geschäfts- und Klinikleitung, die notwendigen personellen und finanziellen Ressourcen bereitzustellen, eine Mammutaufgabe. Doch nur so kann letztlich der Business-Continuity-Manager (BC-Manager) seiner Umsetzungsverantwortung nachkommen.

---

543 Standards in den aktuellen Fassungen.

6.1.2 Funktionsweise des BCM

Zur Schaffung eines einheitlichen Verständnisses bezüglich des BCM, soll dessen Umfang nachfolgend beschrieben werden. Die Abbildung 1 (▶ Abb. 1) gibt einen Überblick über die Funktionsweise des BCM und deren zeitliche Einordnung:

Nach Eintritt eines Ereignisses mit relevantem Schadenpotential, welches als *kritischer Vorfall* oder *Krise* klassifiziert wurde, ist es notwendig, nach Durchführung von Sofortmaßnahmen den Geschäftsbetrieb innerhalb der erforderlichen Zeitspanne (*RTO = Recovery Time Objective*) auf einem akzeptablen, *vordefinierten Notbetriebsniveau* (*MBCO = Minimum Business-Continuity-Objective*) fortzuführen und gegebenenfalls eine Wiederherstellung erforderlicher Ressourcen zu gewährleisten.

Die Wiederaufnahme des Geschäftsbetriebes vor der Überschreitung der festgelegten *maximalen tolerierbaren Ausfallzeit* (*MTPD = Maximum Tolerable Period of Disruption*) ist sicherzustellen.

6.2 Organisationsstruktur im BCM

Die BCM-Organisation benötigt verschiedene Rollen für die Implementierung und Pflege des BCM im laufenden Betrieb. Grundsätzlich empfiehlt sich die Etablierung einer dreistufigen Hierarchie, eingeteilt in strategisch, taktisch und operativ. Die jeweiligen Rollen besitzen unterschiedliche Verantwortlichkeiten, BCM-Kenntnisse und -Qualifizierungen. Darüber hinaus unterscheidet sich auch die Entscheidungskompetenz und die Weisungsbefugnis auf den verschiedenen Ebenen. Grundsätzlich ist die BCM-Organisation und die hierarchische Einordnung der Rollen abhängig von der Größe und der Struktur des Krankenhauses. Hieraus kann sich wiederum die Notwendigkeit ergeben, standort- und organisationsübergreifende BCM-Strukturen im Sinne einer zentralen/dezentralen Ordnung zu etablieren. Die jeweiligen Hierarchieebenen bedienen sich entsprechender Dokumente im BCM, deren Aufbau und Inhalt sich ebenfalls hierarchisch in strategische, taktische und operative Dokumente gliedert.

6.2.1 Strategische Ebene

Die *Geschäftsleitung* trägt die Gesamtverantwortung für das BCM innerhalb der Organisation. Die Vorgaben der Geschäftsleitung für das BCM der Organisation sollten sinnvollerweise in einer Richtlinie beschrieben sein. Die Geschäftsleitung entscheidet des Weiteren über die Freigabe der Richtlinie. Etwaige Änderungen des BCM – Anpassungen des Geltungsbereichs und des Umfangs sowie Maßnahmen zur Erhöhung der Wirksamkeit – sollten ebenfalls durch die Geschäftsleitung genehmigt werden. Vordringlichste Aufgabe der strategischen Ebene ist die Bereitstellung

6.2 Organisationsstruktur im BCM

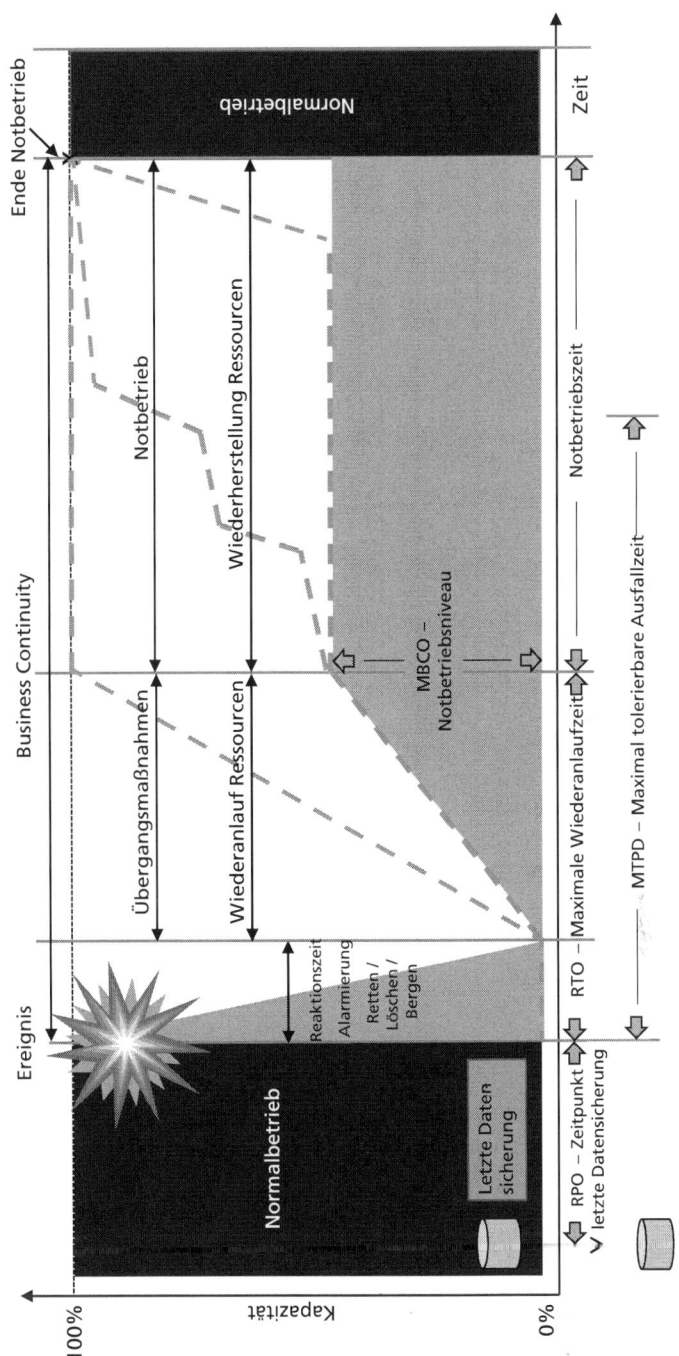

Abb. 1: Überblick über die Funktionsweise des BCM

der notwendigen Ressourcen und des zentralen Budgets. Die fachliche Kompetenz, für die Umsetzung des BCM delegiert die Geschäftsleitung auf den BC-Manager.

6.2.2 Taktische Ebene

Der *Business-Continuity-Manager* stellt die taktische Ebene dar. Er ist für die Umsetzung des BCM zuständig und fungiert als zentrale Anlaufstelle für alle Business-Continuity-Angelegenheiten und -Aktivitäten. Des Weiteren kontrolliert und überwacht er im Sinne der BCM-Richtlinie die operative Umsetzung von BCM-Maßnahmen im Krankenhaus, setzt das BCM im Sinne der Geschäftsleitung um und ist verantwortlich für die Leitung, Verwaltung und Optimierung eben dieses. In diesem Zusammenhang entscheidet er über die Methodik, die Inhalte und die Vorgehensweise. Darüber hinaus fungiert er als Ansprechpartner für das BCM in seinem Verantwortungsbereich und ist für die Sicherstellung des BCM-Rahmenwerks zuständig. Er dient außerdem als Schnittstelle zwischen den Prozessspezialisten auf operativer Ebene und der Geschäftsleitung auf strategischer Ebene. In den Zuständigkeitsbereich des Business-Continuity-Managers fallen u. a. nachstehende Aufgaben:

- Erstellung und Dokumentation von detaillierten BCM-Prozessen und Arbeitsanweisungen
- Pflege und Betrieb des BCM-Programms
- Bewertung von Verfahren und Maßnahmen im BCM
- Umsetzung der BCM-Richtlinie und Arbeitsanweisungen einleiten, aufrechterhalten und überwachen
- Überprüfung und Kommentierung von lokalen Bedrohungsanalysen auf ihre BCM-Relevanz, bevor weitere Entscheidungen ausgehend von diesen Analysen getroffen werden
- Steuerung der gesamten BCM-Organisation
- Enge Zusammenarbeit mit den Verantwortlichen relevanter Schnittstellen (z. B. ITSCM, IT-Sicherheit)
- Überprüfung und Sicherstellung der Einhaltung der gesetzlichen und aufsichtsrechtlichen Anforderungen
- Entwicklung einheitlicher Vorgaben und Anforderungen für Business-Continuity-Pläne sowie Tests und Übungen
- Sicherstellung der Vollständigkeit der BC-Pläne sowie Durchführung und Dokumentation von Übungen/Tests
- Festlegung der Methoden sowie Durchführung und Bewertung der Ergebnisse der Business-Impact-Analysen und Bedrohungsanalysen
- Steuerung des Awareness- und Schulungsprogramms zu allen BCM-Themen
- Erstellung der BC-Lösungskonzepte
- Regelmäßige Berichterstattung über die Wirksamkeit des BCM an die Geschäftsleitung
- Berichterstattung über die Einhaltung der BCM-Vorgaben in Übereinstimmung mit den geltenden Gesetzen, Normen und Vorschriften

- Planung und Dokumentation von Tests und Übungen

Das maßgebliche Dokument auf taktischer Ebene ist das BCM-Handbuch. Dieses dient als Anleitung zur Umsetzung des BCM und beschreibt insbesondere die Rollen und Verantwortlichkeiten sowie den gesamten BCM-Lebenszyklus im Detail.

6.2.3 Operative Ebene

Auf operativer Ebene sind die Rollen der *Business-Continuity-Koordinatoren* sowie die der Prozessspezialisten angesiedelt.

Die Business-Continuity-Koordinatoren sind für die operative Durchführung und Umsetzung des BCM in ihrem Bereich, respektive für den jeweilig betroffenen zeitkritischen Geschäftsprozess zuständig. In ihre Verantwortlichkeit fällt die Durchführung der Business-Impact-Analysen für den jeweilig betroffenen zeitkritischen Geschäftsprozess in Abstimmung mit den Prozessspezialisten. Sie erstellen einerseits Business-Continuity-Pläne für die jeweiligen zeitkritischen Geschäftsprozesse, andererseits pflegen und testen sie dieselben mit den entsprechenden Notfallteams. Die Business-Continuity-Koordinatoren berichten regelmäßig über die Wirksamkeit des BCM für den jeweiligen zeitkritischen Geschäftsprozess an den Business-Continuity-Manager.

Die *Prozessspezialisten* sind für die operative Durchführung und Umsetzung des BCM in ihrem jeweiligen Bereich, beziehungsweise für den von ihnen verantworteten zeitkritischen Geschäftsprozess zuständig. Eine wesentliche Eigenschaft des Prozessspezialisten ist es, fundierte Kenntnisse über den jeweiligen Geschäftsprozess zu besitzen. Als Prozessspezialisten unterstützen sie die Business-Continuity-Koordinatoren und den BC-Manager in der Erstellung und der Pflege der Business-Continuity-Pläne für den jeweiligen zeitkritischen Geschäftsprozess. Sie führen die Business-Impact-Analysen gemeinsam mit dem Business-Continuity-Manager und den Business-Continuity-Koordinatoren durch und implementieren die Notfallhandbücher nebst den entsprechenden Überbrückungsmaßnahmen bei Ausfall des jeweiligen zeitkritischen Geschäftsprozesses.

6.3 BCM-Programm

Ein wesentlicher Erfolgsfaktor, um sicherzustellen, dass der Notbetrieb für das Unternehmen die Anforderungen des BCM als Folge eines Notfalls erfüllt, ist ein einheitliches Vorgehensmodell, das implementiert, kommuniziert und in Absprache mit allen Beteiligten umgesetzt wird.

Die Umsetzung des BCM kann sich an folgenden nationalen oder internationalen Standards eines BCMS orientieren:

- BSI-Standard 200–4
- DIN EN ISO 22301:2020–06 Gesellschaftliche Sicherheit – Business-Continuity-Management Systeme – Anforderungen
- DIN EN ISO 22313:2020–10 Gesellschaftliche Sicherheit – Business-Continuity-Management-Systeme – Leitlinien

Außerdem bieten die Good Practice Guidelines des Business-Continuity-Instituts (BCI) eine gute Orientierungshilfe für die praktische Ausprägung des BCMS.

Ausgehend von diesen Standards hat sich der folgende Lifecycle bewährt (▶ Abb. 2), der verschiedene Prozesse beinhaltet, die zu unterschiedlichen jährlichen BCM-Aktivitäten führen.

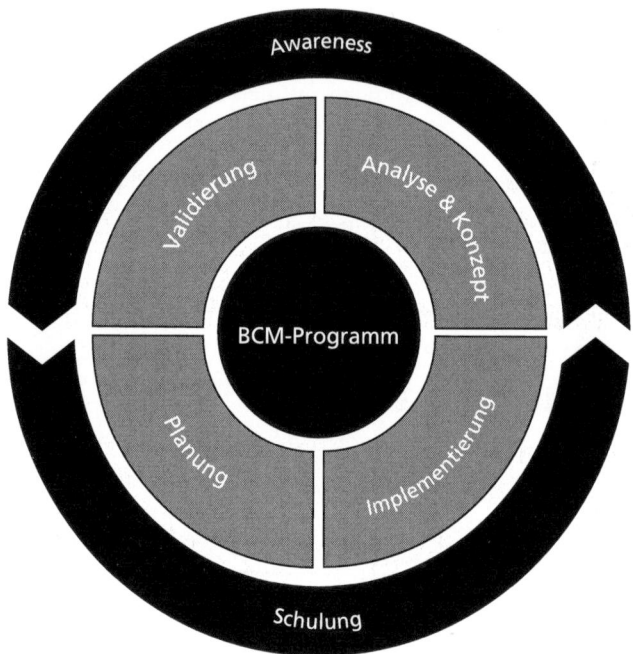

Abb. 2: BCM-Lifecycle

In der Regel besteht der BCM-Zyklus aus den nachfolgenden Phasen, die hier vorab kurz erläutert werden sollen.

Tab. 4: Lifecycle-Phasen

BCM-Prozess	Beschreibung
Initiierung	Die Initiierungsphase eines BCM-Projekts ist ein sehr wichtiger Bestandteil bei der Durchführung des Projekts und späteren Etablierung des Prozesses. In dieser Phase gilt es, die Ziele, den Umfang und die notwendigen Ressourcen klar zu definieren. In dieser Phase wird die BC-Policy und das BC-Handbuch entwickelt.
Analyse & Konzept	In der Phase »Analyse und Konzept« geht es darum, die Ziele und Lösungsoptionen für die Wiederanlaufplanung festzulegen. Dies ist notwendig, um die knappen finanziellen und personellen Ressourcen für die richtigen Geschäftsprozesse, Organisationen und Infrastrukturen einzusetzen.
Implementierung	Nachdem die Lösungen festgelegt wurden, beschäftigt sich die Implementierungsphase mit der organisatorischen Struktur und Umsetzung der Maßnahmen zur Prävention und Notfallvorsorge.
Planung	Die Entwicklung von Plänen für die Bewältigung von Notfällen ist eine der wichtigsten Aufgaben beim Aufbau eines Business-Continuity-Managements. Ein wesentliches Ziel des BCM-Prozesses sind funktionierende Pläne.
Validierung	In der Phase »Validierung« soll die Wirksamkeit umgesetzter Maßnahmen überprüft werden. Hierfür werden verschiedene Testklassen erarbeitet und durchgeführt.
Schulung & Awareness	Die Stärkung des situationsbezogenen Bewusstseins und das Vermitteln zentraler Kenntnisse sollen die Umsetzung der genannten Phasen kontinuierlich begleiten.

Nach der Einführung eines BCMS und dem Abschluss des ersten Lifecycles, entfällt die Phase »Initiierung«. Die weiteren Phasen und Prozesse sollten jährlich geprüft und ggfs. aktualisiert werden.

Zur Umsetzung des Lifecycles werden Protokolle und Abstimmungsunterlagen vom Business-Continuity-Manager an die strategische Ebene geliefert. Die strategische Ebene sichert deren Qualität und legt sämtliche Unterlagen regelmäßig in einem zentralen Register für alle kritischen Geschäftsprozesse ab.

6.3.1 Initiierung

Das BCM als Gesamtprozess muss zunächst im Unternehmen initiiert werden. Den »Stein ins Rollen« kann letztlich nur die Leitungsebene des Unternehmens respektive die Klinikleitung oder die Geschäftsleitung des MVZ bringen. Die Leitungsebene beauftragt in der Regel den Business-Continuity-Manager, eine BCM-Richtlinie zu entwickeln, die als Fundament der Umsetzung des BCM dient und zunächst überhaupt eine Zielsetzung sowie grobe Strukturen der Umsetzung vorgeben muss. Die detaillierte Beschreibung des BCM als Prozess erfolgt dann in einem BCM-Handbuch. Sämtliche nachfolgenden Schritte bei der Implementierung und dauerhaften Etablierung des BCM im Krankenhaus leiten sich aus der BCM-Policy und dem BCM-Handbuch ab.

Bei der Erstellung von Policy und Handbuch sowie sämtlicher aufbauender Dokumente ist es zwingend notwendig, Schnittstellen mit Unternehmensabteilungen oder externen Partnern zu erkennen und direkt zu berücksichtigen. Die Implementierung des BCM im Krankenhaus darf daher nicht nur einer Projektgruppe übertragen werden, die die Prozesse »alleine vor sich hin plant«, sondern diese muss mit dem ausdrücklichen Willen der Leitungsebene direkt mit Schnittstellenpartnern kooperieren. Nur so wird das BCM in der Einrichtung effektiv und nicht zum bloßen Abhaken einer Projektidee. Zu diesen Schnittstellen zählen im Krankenhaus unter anderem das IT-Service-Continuity-Management (in der IT-Abteilung), das Krisenmanagement (KM), die Funktion der Krankenhausalarm- und -einsatzplanung (KAEP) (▶ Kap. 3.5.2, Personelle Maßnahmen mit Verantwortungskreisen), aber auch die Abteilungen für Personal, den Krankenhauseinkauf oder die Operationsplanung sowie eine etwaige Werks- oder Betriebsfeuerwehr. Verantwortlich für die Erstellung der Dokumente sowie deren regelmäßige Aktualisierung unter Berücksichtigung der etwaigen Schnittstellen ist der BC-Manager im Krankenhaus.

Neben der technischen Initiierung des BCM muss von Beginn an ein Fokus darauf liegen, eine BCM-Awareness in der Einrichtung zu schaffen. Die Geschäftsleitung ist verantwortlich, dafür zu sorgen, dass jeder einzelne Mitarbeitende verpflichtet wird, die Business-Continuity-Fähigkeit des Unternehmens durch sein Handeln zu sichern. Die Umsetzung dieser Vorgaben überwacht der BC-Manager. Den Führungskräften kommt hierbei eine Vorbildfunktion zu. Auch hinsichtlich der Schaffung von Awareness gilt der Grundsatz des »Tone from the Top« bzw. »Tone from the Middle«.

Damit bereits von Beginn an Awareness für das BCM geschaffen werden kann, bedarf dies eines gezielten Vorgehens. Die in Betracht kommenden Lösungen differieren offenkundig zwischen den einzelnen Einrichtungen, seien es Krankenhäuser oder auch MVZ. Denn diese unterscheiden sich in ihrer Größe, Trägerstruktur, Ausrichtung und in besonderen Anfälligkeiten. Insbesondere für kleinere Einrichtungen lohnt es sich daher, bereits vor Beginn über Kooperationen mit anderen Einrichtungen nachzudenken, um gemeinsame Awareness-Lösungen am Markt auszuloten und damit bereits von Beginn an wirtschaftlich zu arbeiten. Weitere Hinweise folgen in ▶ Kap. 6.4.7.

6.3.2 Analysephase

Managementprozesse leben davon, dass zu Beginn ihres Lebenszyklus der Ist-Bestand bestehender und drohender Risiken festgestellt wird, um überhaupt zielgerichtet und effizient Prozesse etablieren zu können. Im BCM gibt es in dieser Analysephase zwei methodische Ansätze, mit denen eine Informationsgewinnung über zeitkritische Geschäftsprozesse, deren Abhängigkeiten und Auswirkungen im Falle des Ausfalls zu erfolgen hat. Da sich Risiken ändern können, müssen diese Analysen in einem bestimmten Rhythmus erneuert werden. Diesbezüglich empfiehlt sich ein Rhythmus von mindestens einer Analysephase pro Jahr. Zudem können bei signifikanten Änderungen im Betätigungsfeld eines Krankenhauses oder eines MVZ außerplanmäßige Analysen erforderlich werden. Die Änderungen beziehen sich aber nicht nur, wie man zunächst vermuten könnte, auf eine Änderung im Leistungsspektrum der Einrichtung. Hierzu zählen bspw. auch Änderungen wichtiger Lieferanten oder Software-Komponenten. Hier stellt sich jedoch auch immer die Frage der Machbarkeit: Wenn man davon ausgeht, dass eine Änderung wichtiger Lieferanten eine erneute Business-Impact-Analyse nach sich zieht, wird man sich möglicherweise in der Situation wiederfinden, mehrere Business-Impact-Analysen pro Jahr durchführen zu müssen. Das bindet zum einen Personal und zum anderen gefährdet es die Akzeptanz für das Thema BCM innerhalb des Krankenhauses oder des MVZ. Daher sollte man den Konflikt mit möglichst pragmatischen Lösungen hinsichtlich der Machbarkeit, dem »Risikoappetit« der Verantwortlichen und der Erfüllung der gesetzlichen Anforderungen auflösen.

Business-Impact-Analyse

Das Ziel der Business-Impact-Analyse (BIA) liegt darin, diejenigen Geschäftsprozesse ausfindig zu machen und zu untersuchen, die aufgrund ihrer besonderen Zeitkritikalität für das Funktionieren des Unternehmens und seiner angebotenen Dienstleistung von besonderer Bedeutung sind. Als Resultat liefert die BIA:

- Eine Liste aller zeitkritischer Geschäftsprozesse einschließlich der Abhängigkeiten untereinander sowie der identifizierten Wiederanlaufparameter;
- Fachbereichs- und prozessspezifisch individuelle Übersichten über benötigte Ressourcen im Notbetrieb (personell, technisch und materiell);
- Abhängigkeiten aus Prozesssicht zu Auslagerungen, Dienstleistern und Lieferanten.

Die Aufgabe des BC-Managers bei der BIA ist die Untersuchung der möglichen Auswirkungen von Unterbrechungen der Geschäftsprozesse. Diese Untersuchung muss mit den Fachbereichen gemeinsam erfolgen, unter Anleitung und Führung des BC-Managers/BC-Koordinators. Auch wenn dies für den »BCM-Anfänger« ungewöhnlich klingen mag: Die Untersuchung erfolgt unabhängig von ihrer Ursache. Hier ist es also nicht von Bedeutung, warum es zu einem Ausfall der Notaufnahme eines Krankenhauses kommt, sondern allein, wie sich ein solcher Ausfall auf den Geschäftsbetrieb auswirken kann.

Der BC-Manager muss stets über den aktuellen Status der BIA informiert sein. Hierbei sind die BC-Koordinatoren in der Einrichtung von Bedeutung. Diese evaluieren regelmäßig den Status der BIA und übermitteln diesen fristgerecht mittels einer vom BC-Manager zur Verfügung gestellten BIA-Berichtsvorlage an den BC-Manager.

Bereits durch die BCM-Policy muss abgesichert sein, dass sämtliche Fachbereiche in der Einrichtung verpflichtet sind, für eine qualitativ hochwertige BIA zu sorgen. Sie müssen die von ihnen erwartete Unterstützung liefern, damit die BIA möglichst aussagekräftig ist und nicht aufgrund einzelner Unternehmensbereiche »blinde Flecken« enthält oder gänzlich unbrauchbar ist.

Nach der Durchführung der BIA kristallisiert sich dann heraus, welche Fachbereiche in den Geltungsbereich des BCM einbezogen werden müssen. Vor Durchführung der BIA müssen daher Fragebogen erstellt werden, mit Hilfe derer in den einzelnen Abteilungen die BIA durchgeführt werden kann. Sie sind daher zentral zur Verfügung zu stellen.

Die BIA kann grundsätzlich in die nachfolgend beschriebenen BIA-Arten unterteilt werden:

- Strategische BIA [Produkte und Dienstleistungen]
- Taktische BIA [Prozesse]
- Operative BIA [Aktivitäten und Ressourcen]

Strategische BIA [Produkt und Dienstleistungs-BIA]

In der strategischen BIA trifft die Geschäftsleitung eine Vorauswahl der zu betrachtenden Produkte und Dienstleistungen. Ein Kriterium, welches in die Vorauswahl der zu betrachtenden Produkte und Dienstleistungen einfließen kann, ist beispielsweise die »Wertigkeit« der bereitgestellten Produkte, Dienstleistungen und Services. Die »Wertigkeit« wiederum kann anhand von Finanzkennzahlen (Umsatz, EBIT o. a.) abgeleitet werden. Der Geschäftsleitung eines Krankenhauses steht es jedoch frei, von den Finanzkennzahlen abweichende Kriterien für die Priorisierung festzulegen. Im Anschluss legt die Geschäftsleitung einen übergeordneten MTPD und MBCO für jedes Produkt und jede Dienstleistung fest.

Operative BIA [Aktivitäten- und Ressourcen-BIA]

Während der operativen BIA können die Geschäftsprozesse in Aufgaben untergliedert werden. Wesentliche Aktivität der operativen BIA ist die Identifikation der Ressourcen (Personal, Gebäude, IT-Infrastruktur und Dienstleister) für den Notbetrieb. In der operativen BIA sind insbesondere die quantitativen Mengenanforderungen für den Notbetrieb entscheidend. Da hier erst die Anforderungen an die IT-Unterstützung erfasst werden, sind die Werte RTO sowie der Recovery Point Objective (RPO) für Anwendungen zu bestimmen. Es empfiehlt sich, darauf zu achten, dass die dargestellten Parameter einheitlich verwendet werden, um eine Vergleichbarkeit innerhalb des Krankenhauses zu gewährleisten.

Für die Wiederanlaufparameter (RTO/RPO) werden in der nachfolgenden Phase des BCM-Lebenszyklus entsprechende BC-Lösungsoptionen ausgewählt.

Taktische BIA [Prozess-BIA]

Innerhalb der taktischen BIA werden die zeitkritischen Geschäftsprozesse für diese Produkte und Dienstleistungen identifiziert. Dazu gehören auch Geschäftsprozesse, die aus Compliance-Gründen kritisch sind. Für diese Geschäftsprozesse werden aus der strategischen BIA die MTPD und das MBCO übernommen. Zusätzlich werden mit Hilfe einer Analyse zur Ermittlung der Auswirkungen auf die folgenden Schadenskategorien der RTO bestimmt. Der RTO sollte daher stets kleiner ausfallen als der MTPD.

Im Rahmen der taktischen BIA sollten zwei wichtige Schritte vorgenommen werden: die Einteilung der Prozesse in Kritikalitätsstufen sowie die Bildung von entsprechenden Schadenkategorien.

Kritikalitätsstufen der Prozesse
Um sich einen Überblick über die Geschäftsprozesse zu verschaffen und diese zu kategorisieren, empfiehlt es sich, diese in Kritikalitätsstufen einzuteilen. Die Kritikalitätsstufen werden genutzt, um eine Priorisierung in einem Notfall oder einer Krise hinsichtlich der zur Verfügung stehenden Ressourcen effizienter koordinieren zu können. Diese Einteilung ist auch sinnvoll, um die Teststrategie festlegen zu können, und dient zugleich als Indikator für die Testfrequenz: Hochkritische Geschäftsprozesse sollten demnach häufiger und intensiver getestet werden als weniger kritische Geschäftsprozesse. Nicht zuletzt dient diese Einteilung auch einer ressourcenschonenden Testfrequenz. Die Validierung bindet entsprechend Personal, zum einen die BC-Manager oder BC-Koordinatoren und zum anderen auch die Prozessspezialisten.

Häufig wird zwischen folgenden Kritikalitätsstufen unterschieden:

- Hochkritisch – RTO weniger als 4 Stunden
- Kritisch – RTO mehr als 4 Stunden und weniger als 72 Stunden
- Weniger kritisch – RTO mehr als 72 Stunden und weniger als 720 Stunden (4 Wochen)
- Nicht relevant – RTO mehr als 720 Stunden (> 4 Wochen)

Schadenskategorien
Für die BIA empfiehlt es sich zudem, entsprechende Schadenkategorien zu bilden. Nachstehende vier Schadenkategorien können als übliche Schadenkategorien definiert und in die Vorlage für den BIA-Fragebogen aufgenommen werden. Hierbei ist zu beachten, dass die gewählten Schadenkategorien innerhalb der Organisation gleich bleiben.

- **Finanziell:** Direkte finanzielle Schäden wie unwiederbringliche Umsatzverluste, direkte Sachschäden etc.
- **Reputation:** Schäden durch Rufschädigung in der Öffentlichkeit mit der Folge eines Kundenverlustes
- **Regulatorisch / vertraglich:** Vertragsstrafen, Pönalen und rechtliche Konsequenzen durch Nicht-Erfüllen von Gesetzen, Vorschriften oder Verträgen
- **Operativ:** Auswirkungen auf andere Bereiche oder Unternehmensteile, die zum Stillstand führen können

Bedrohungsanalyse

Neben der BIA muss in der Analysephase auch die sog. Bedrohungsanalyse (BA) durchgeführt werden. Mit dieser sollen die Risiken und die dazugehörigen Eintrittswahrscheinlichkeiten für die kritischen Prozesse und Systeme einer Einrichtung ermittelt werden. Die BA muss standortbezogen erfolgen. BA und BIA arbeiten diesbezüglich ineinander, dass sich die aus der BA resultierenden Minderungsmaßnahmen auf die in der BIA identifizierten priorisierten Geschäftsprozesse und unterstützenden Ressourcen konzentrieren. Hierbei werden die jeweiligen Bedrohungen identifiziert und bewertet.

Es geht bei der BA darum, diejenigen Bedrohungen zu betrachten, die auf Ressourcen wirken, die für die kritischen Geschäftsprozesse der Einrichtung benötigt werden. Als Bedrohungen können potenziell schädliche Ereignisse angesehen werden, die bei ungestörtem Fortlauf mit großer Wahrscheinlichkeit Auswirkungen auf die Ressourcen haben können. Der Begriff der Ressourcen darf aber nicht zu technisch verstanden werden. In der BA zählen die Einrichtungen (Gebäude, Technik, Lieferketten etc.), aber auch das Personal zu den Ressourcen. Sollten bei der BA Bedrohungen mit einer hohen Eintrittswahrscheinlichkeit und einem hohen Schadensausmaß analysiert werden, müssen zwingend und sofort geeignete Maßnahmen festgelegt werden.

Zusammengefasst verfolgt die BA folgende Ziele:

- Identifikation von Bedrohungen und Schwachstellen und Risikoabschätzung
- Risikoerkennung mit sofortiger Reaktion auf Risiken mit hoher Eintrittswahrscheinlichkeit und hohem Schadenspotential
- Festlegen von Maßnahmen oder Empfehlungen, um hohe Risiken zu verringern
- Definition akzeptabler Restrisiken (sog. Risikoappetit)
- Überprüfung von Bedrohungen und Schwachstellen des jeweiligen Standorts hinsichtlich der Umsetzbarkeit von Maßnahmen und Optionen

In der Praxis herrscht oft die Sorge vor zu hohen Kosten bei der Implementierung neuer Unternehmensprozesse (Stichwort: »nicht noch ein neuer Management-Prozess«). Daher sind die Krankenhäuser und MVZ darauf angewiesen, möglichst kosteneffizient vorzugehen und bereits bestehende Informationen zu nutzen.

Die BA bietet hierfür ein gutes Beispiel. So muss zunächst zwingend geprüft werden, ob bereits Bedrohungsanalysen (oder ähnliches) existent sind und ggf. verwendet werden können. Solche Analysen können daher stammen, dass bereits in verwandten Prozessen/Schnittstellen-Prozessen (Risikomanagement, Facility Management, Corporate Security, Compliance-Abteilung, Versicherer) Analysen durchgeführt werden mussten, deren Konzeption und Ergebnisse für die BA genutzt werden können oder die zumindest Anhaltspunkte liefern, wie die BA ausgestaltet sein muss. Hierbei dürfen sich die Einrichtungen auch nicht von verschiedenen Begrifflichkeiten in diesem Bereich täuschen lassen. Auch die Ergebnisse einer Risikoanalyse oder eines Risk-Assessments können also hilfreich sein. Möglicherweise liegen auch Berichte des eigenen Versicherers vor (Stichwort: Betriebsunterbrechungsversicherung), an denen man sich orientieren kann.

Die Verantwortlichkeit für die Beseitigung der bei der BA festgestellten Risiken mit hoher Eintrittswahrscheinlichkeit und/oder hohem Schadensausmaß kann, wenn in einer Einrichtung bislang kein professionelles Risikomanagement vorgehalten wird, in den Händen des BC-Managers liegen.

6.3.3 BC-Lösungskonzept

Nach der Analysephase folgt nun die Konzeptionierungsphase des BCM. Die Auswahl der Lösungsoptionen beruht dabei auf der Grundlage der BIA/BA-Ergebnisse. Für die festgestellten Ergebnisse müssen Lösungsoptionen (BC-Lösungen) ermittelt werden, die die verschiedenen Ausfallszenarien (▶ Kap. 6.3.3, Abschnitt »Ausfallszenarien«) hinsichtlich der Aufrechterhaltung der zeitkritischen Geschäftsprozesse und der Einhaltung der maximal tolerierbaren Ausfallzeiten (MTPD) abdecken und notwendige Maßnahmen zum Wiederanlaufen und der Wiederherstellung des störungsfreien Geschäftsbetriebs bereitstellen können.

Die BC-Lösungen und risikomindernden Maßnahmen müssen vor allem die folgenden Hauptszenarien abdecken:

- Personalausfall (bspw. durch Krankheitswelle, Streik etc.)
- Zerstörung oder Beschädigung der Einrichtung (bspw. durch Brand, Überschwemmung, Erdbeben etc.)
- IT-Vorfälle in kritischen Systemen mit einschränkender oder gänzlich unterbrechender Wirkung
- Ausfall kritischer externer Dienstleistungen und Lieferketten
- Ausfall kritischer Leistungsbereiche in Krankenhaus und MVZ

Zu den BC-Lösungen zählen sämtliche Lösungen, die für den Fall des Ausfalls einer notwendigen Ressource parat stehen, um einen Notbetrieb zu ermöglichen. Sie sind abhängig vom jeweiligen Krisenszenario und betroffenen Geschäftsprozess auszugestalten.

Der Prozess des BC-Lösungskonzeptes gliedert sich in verschiedene Phasen. Eine Vorauswahl möglicher BC-Lösungen wird in Abstimmung mit den Prozessverantwortlichen und abhängig von den Ausfallszenarien getroffen. Die Geschäftsleitung stellt dem BCM hierfür ausreichend personelle, technische und finanzielle Ressourcen zur Verfügung, um die Ziele zu erreichen. Dies gilt sowohl für die Phasen der Implementierung und Etablierung als auch für die Verbesserung, damit der Prozess effizient und nachhaltig betrieben werden kann. Wichtig ist dabei, dass die Maßgabe (z. B. Risikominimierung, Kosten/Nutzen, Risikoappetit) für die Auswahl der entsprechenden BC-Lösungen von der Geschäftsleitung definiert und kommuniziert wird.

Die definierten Ausfallszenarien sollten vorgestellt und die empfohlenen BC-Lösungen beschrieben werden. Anschließend empfiehlt sich, eine Machbarkeitsprüfung mit definierten Fachbereichen (IT, Vertrieb, Back Office etc.) durchzuführen. Hierdurch werden die BC-Lösungsoptionen eventuell weiter eingegrenzt. Nachdem die Machbarkeitsprüfung der gewählten BC-Lösungsoptionen erfolgreich durchgeführt ist, sollte eine Kostenanalyse durchgeführt werden. Die Geschäftsleitung sollte im Anschluss die gewählten Lösungsoptionen freigeben.

Ausfallszenarien

In der nachfolgenden Grafik (▶ Abb. 3) werden mögliche Ausfallszenarien für die zeitkritischen Geschäftsprozesse dargestellt, für die BCP (Business-Continuity-Pläne) vorzuhalten sind.

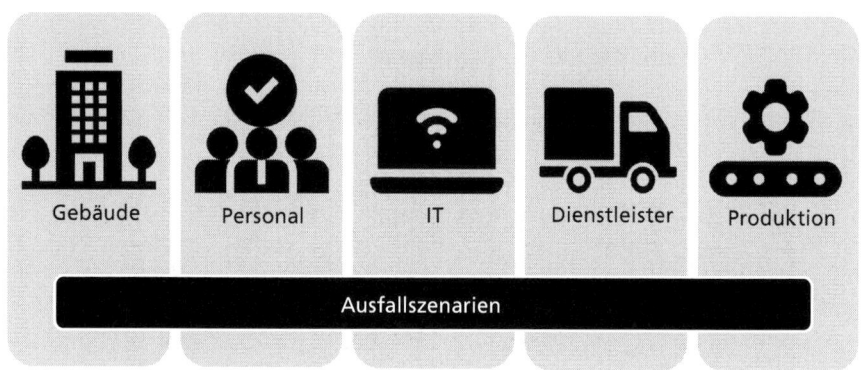

Abb. 3: Ausfallszenarien

BC-Lösungen

Zunächst muss für die festgestellten Ausfallszenarien geprüft werden, ob bereits Lösungen vorgehalten werden, die zuvor (nicht unter dem Deckmantel des BCM) bereits implementiert wurden. Solche bestehenden Lösungen müssen überprüft werden, damit sie den Vorgaben des BCM unter Berücksichtigung der Ergebnisse aus BA und BIA entsprechen, sie also geeignet und auch betriebswirtschaftlich sinnvoll sind. Sowohl bestehende als auch neue BC-Lösungen müssen vor ihrer Freigabe einer Kosten-Nutzen-Analyse durch die Leitungsperson der jeweiligen Abteilung unterzogen werden. Sie müssen die festgestellten Schnittstellen innerhalb des Krankenhauses sowie extern berücksichtigen. Die Lösungen müssen regelmäßig evaluiert werden, ob die vorgesehenen organisatorischen, personellen, technischen und auch infrastrukturellen Voraussetzungen ausreichend vorhanden sind.

Der BC-Manager muss den jeweiligen Abteilungen stets unterstützend zur Seite stehen. Er verfügt über die größte Fachexpertise, ist mit den notwendigen innerbetrieblichen Kompetenzen ausgestattet und hat zudem den Gesamtüberblick über den Entwicklungsstand und die Schwerpunkte des BCM in der jeweiligen Einrichtung.

Nachfolgend werden nun einige BC-Lösungen dargestellt, die zu den »Klassikern« des BCM zählen. Sie ersetzen aber nicht die jeweilige Durchführung einer BIA und BA. Darüber hinaus dürfen die nachfolgend dargestellten Lösungsoptionen nicht als abschließend verstanden werden. Vielmehr bedarf es bei jedem Krankenhaus und MVZ einer eigenen Analyse, einem Zusammenwirken mehrerer Lösungsoptionen und einer Menge Einfallsreichtum. Es ist zudem sinnvoll, das BCM mit der Krankenhaus Alarm- und -einsatzplanung (KAEP) zu verzahnen (▶ Kap. 3.5). Insbesondere können einige Maßnahmen, die aus der KAEP resultieren, beispielsweise dann, wenn aufgrund eines Massenanfalls an Verletzten die Behandlungskapazitäten erhöht werden müssen oder ein Stromausfall im Rahmen der KAEP beplant wurde, auch für das BCM genutzt werden.

Gebäudeausfall

Der Ausfall von Gebäuden kann durch Gebäudeschäden, Zerstörung von Gebäuden oder auch Unzugänglichkeit des Gebäudes (z. B. Kontamination) entstehen. Klassische Beispiele sind hier der Gebäudebrand oder auch ein entsprechend großflächiger Wasserschaden. Jedenfalls dürfte das Szenario des Gebäudeausfalls im Hinblick auf potentielle Lösungsoptionen das Maximum an Einfallsreichtum und Anstrengung verlangen. Insbesondere dann, wenn die vertikale oder horizontale Verlegung von Patienten und Personal nicht ausreicht. Trotz aller Besonderheiten von Krankenhäusern und medizinischen Versorgungszentren lohnt sich auch ein Blick auf die »klassischen« Lösungsoptionen.

Tab. 5: Lösungsoptionen Gebäudeausfall

Bezeichnung	Lösungsoption
Budge Up	Unter »Budge Up« versteht man, dass bestehende Räumlichkeiten zu Notfallarbeitsplätzen umfunktioniert werden. In großen Kliniken mit unterschiedlichen Gebäudeteilen bedarf es hierfür der Prüfung, welche Bereiche als provisorische Versorgungsplätze für Patienten aus dem betroffenen Gebäudeteil zur Verfügung gestellt werden können. Selbstverständlich wird hier eine Differenzierung notwendig werden, da diese Lösungsoption nicht für jede Patientengruppe erfolgen kann. So wird ein intensivpflichtiger Patient wohl nicht längere Zeit im Gang des Verwaltungstraktes versorgt werden können, sondern es wird primär versucht werden, diesen in eine andere Klinik zu verlegen. Doch es sind auch Szenarien denkbar, in denen die Verlegung von intensivpflichtigen Patienten in andere Kliniken nicht erfolgen kann. Für nichtmedizinisches Personal, insbesondere für Verwaltungsmitarbeiter kann die dargestellte Lösungsoption »Budge Up« hingegen leichter umgesetzt werden.
Satellite working	Sofern keine Räumlichkeiten in unmittelbarer Nähe des betroffenen Standorts verfügbar sind, besteht möglicherweise die Option, Mitarbeiter und Patienten an einen entfernten Standort zu verlegen. Dies setzt jedoch voraus, dass das Krankenhaus oder das MVZ über einen weiteren, räumlich getrennten Standort verfügt. Hierbei werden eigene Räumlichkeiten genutzt. Der Vorteil ist, dass Mitarbeiter über unternehmenseigene Netze auf die IT zugreifen können. Über diese Option kann man sich Gedanken machen, falls keine Räumlichkeiten in unmittelbarer Nähe zur Ver-

Tab. 5: Lösungsoptionen Gebäudeausfall – Fortsetzung

Bezeichnung	Lösungsoption
	fügung stehen oder diese aufgrund der Nähe zum betroffenen Standort nicht in Frage kommen.
Remote Working	Für einen gewissen Teil der Klinikmitarbeiter kann sogenanntes »Remote Working« eine Option sein. Mit Sicherheit wurden hier bereits zu Zeiten der Corona-Pandemie wertvolle Erfahrungen hinsichtlich Machbarkeit gesammelt. Von Vorteil ist, dass keine weiteren, klinikeigenen Flächen notwendig sind. Es muss jedoch stets bedacht werden, dass die entsprechende IT-Infrastruktur vorhanden sein muss. Offensichtlich ist jedoch, dass diese Lösung für die Versorgung von Patienten keine Option darstellt. Remote Working kann somit, wenn nicht ausschließlich Büroarbeitsplätze betroffen sind, nur eine von mehreren anzuwendenden Lösungsoptionen sein.
Resilient Operation	Die kritischen Geschäftsprozesse werden bereits im Normalbetrieb an unterschiedlichen Standorten betrieben. Im Falle eines Gebäudeausfalls können die Mitarbeiter an dem anderen Standort unmittelbar die Aufgaben übernehmen. Falls die Personalkapazität dann nicht ausreicht, sind weitere Arbeitsplätze mit Hilfe einer der anderen Optionen einzurichten. Diese Lösungsoption scheidet selbstverständlich auch dann aus, wenn kein zweiter Standort besteht oder diese Lösungsoption aus Kapazitätsgründen entfällt.
Vereinbarung auf Gegenseitigkeit	Es wird eine Vereinbarung mit einem anderen Krankenhaus oder MVZ geschlossen, um im Notfall Räumlichkeiten bereitzustellen. Diese Vereinbarung wird auf Gegenseitigkeit geschlossen. Folgende Punkte sind zu beachten: • Sorgfältige Überlegungen beim Abschluss der Vereinbarung. • Periodische Prüfungen, ob die erforderlichen Anforderungen/Ausstattungen verändert wurden. • Jährliche gegenseitige Tests müssen möglich sein.
Kurzfristige Überbrückungsmaßnahmen	In der Akutsituation eines Gebäudeausfall oder einem Ausfall eines Teils des Gebäudes kann die Zeit möglicherweise kurzfristig durch mobile Behandlungsplätze der Rettungsdienstorganisationen überbrückt werden. Dies wird jedoch eine zeitlich sehr begrenzte Option darstellen und ausschließlich die Zeit überbrücken, die benötigt wird, um die Verlegung der Patienten in andere Häuser einzuleiten. Zudem ist die Kapazität und die Vorlaufzeit der entsprechenden mobilen Behandlungsplätze zu beachten.

Personalausfall

Der Ausfall von Personal entsteht, wenn Know-how, Fähigkeiten und Fachwissen von Mitarbeitenden nicht mehr zur Verfügung stehen. Insbesondere der Ausfall von medizinischem und pflegerischem Personal stellt eine große Herausforderung dar. Auch hier werden einige Häuser aus den Erfahrungen der Corona-Pandemie Lehren gezogen haben. Im Falle des Ausfalls kritischen Personals stehen aus Sicht des BCM folgende und nicht abschließende Lösungsoptionen für den Notbetrieb zur Verfügung (▶ Tab. 6):

Tab. 6: Lösungsoptionen Personalausfall

Optionen	Beschreibung
Multi-Skill-Training	Diese Option wird oft im Zusammenhang mit »Knowledge Management« gewählt. Es geht dabei um das Vorhalten einer ausreichenden Anzahl von Mitarbeitenden mit kritischem Know-how, um einen möglichen Personalausfall in einem Bereich auch über Abteilungsgrenzen hinweg (Pandemie) zu kompensieren. Je Mitarbeitendem und Skill wird eine ausreichende Anzahl an Stellvertretern benannt (Knowledge Management Datenbank). SPOKS (Single Point of Knowledge) müssen organisatorisch ausgeschlossen werden. Stellvertreter werden aus anderen Bereichen benannt und mit Fachwissen für die Aufgaben geschult – in der Regel Mitarbeiter mit gleichen oder ähnlichen Aufgaben. Möglicherweise besteht auch die Option, Personal auf freiwilliger Basis aus dem Ruhestand zurückzuberufen.
Personaldienstleister	Ein Personaldienstleister wird beauftragt, ein bestimmtes Kontingent an Personal mit definierten Fähigkeits-Profilen bereitzuhalten. Fremdpersonal muss gegebenenfalls regelmäßig, insbesondere bei sich ändernden Arbeitsabläufen geschult werden. Wichtig: Jährliche Tests müssen vereinbart werden.
Knowledge Management	Klassisches datenbankbasiertes Wissensmanagement, bei dem Skill-Profile aller kritischen Mitarbeiter in einem zentralen Aufbewahrungsort abgelegt und gepflegt werden. Dies bedingt eine detaillierte Prozessdokumentation des Krankenhauses bzw. des MVZ. Es erfordert viel Engagement der Personalabteilung und der Mitarbeitenden.
Separation of Core Skills	Räumliche Trennung von kritischen Mitarbeitenden mit denselben Fähigkeiten. Soll die Risikokonzentration mindern. Setzt ein Knowledge-Management voraus.
Do Nothing	Bei Auswahl dieser Option wird oftmals lediglich ein Plan mit vorsorglichen Hygieneschutzmaßnahmen entwickelt, bspw. ein Pandemieplan.
Resilient Operation	Kritische Geschäftsprozesse, die nur sehr kurz ausfallen dürfen, werden an mindestens zwei Standorten (sofern gegeben) mit jeweils eigenem Personal ausgeführt.

IT-Ausfall

Ein IT-Ausfall liegt vor, wenn die IT-Infrastruktur zerstört ist, Daten nicht mehr verfügbar oder die Telekommunikation ausgefallen ist. Im Falle des Ausfalls von IT-Geräten stehen folgende Lösungsoptionen für den Notbetrieb zur Verfügung.

Tab. 7: Lösungsoptionen IT-Ausfall

Maßnahme	Beschreibung
Manuelle Überbrückungsmaßnahmen	Bei dieser Option geht es darum, Überbrückungsmaßnahmen zu entwickeln, bis die notwendige IT-Infrastruktur wieder zur Verfügung steht. Kritische Anwendungen werden durch manuelle Überbrückungsmaßnahmen ersetzt (z. B. vorbereitete Formulare, vereinfachte Genehmigungsprozesse etc.). Kritische Anwendungen werden durch andere Anwendungen mit ähnlichem Funktionsspektrum ersetzt (ITK-Substitut). Alle Überbrückungsmaßnahmen müssen in einem Notfallplan dokumentiert werden. Alle Überbrückungsmaßnahmen müssen getestet werden. Achtung: Der Arbeitsrückstand, der durch die manuellen Überbrückungsmaßnahmen entsteht, muss in den Notfallplänen beachtet werden! Das Gleiche gilt für eventuelle Nacharbeiten durch den Einsatz eines ITK-Substituts.

Dienstleister-/Lieferantenausfall

Ein Dienstleister- oder Lieferantenausfall liegt vor, wenn die Verfügbarkeit von Dienstleistungen und Produkten, nicht mehr gegeben ist. Insbesondere die Versorgung mit Medikamenten und Sauerstoff oder die Wartung entsprechend wichtiger Medizinprodukte ist hierbei zu beachten. Im Falle des Ausfalls eines kritischen Dienstleisters sind folgende Lösungsoptionen für den Notbetrieb in Betracht zu ziehen:

Tab. 8: Lösungsoptionen Dienstleisterausfall

Optionen	Beschreibung
Erhöhung der Anzahl Dienstleister	Kritische Dienstleister oder Lieferanten werden durch die Beauftragung von weiteren Dienstleistern oder Lieferanten abgesichert (z. B. Datennetzbetreiber, Apotheken u. a.). Es werden Verträge mit beiden Geschäftspartnern geschlossen. Bei einem Ausfall von einem Vertragspartner kann der Ausfall der Dienstleistung durch den zweiten Dienstleister kompensiert werden.

Tab. 8: Lösungsoptionen Dienstleisterausfall – Fortsetzung

Optionen	Beschreibung
	Es kann sein, dass das Auftragsvolumen dann stets anteilig verteilt wird oder dass Aufträge »abwechselnd« vergeben werden. Achtung: Gegebenenfalls schlechtere Konditionen durch gesenktes Auftragsvolumen.
Identifikation alternativer Dienstleister	Für die Dienstleistungen aller kritischen Dienstleister und Lieferanten werden auf dem Markt unverbindliche Angebote eingeholt, um einen vergleichbaren Anbieter zu finden. Diese Kontakte werden aufrechterhalten und gepflegt, es werden aber keine Verträge geschlossen. Im Notfall soll so sichergestellt werden, dass ein alternativer Dienstleister »griffbereit« ist.
Insourcing	Bei dieser Option bereitet sich das Krankenhaus oder MVZ darauf vor, ausgelagerte Dienstleistungen für den Zeitraum des Ausfalls wieder selber durchzuführen. Prüfung, ob Insourcing überhaupt noch möglich ist. (Ressourcen? Know-how?). Gegebenenfalls mit anderen Lösungsoptionen aus dem Szenario »Personalausfall« zu koppeln (z. B. Multi-Skill-Training).
BCM-Nachweis anfordern	Bei dieser Option fordert das Krankenhaus oder das MVZ von seinen kritischen Dienstleistern den Nachweis eines etablierten BCM. Mögliche Nachweise sind: • Gültige ISO 22301-Zertifizierung • Durchführung eines eigenen Dienstleister-Audits Die BCM-Anforderungen, die von den Dienstleistern und Lieferanten entsprechend einzuhalten sind, werden in der BCM-Policy festgelegt.

6.3.4 Implementierung risikomindernder Maßnahmen

Entwicklung von Verfahren zur Krisenbewältigung

Das Krankenhaus oder die MVZ-Gruppe entwickelt an allen relevanten Standorten geeignete Verfahren zur Bewältigung von Krisenereignissen. Dadurch wird sichergestellt, dass die Wiederanlaufziele der zeitkritischen Geschäftsprozesse erreicht werden können. Notwendigerweise enthalten diese Verfahren einerseits die Umsetzung präventiver Schutzmaßnahmen und andererseits die Vorbereitung einer Krisenreaktion mit einer damit einhergehenden Dokumentation.

Die Erarbeitung risikoverringernder Maßnahmen erfolgt in der Implementierungsphase. Diese Maßnahmen sorgen dafür, dass die Eintrittswahrscheinlichkeit und/oder das Schadensausmaß eines Krisenereignisses minimiert werden können.

Zuletzt muss noch das Zusammenspiel von BCM als präventivem Instrument und dem Krisenmanagement (KM) als reaktivem Element im Unternehmen berücksichtigt werden. Denn das KM weist die markantesten Schnittstellen zum BCM auf. Weitere Schnittstellen mit anderen Management-Prozessen müssen außerdem beachtet bzw. implementiert werden.

Risikomindernde Maßnahmen

Zu den risikomindernden Maßnahmen zählen sowohl die Planung als auch die Umsetzung von Maßnahmen, welche die Eintrittswahrscheinlichkeit oder das Schadensausmaß eines möglichen schwerwiegenden Ereignisses verringern. Es handelt sich dabei meist um Maßnahmen, die einen Wiederanlauf in vorgegebenen Zeitrahmen (RTO) überhaupt erst ermöglichen.

Zu den risikomindernden Maßnahmen gehören zum einen:

- Maßnahmen, die die Eintrittswahrscheinlichkeit oder das Schadensausmaß eines eventuellen Not-/Krisenfalls minimieren. Beispielsweise zählen dazu:
  – Stabile Einfriedung (Zaun, Mauer, Sicherheitsfenster)
  – Stabiles Schließsystem
  – Notstromanlage
  – Videoüberwachung
  – Automatische Brandmeldeanlagen
  – Automatische Alarmierung von Notdiensten

Zum anderen umfassen risikomindernde Maßnahmen:

- alle Vorkehrungen, die den Wiederanlauf mit Hilfe der zuvor ausgewählten BC-Lösungen überhaupt erst ermöglichen. Dazu gehören zum Beispiel:
  – Mehrfachbesetzung aller kritischen Arbeitsstellen
  – Alternative/r Bürostandort/e
  – Ausweichrechenzentrum
  – Alternative Dienstleister

Voraussetzung für die Implementierung ist eine angemessene Projektplanung inklusive der Planung der notwendigen Ressourcen und Budgetierung. Selbstverständlich sollten hinsichtlich der Implementierung bereits vorhandene organisatorische, personelle, technische und infrastrukturelle Vorsorgemaßnahmen Berücksichtigung finden.

6.3.5 Planung

Die Entwicklung von Plänen für die Bewältigung von Notfällen ist eine der wichtigsten Aufgaben beim Aufbau eines BCMS Ein wesentliches Ziel des BCM-Prozesses sind funktionierende Pläne, die wie folgt unterschieden werden können:

- Strategische Pläne
- Taktische Pläne
- Operative Pläne

Eine weitere Voraussetzung für die Vollständigkeit der Pläne ist die Definition der Personen, die die Rollen und Verantwortlichkeiten der BCM-Organisation tragen und im Notfall durchführen. Die Verwendung standardisierter Vorlagen (BCP-Templates) unterstützt die Fachbereiche bei der Erstellung der Pläne und kann darüber hinaus eine entsprechende Einheitlichkeit der Pläne gewährleisten. Darüber hinaus ist die Aktualität der Pläne von entscheidender Bedeutung für ihre Funktionalität. Die Pläne sollten daher stets aktualisiert werden, wenn sich Anforderungen ändern, neue Risiken entstehen oder Erkenntnisse aus Tests und Übungen gewonnen werden.

Grundsätzlich sollte der Anspruch bestehen, dass alle Pläne folgende Eigenschaften besitzen:

- Prägnant
- Einfach und verständlich
- Realistisch und anwendbar
- Messbar (geplante Zeiten für den Wiederanlauf)

Strategische Pläne

Das Krisenmanagement steuert die Erarbeitung der strategischen Pläne. Zur Unterstützung des Krisenmanagements und zur inhaltlichen Vollständigkeit der strategischen Pläne wird das Krisenmanagement durch die Fachabteilungen unterstützt.

Die strategischen Pläne dienen zur Steuerung des Unternehmens in einer Krise. Zu diesen Plänen zählen:

- Krisenorganisationshandbuch
  Das Krisenorganisationshandbuch beschreibt den Aufbau der Krisenorganisation, die Verantwortlichkeiten, die grundlegenden Prozesse des KM der Organisation sowie die Abläufe zur Kommunikation und Information der beteiligten Stellen.
- Krisenreaktionsplan
  Der Krisenreaktionsplan beinhaltet alle Methoden, Hilfsmittel, Abläufe sowie Check- und Kontaktlisten, die der akuten Krisenbewältigung dienen, und ist das zentrale Unterstützungsdokument für die den Krisenstab der Organisation. Die methodischen Hilfsmittel in diesem Plan sollen den Mitgliedern des Krisenstabes

ermöglichen, Maßnahmen in einem Ereignisfall zielgerichtet und schnell einzuleiten.
- Krisenkommunikationsplan
In diesem Dokument werden die Organisationsstrukturen, Verfahrensweisen und Hilfsmittel für die kommunikative Bewältigung der Krise beschrieben. Im Wesentlichen beschreibt es die Inhalte, Kontrolle und Steuerung der Informationsflüsse rund um das Ereignis und die gesamte interne und externe Kommunikation.

Taktische Pläne

Die taktischen Pläne (Koordinationspläne) koordinieren die Wiederanlaufaktivitäten der verschiedenen Geschäftsprozesse innerhalb der jeweiligen Ausfallszenarien untereinander.

Koordinationspläne dienen der Synchronisation aller im Krankenhaus vorhandenen BCPs bzw. der damit verbundenen Aktivitäten, um den koordinierten Wiederanlauf im Zuge von einem Gebäudeausfall, Personalausfall, Dienstleisterausfall oder IT-Ausfall auf der taktischen Ebene zu steuern.

Des Weiteren trägt der Koordinationsplan im Zuge eines Notfalls dazu bei, die zeitkritischen Geschäftsprozesse innerhalb der jeweiligen Zeitvorgabe, mindestens auf einem Notbetriebsniveau, bereitzustellen.

Der jeweilige Koordinierungsplan beschreibt die systematische Aktivierung der jeweiligen BCP.

Nach Beendigung der Notfallsituation dient dieser Koordinierungsplan der Steuerung und Überwachung bei der Rückkehr in den Normalbetrieb. Dabei sollten sowohl die Reihenfolge als auch die Abhängigkeiten der einzelnen Geschäftsprozesse beachtet werden.

Selbstverständlich steigt auch mit zunehmender Größe des Krankenhauses oder der MVZ-Gruppe die Bedeutung einer optimalen Koordination der BCPs.

Operative Pläne

Die BCPs beschreiben die notwendigen Überbrückungsmaßnahmen bei Ausfall eines zeitkritischen Geschäftsprozesses sowie die notwendigen Maßnahmen zur Aufnahme des Notbetriebs und in letzter Instanz zur Rückführung in den Normalbetrieb.

Als Grundlage für die Erarbeitung der BCPs sollten die Daten der BIA sowie der BA herangezogen werden. Nach der Auswahl und Definition geeigneter BC-Lösungen zur Aufrechterhaltung der Funktionsfähigkeit nach einer Unterbrechung werden in der Planungsphase BCPs für die kritischen Geschäftsprozesse je Ausfallszenario entwickelt.

Die folgende Tabelle stellt die Inhalte der BCP dar, die sich an den zuvor erarbeiteten Schadensszenarien orientieren.

Tab. 9: Operative Pläne bei verschiedenen Ausfallszenarien

Operative Pläne (BCP)	
BCP Gebäudeausfall	Der BCP Gebäudeausfall beschreibt geeignete Verfahren eines jeden Fachbereichs, wie der Wiederanlauf an einem anderen Standort erfolgreich bewältigt werden kann.
BCP Personalausfall	Der BCP Personalausfall beinhaltet geeignete Verfahren, um mit dem Wegfall von Personal richtig umgehen zu können und auf diese Weise das Krankenhaus in seiner Funktionsfähigkeit zu schützen.
BCP Dienstleisterausfall	Der BCP Dienstleisterausfall zeigt geeignete Verfahren auf, um mit dem Ausfall von Dienstleistern richtig umgehen zu können und alternative Geschäftsabläufe zu ermöglichen.
BCP IT-Ausfall	Der BCP IT-Ausfall beschreibt geeignete Verfahren, um den Verlust von IT im Krankenhaus zu kompensieren und schnellstmöglich den Wiederanlauf der Geschäftsprozesse zu gewährleisten.

Die BCPs dienen den BC-Koordinatoren und dazugehörigen Prozessspezialisten zur standortbezogenen Aufrechterhaltung ihrer BCM-relevanten Geschäftsprozesse. Verantwortlich für die Freigabe entsprechend erstellter, aktualisierter und geänderter BCP ist üblicherweise der BC-Manager.

6.3.6 Validierung

Regelmäßige *Überprüfungen* im BCM sind für den Erfolg des gesamten BCMs unerlässlich. Hierbei ist die Eignung, Angemessenheit und Wirksamkeit der BIA, BA, des BC-Lösungskonzeptes/BC-Lösungen, BCP und Verfahren der Organisation zu prüfen. Dies erfolgt in der Regel mit Hilfe von Kontrollen, Analysen, Übungen, Tests und Berichten.

Tests und Übungen fördern die Kompetenzen der beteiligten Personen und überprüfen die Richtigkeit und Aktualität der Pläne sowie die Funktionalität und Dimensionierung der alternativen Ressourcen. Dabei stellen die finanziellen, zeitlichen und personellen Ressourcen für die Erprobung der Pläne und die Durchführung komplexer Übungen kritische Erfolgsfaktoren für das gesamte BCM dar.

Die in den Plänen beschriebenen Vorgehensweisen und notwendigen Fähigkeiten der eingesetzten Personen sollten durch Übungen trainiert werden. Es sollte das Ziel verfolgt werden, Kompetenzen zu entwickeln, Verbesserungspotenziale zu identifizieren und das Vertrauen der Mitarbeiter durch Wissensvermittlung zu stärken. Neben dem Kompetenzausbau der Übungsteilnehmer steht die Verbesserung der Pläne im Vordergrund.

Alle in der BIA erkannten Systeme, Komponenten und Ressourcen, welche zum Betrieb des Krankenhauses oder der MVZ-Gruppe notwendig sind, müssen in regelmäßigen Abständen auf ihre Widerstandsfähigkeit getestet werden.

Solange die Pläne nicht auf Durchführbarkeit und Genauigkeit überprüft werden, sollten sie bis dahin als unzuverlässig angesehen werden. Zur Überprüfung der Pläne wird grundsätzlich zwischen Tests und Übungen unterschieden.

Tests dienen der Überprüfung der Umsetzbarkeit von BCPs sowie der damit zusammenhängenden Verfügbarkeit und Funktionalität notwendiger Ressourcen. Test können im Ergebnis bestanden oder nicht bestanden sein.

Übungen dienen dazu, das gewünschte Verhalten in den verschieden Teams zu trainieren. Ergebnisse zielen vor allem auf Veränderungen im Zusammenspiel von verschiedenen Teammitgliedern oder Teams untereinander.

Die Ziele von Tests sind in der Regel:

- Identifikation von Schwachstellen und von fehlenden Informationen
- Überprüfung von getroffenen Vorkehrungen
- Überprüfung der Effektivität und Rechtzeitigkeit in Bezug auf die Wiederanlaufprozesse im Vergleich zu den geforderten Recovery Time Objectives (RTO)

Die Ziele von Übungen sind in der Regel:

- Teamwork stärken
- Verhalten unter Stress üben
- Steigerung der Awareness für BCM

Der gesamte Prozess des Testens und Übens enthält regelmäßig folgende Schritte:

- *Teststrategie* – definiert auf mehrere Jahre ausgelegt die Testtiefe/Testklasse, die Testkomponenten und die Teststruktur
- *Testplanung* – Terminierung und Festlegung der Testklassen für 12 Monate
- *Testkonzept* – Beschreibung der geplanten Einzeltests, der beteiligten Parteien und Ressourcen sowie des Risikos für die Durchführung

6.3.7 Schulung und Awareness

Awareness

Es wurde bereits eingangs erwähnt, dass die besten Management-Prozesse wirkungslos bleiben, wenn nicht von Beginn an die notwendige Awareness für die Notwendigkeit der Maßnahmen und deren Nutzen an sämtliche beteiligte Unternehmensbereiche vermittelt wird. Für das BCM ist dies besonders wichtig, da es regelmäßig bei Krisenereignissen zu Stresssituationen für die Mitarbeitenden kommt. Der Faktor Mensch kann hier entscheidend sein. Durch ausreichende Aufmerksamkeit für das BCM können etwaige Risiken vermieden werden, indem Handlungsempfehlungen beachtet werden. Der Stressfaktor soll gerade ausgeschaltet werden. Kommt es dennoch zum Krisenereignis, gilt es, einen kühlen Kopf zu bewahren, da man durch ein gut etabliertes BCM die Sicherheit hat, so früh wie möglich in gewohnte Fahrwasser zu gelangen und das Normalniveau zu erreichen.

Die Mitarbeitenden müssen also über das notwendige Verantwortungsbewusstsein für die Fortführung kritischer Geschäftsprozesse im Notfall bzw. der Krise verfügen. Es muss daher zum einen die Notwendigkeit eines BCM bekannt sein, zum anderen aber im Bewusstsein sein, dass nur mit einem ausreichenden Fachwissen über die zu beachtenden Regelungen im Unternehmen dieses BCM auch effektiv gelebt werden kann. Langfristig sollte das gesamte Personal in diese Awareness-Maßnahmen einbezogen werden.

Die Verantwortung dafür, dass die Mitarbeitenden über eine ausreichende Awareness verfügen, liegt beim BC-Manager. Dieser muss die Awareness-Konzepte schaffen und in die Abteilungen transportieren. Er muss darauf achten, dass die Mitarbeitenden in den notwendigen Abständen trainiert werden und dies auch dokumentiert ist. Bei Neueinstellungen im Unternehmen sollten die Awareness-Maßnahmen bereits in den »Onboarding-Prozess« integriert werden.

Schulungen

Kompetenz erfordert Training und Fachwissen. Ein BCM kommt daher nicht ohne Schulungsmaßnahmen aus. Dies wird bereits deutlich anhand der risikominimierenden Maßnahmen. Jedem Unternehmensangehörigen, der an einem Unternehmensprozess mit Schadenspotential beteiligt ist, muss stets klar sein, wo bei seiner täglichen Tätigkeit Gefahren lauern und wie er dazu beitragen kann, dass Risiken für das Unternehmen unter Kontrolle bleiben.

Die Schulungsintensität kann natürlich im Unternehmen abweichen. Nicht jeder Mitarbeitende arbeitet in Arbeitsbereichen, in denen BC-Risiken drohen. Außerdem sollte unterschieden werden, ob Wissen von Grund auf neu aufgebaut oder lediglich erweitert werden soll. Bei Neueinstellungen sind intensivere Schulungsmaßnahmen notwendig als bei Mitarbeitenden, die bereits seit vielen Jahren im Unternehmen sind und beispielsweise jährliche Schulungen im Bereich BCM besucht haben. Allerdings muss auch eine Betriebsblindheit vermieden werden. Es darf nicht jedes Jahr die gleiche BCM-Schulung »durchgekaut« und abgehakt werden. Schließlich ist das Ziel, Fertigkeiten zu vermitteln, die eine festgelegte Gruppe an Mitarbeitern zur Durchführung von Handlungen und Aktivitäten befähigen, die im Notfall entscheidend sein können. Es empfiehlt sich daher, erweiternde oder aufbauende Schulungen anzubieten und so die gewonnenen Kenntnisse und Fertigkeiten zu verfestigen. BCM-Awareness und -Schulung sollten daher nicht als Projekt, sondern als fortlaufender Prozess verstanden werden.

Für Schulungen bieten sich einerseits E-Learning-Plattformen als auch Planspiele an. Krisensituationen müssen geübt und durch Beobachter bewertet werden. Die Planung der BCM-Schulungen und Absolvierung in E Learning Modulen ermöglicht eine Kontrolle, dass die Schulungen wahrgenommen werden.

Denkbar ist bspw. auch ein Ampel-Modell in Mitarbeiter-Listen, in denen die jeweiligen Schulungen auch aus anderen Management-Prozessen übersichtlich dargestellt werden können.

Natürlich kann nicht von jeder MVZ-Gruppe oder jedem kleineren Krankenhaus erwartet werden, dass sie eigene Schulungen entwickeln. Es empfiehlt sich daher auch ggf. eine krankenhausübergreifend Zusammenarbeit oder ein Zurückgreifen auf etablierte Schulungsunternehmen.

6.4 Fazit

Das Business-Continuity-Management stellt einen wesentlichen Faktor zur Erhöhung der Widerstandsfähigkeit eines Krankenhauses oder einer MVZ-Gruppe dar. Dabei ist es wichtig zu verstehen, dass nicht der Compliance-Gedanke alleine im Vordergrund stehen sollte. Resilienz geht weit über die Compliance hinaus und erweitert die Verantwortung der Gesundheitseinrichtungen und der für sie Verantwortlichen. Insbesondere die nachhaltige Ausbildung und das regelmäßige Testen und Üben sind ausschlaggebend für die tatsächliche Wirkung der Maßnahmen in einer kritischen Situation.

Bei der Umsetzung sollte man sich realistische Ziele setzen und in Abhängigkeit von der Größe der Organisation eine mehrjährige Umsetzungsphase planen. Dies stellt sicher, dass die Qualität der entwickelten Maßnahmen und Pläne hoch ist und gleichzeitig eine Überforderung der Organisation vermieden wird.

Als kritische Erfolgsfaktoren sind die Bereitstellung von personellen und finanziellen Ressourcen zu betrachten. Beide Faktoren hatten, aufgrund der in der Vergangenheit zu knappen Ausstattung von Krankenhäusern und MVZ-Gruppen, einen Einfluss auf alle präventiven Maßnahmen. Es bleibt die Hoffnung, dass es hier zu einem Umdenken auch auf politischer Ebene kommt.

7 Fazit – kurz gefasst

Gerhard Dannecker, Tilmann Dittrich, Nadja Müller, Marcel Schaich

Cyberangriffe, Brände, Lieferketten-Engpässe, Pandemien und Großereignisse sind nur eine beispielhafte Aufzählung typischer Gefahren, die Einrichtungen im Gesundheitswesen drohen. Dies gilt sowohl für den stationären als auch für den ambulanten Behandlungssektor. Daher ist es wichtig, dass solche Einrichtungen resilient sind und die von ihnen angebotene Dienstleistungen stets umfassend in hoher Qualität zur Verfügung stehen. Hierzu kann und soll die Einführung eines Business-Continuity-Managements beitragen.

Zur Einrichtung eines solchen Systems ist die Unternehmensleitung von Gesundheitseinrichtungen verpflichtet, die Sorge dafür tragen muss, dass Vorsorgemaßnahmen zur Absicherung der Betriebskontinuität getroffen werden. Dies folgt bereits aus der Verpflichtung zur Einrichtung eines umfassenden Risikomanagementsystems (▶ Kap. 2.2.1). Darüber hinaus ergibt sich diese Pflicht aus der unternehmerischen Sorgfaltspflicht, nach der der sorgfältige Kaufmann Schaden von seinem Unternehmen möglichst abzuwenden hat (▶ Kap. 2.2.2, Gegenstand und Reichweite des § 93 AktG). Risiken, wie sie mit betriebsstörenden Ereignissen einhergehen, gehören darüber hinaus grundsätzlich zu den vorhersehbaren Risiken, die im Rahmen eines Krisenfrüherkennungssystems nach dem StaRUG zu überwachen sind (▶ Kap. 2.2.3).

Die Geschäftsleitung muss daher aufgrund ihrer Verpflichtungen wissen, welche Prozesse im Fall eines betriebseinschränkenden Ereignisses zuerst wieder in Gang gesetzt werden und auf einem Notbetriebsniveau vorhanden sein müssen, um weiteren Schaden vom Unternehmen abzuwenden. Daher müssen regelmäßig Analysen (▶ Kap. 2.5.3, Risikoanalyse) im Unternehmen stattfinden. Wenngleich betriebsstörende Ereignisse in ihrer Eintrittswahrscheinlichkeit vielleicht nicht extrem hoch sind, sind diese Pflichten wegen des sehr hohen Schadensausmaßes ernst zu nehmen. Besonders deutlich wird dies im Krankenhaussektor, wo die Gesundheit und das Leben von Patienten durch defizitäre oder nicht vorhandene Notfallvorsorgemaßnahmen im Sinne des BCM unmittelbar gefährdet sein können. Zur Erfüllung der der Leitung obliegenden Verantwortung und zur Minimierung des Haftungsrisikos der Leitungsebene ist es deshalb besonders wichtig, dass Compliance-Management und Business-Continuity-Management aufeinander abgestimmt sind. Darüber hinaus müssen die richtigen Versicherungslösungen (▶ Kap. 5) vorgehalten werden.

Doch nicht nur die allgemeinen Compliance-Vorschriften machen es notwendig, sich aus juristischer Perspektive mit der Krisenresilienz auseinanderzusetzen. Denn für nahezu alle Risikobereiche existieren Sondervorschriften für die Leistungserbringer des Gesundheitswesens. Den größten Regulierungsbereich stellt die Cybersicherheit vor allem auf Grund der dort bestehenden Gefährdungslage dar (▶ Kap. 3.1.4). Alle Unternehmen in diesem Bereich sind von Cyberangriffen und sonstigen Angriffen und Vorfällen bedroht. Eine zeitnahe Kooperation mit Behörden ist hier von elementarer Bedeutung (▶ Kap. 3.2.10). Die Täter der Cyberangriffe haben es besonders auf die »kostbaren« Gesundheitsdaten abgesehen, mit deren Veröffentlichung sie drohen, um hohe Lösegelder zu erpressen. Zudem kann der Zahlungsdruck durch die besonders schweren Folgen einer Störung der Funktionsfähigkeit im Gesundheitssektor erhöht werden, da ggf. sogar gesundheitliche Schäden bei Cyberangriffen drohen. Die Regelungen reichen vom Gesetz über das Bundesamt für Sicherheit in der Informationstechnik (BSIG) (▶ Kap. 3.2.3), dem eine umfassende Novelle durch das NIS2UmsuCG bevorsteht, dem Bereich des Datenschutzes im Sinne der DSGVO (▶ Kap. 3.2.5) bis zum 5. Sozialgesetzbuch, das IT-Sicherheitsvorgaben für Krankenhäuser (▶ Kap. 3.2.4) und Leistungserbringer des vertragsärztlichen Bereichs (▶ Kap. 3.3.1) verlangt. Die weiteren Risikobereiche werden durch das bevorstehende KRITIS-Dachgesetz (▶ Kap. 3.4) reguliert, aber auch durch Vorschriften auf Landesebene zur Krankenhausalarm- und -einsatzplanung (KAEP) (▶ Kap. 3.5) oder durch Brandschutzvorschriften (▶ Kap. 3.6).

Für die praktische Etablierung eines Business-Continuity-Managements sind vor allem die nachhaltige Ausbildung und das regelmäßige Testen und Üben ausschlaggebend (▶ Kap. 6.2.2), um auf kritische Situationen vorbereitet zu sein. Bei der Umsetzung ist es wichtig, sich realistische Ziele zu setzen, insbesondere auch für die Dauer der Umsetzungsphase, damit die Qualität der entwickelten Maßnahmen und Pläne hoch ist und gleichzeitig eine Überforderung der Organisation vermieden wird. Sorgsame Analysen legen den Grundstein für die Erarbeitung und Ausformung effizienter Management-Maßnahmen.

Es bleibt in diesem Zusammenhang aber auch zu hoffen, dass die Politik nebst der Aufstellung gesetzlicher Mindestvorgaben für das Business-Continuity-Management berücksichtigt, dass solche Pflichten nur dann wirklich zu Resilienz führen können, wenn ausreichend personelle und finanzielle Ressourcen vorhanden sind. Insbesondere der Fachkräftemangel macht es notwendig, dass ein Umdenken auf politischer Ebene hin zu einer intensiven Förderung der Unternehmen und öffentlichen Einrichtungen stattfindet, damit die gesetzlichen Vorgaben nicht wirkungslos bleiben, sondern Business-Continuity im Gesundheitswesen tatsächlich gelebt werden kann.

Verzeichnisse

Abkürzungsverzeichnis

AEUV	Vertrag über die Arbeitsweise der Europäischen Union
AG	Aktiengesellschaft
AktG	Aktiengesetz
AO	Abgabenordnung
AVB	Allgemeine Versicherungsbedingungen
B3S	Branchenspezifische Sicherheitsstandards
BA	Bedrohungsanalyse
BAG	Berufsausübungsgemeinschaft
BBK	Bundesamt für Bevölkerungsschutz und Katastrophenhilfe
BC-Handbuch	Business-Continuity-Handbuch
BCM	Business-Continuity-Management
BC-Manager	Business-Continuity-Manager
BCMS	Business-Continuity-Management-System
BCP	Business-Continuity-Plan
BC-Policy	Business-Continuity-Police
BDSG	Bundesdatenschutzgesetz
BGB	Bürgerliches Gesetzbuch
BGH	Bundesgerichtshof
BIA	Business-Impact-Analyse
BKA	Bundeskriminalamt
BMI	Bundesministerium des Innern und für Heimat
BRS	Branchenspezifische Resilienzstandards
BSI	Bundesamt für Sicherheit in der Informationstechnik
BSG	Bundessozialgericht

BSIG	Gesetz über das Bundesamt für Sicherheit in der Informationstechnik
BSIG-E	Entwurf für das BSIG aufgrund des NIS2UmsuCG
BSI-KritisV	Verordnung zur Bestimmung Kritischer Infrastrukturen nach dem BSI-Gesetz
BVerfG	Bundesverfassungsgericht
bvfa	Bundesverband Technischer Brandschutz e.V.
CBRN	Chemische, Biologische, Radiologische und Nukleare Gefahren
CERT	Computer Emergency Response Team
CMS	Compliance-Management-System
D&O-Versicherung	Directors-and-Officers-Versicherung
DAKEP	Deutsche Arbeitsgemeinschaft für Krankenhauseinsatzplanung e.V.
DCGK	Deutschen Corporate Governance Kodex
DigiG	Gesetz zur Beschleunigung der Digitalisierung des Gesundheitswesens (Digital-Gesetz – DigiG)
DDoS	Distributed Denial of Service
DGU	Deutsche Gesellschaft für Unfallchirurgie
DORA	Digital Operational Resilience Act
DRG	Diagnosis Related Groups
DRK	Deutsches Rotes Kreuz
DS-GVO	Datenschutz-Grundverordnung
DVG	Gesetz für eine bessere Versorgung durch Digitalisierung und Innovation
EKI-RL	Richtlinie zur Ermittlung und Ausweisung europäischer kritischer Infrastrukturen
ePA	elektronische Patientenakte
EuGH	Europäischer Gerichtshof
FISG	Gesetzes zur Stärkung der Finanzmarktintegrität
GewO	Gewerbeordnung
GG	Grundgesetz
GKV	Gesetzliche Krankenversicherung
GmbH	Gesellschaft mit beschränkter Haftung
GmbHG	Gesetz betreffend die Gesellschaften mit beschränkter Haftung
GRCh	Charta der Grundrechte der Europäischen Union
h. M.	Herrschende Meinung
HGB	Handelsgesetzbuch

HinSchG	Hinweisgeberschutzgesetz
HRDG	Hessisches Rettungsdienstgesetz
IfSG	Infektionsschutzgesetz
i. S. d.	im Sinne des
i. S. e.	im Sinne eines
ISMS	Informationssicherheits-Managementsystem
ISO	International Organization for Standardization
IT	Informationstechnik
i. V. m.	in Verbindung mit
KAEP	Krankenhausalarm- und -einsatzplanung
KBV	Kassenärztliche Bundesvereinigung
KEL	Krankenhauseinsatzleitung
KhBauVO	Krankenhausbauverordnung
KHG	Gesetz zur wirtschaftlichen Sicherung der Krankenhäuser und zur Regelung der Krankenhauspflegesätze
KHG LSA	Krankenhausgesetz Sachsen-Anhalt
KHGG NRW	Krankenhausgestaltungsgesetz des Landes Nordrhein-Westfalen
KHZG	Krankenhauszukunftsgesetz
KI	Künstliche Intelligenz
KIS	Krankenhausinformationssystem
KM	Krisenmanagement
KonTraG	Gesetz zur Kontrolle und Transparenz im Unternehmensbereich
KRITIS	Kritische Infrastrukturen
KRITIS-Dachgesetz	Entwurf eines Gesetzes zur Umsetzung der Richtlinie (EU) 2022/2557 und zur Stärkung der Resilienz von Betreibern kritischer Anlagen (kurz: KRITIS-DachG; bislang Referentenentwurf)
KWG	Kreditwesengesetz
LfDI BW	Landesbeauftragter für den Datenschutz und die Informationssicherheit Baden-Württembergs
LG	Landgericht
LKA	Landeskriminalamt
LKGBln	Landeskrankenhausgesetz Berlin
LKHG BW	Landeskrankenhausgesetz Baden-Württemberg
LkSG	Lieferkettenschutzgesetz
MANV	Massenanfall von Verletzten

MBCO	Minimum Business-Continuity-Objective
MIRT	Mobile Incidence Response Team
MTA	Maximal tolerierbare Ausfallzeit
MTPD	Maximum Tolerable Period of Disruption
MVZ	Medizinisches Versorgungszentrum
NIS-2-RL	Richtlinie (EU) 2022/2555 des Europäischen Parlaments und des Rates vom 14. Dezember 2022 über Maßnahmen für ein hohes gemeinsames Cybersicherheitsniveau in der Union, zur Änderung der Verordnung (EU) Nr. 910/2014 und der Richtlinie (EU) 2018/1972 sowie zur Aufhebung der Richtlinie (EU) 2016/1148 (NIS-2-Richtlinie)
NIS2UmsuCG	Gesetz zur Umsetzung der NIS-2-Richtlinie und zur Re-gelung wesentlicher Grundzüge des Informationssicherheitsmanage-ments in der Bundesverwaltung (bislang Referentenentwurf)
NKHG	Niedersächsisches Krankenhausgesetz
OECD	Europäische Union als auch die Organisation für wirtschaftliche Zusammenarbeit und Entwicklung
OLG	Oberlandesgericht
OPS	Operationen- und Prozedurenschlüssel
OTV	Organisatorische und technische Vorkehrungen
OWiG	Gesetz über Ordnungswidrigkeiten
PDCA	Plan, Do, Check, Act
PDSG	Gesetz zum Schutz elektronischer Patientendaten in der Telematikinfrastruktur
PVS	Praxisverwaltungssysteme
RaaS	Ransomware as a Service
Resilienz-RL	Richtlinie (EU) 2022/2557 des Europäischen Parlaments und des Rates vom 14. Dezember 2022 über die Resilienz kritischer Einrichtungen und zur Aufhebung der Richtlinie 2008/114/EG des Rates
RPO	Recovery Point Objective
RTO	Recovery Time Objective
SGB V	Sozialgesetzbuch V
SPOKS	Single Point of Knowledge
StaRUG	Unternehmensstabilisierungs- und Restrukturierungsgesetz
StGB	Strafgesetzbuch
TI	Telematikinfrastruktur
TOM	Technische und organisatorische Maßnahmen
v. a.	vor allem

VerSanG	Verbandssanktionengesetz (bislang nicht verabschiedet)
VwVfG	Verwaltungsverfahrengesetz
WpHG	Wertpapierhandelsgesetz
WpIG	Gesetz zur Beaufsichtigung von Wertpapierinstituten

Literaturverzeichnis

Adick, Organuntreue (§ 266 StGB) und Business Judgement, 2010.
Arvind/Shmatikov, IEEE Symposium on Security and Privacy 2008, 111: Robust De-anonymization of Large Sparse Datasets.
Bea/Dressler, NZI 2021, 67: Business Judgement Rule versus Gläubigerschutz? – Praktische Erwägungen zur Organhaftung im Kontext des StaRUG.
Becker/Gärtner, das Krankenhaus 04.2021, 292: Der neue § 75c SGB V – Anforderungen an die Informationssicherheit in Krankenhäusern.
Becker/Kingreen, SGB V – Gesetzliche Krankenversicherung, 8. Aufl. 2022.
Beisel/Verrel/Laue/Meier/Hartmann/Hermann (Hrsg.), Die Kriminalwissenschaften als Teil der Humanwissenschaften, Festschrift für Dieter Dölling zum 70. Geburtstag, 2023.
Beukelmann, NJW-Spezial 2013, 120: Strafbarkeit von Bankern bei fehlendem Risikomanagement.
Bittmann, NStZ 2011, 361: Risikogeschäft – Untreue – Bankenkrise.
Boms, ZD 2019, 536: Ahndung von Ordnungswidrigkeiten nach der DS-GVO in Deutschland – Ist § BDSG § 43 Abs. BDSG § 43 Absatz 4 BDSG unionsrechtskonform?
Brammsen/Sonnenburg, NZG 2019, 681: Geschäftsführeraußenhaftung in der GmbH.
Bräutigam/Habbe, NJW 2022, 809: Digitalisierung und Compliance – Rechtliche Herausforderung für die Geschäftsleitung.
Breyer-Mayländer/Zerres/A. Müller/et al. (Hrsg.), Die Corona-Transformation, 2022.
Brink/Wolff, Beck'scher Online-Kommentar (BeckOK) Datenschutzrecht, 42. Edition, 01.11.2022.
Brodowski/Schmid/Scholzen/Zoller, NStZ 2023, 385: Zuerst erpresst, dann verfolgt? Wege zur Rechtssicherheit bei Ransomware-Zahlungen.
BSI – Bundesamt für Sicherheit in der Informationstechnik (2024): CyberPraxMed Abschlussbericht. (https://www.bsi.bund.de/SharedDocs/Downloads/DE/BSI/DigitaleGesellschaft/CyberPraxMed_Abschlussbericht.html?nn=132746, Zugriff am 28.03.2024)
Bülte/Dölling/Haas/Schuhr, Festschrift (FS) für G. Dannecker, 2023: Strafrecht in Deutschland und Europa.
Chibanguza/Kuß/Steege, Künstliche Intelligenz, Recht und Praxis automatisierter Systeme, 1. Aufl. 2022.
Dann, Compliance im Krankenhaus, 2015.
C. Dannecker, Der nemo tenetur-Grundsatz – prozessuale Fundierung und Geltung für juristische Personen, ZStW 2015, 370.
Dieners, Handbuch Compliance im Gesundheitswesen, 4. Aufl. 2022.
Dittrich, CB 8/2023, I (Editorial): Compliance-Hammer: »NIS-2-Umsetzungsgesetz«.
Dittrich, GesR 2023, 360: Muss die vertragsärztliche Versorgung Kritische Infrastruktur werden? Ein Plädoyer für eine Anpassung von § 75b SGB V.
Dittrich, GuP 2021, 165: Die Verankerung der IT-Sicherheit von Krankenhäusern im Sozialrecht – worin liegt der Nutzen des § 75 c SGB V?

Dittrich, MMR 2022 1039: IT-Sicherheit und Krisenresilienz bei Energieversorgern und Energieanlagen – Über Blackouts, die Angriffserkennung und das Business-Continuity-Management.
Dittrich, MMR 2022, 267: Sanktionskompetenz des BSI im Kampf für mehr Cybersicherheit – Eine kritische Untersuchung der »Bußgeldpraxis« nach dem BSIG.
Dittrich, MMR-Aktuell 2023, 457211: Neues zur Bußgeldpraxis des Bundesamtes für Sicherheit in der Informationstechnik.
Dittrich/Dochow, GesR 2022, 414: Cybersicherheitsrecht in der Telematikinfrastruktur mit Blick auf Arztpraxen.
Dittrich/Dochow/Ippach, GesR 2021, 613: Auswirkungen der neuen EU-Cybersicherheitsstrategie auf das Gesundheitswesen – der Entwurf der NIS-2-Richtlinie und der »Resilienz-Richtlinie«.
Dittrich/Etterer, KH-J 1/2022, 11: Auswirkungen des Lieferkettensorgfaltspflichtengesetzes auf Krankenhäuser.
Dittrich/Heinelt, RDi 2023, 164: Der Europäische DORA – neue Sicherheitsvorgaben für den Finanzsektor.
Dittrich/Ippach, GesR 2021, 285: IT-Sicherheit betrifft nicht nur Großkrankenhäuser – die Regulierung der IT-Sicherheit im ambulanten und stationären Bereich.
Dittrich/Lippert, MedR 2023, 638: Nachhaltigkeit im Gesundheitswesen – aktuelle und zukünftige Rechtsentwicklungen.
Dittrich/Müller, KH-J 4/2021, 105: Die Geschäftsleitung eines Krankenhauses als Verantwortliche für ein Business-Continuity-Management.
Dochow, MedR 2022, 100: Cybersicherheitsrecht im Gesundheitswesen.
Dwork, ICALP (International Colloquium on Automata, Languages, and Programming) 2006, S. 1: Differential Privacy.
Ehmann/Selmayr, Datenschutz-Grundverordnung, 2. Aufl. 2018.
Engländer/Zimmermann, NJW 2020, 1398: »Rettungstötungen« in der Corona-Krise? Die Covid-19-Pandemie und die Zuteilung von Ressourcen in der Notfall- und Intensivmedizin.
Epping, Zeitschrift für Orthopädie und Unfallchirurgie 2017, 507: Brandschutz im Krankenhaus: keine technische Lösung von der Stange.
Federmann/Müller/Friedrichsen/Schaich, CB 2021, 107: Business-Continuity-Management im Pflichtenkreis der Geschäftsleitung.
Federmann/Müller/Friedrichsen/Schaich, CB 2021, 55: Rechtliche Vorgaben zur Etablierung eines Business-Continuity-Managements.
Fiedler/Weber, NZS 2004, 358: Medizinische Versorgungszentren.
Fischer, Strafgesetzbuch, 70. Aufl. 2023.
Fleischer, NZG 2014, 321: Aktienrechtliche Compliance-Pflichten im Praxistest: Das Siemens/Neubürger-Urteil des LG München I.
Forgó/Helfrich, Betrieblicher Datenschutz, 3. Aufl. 2019.
Frahm, NJW 2021, 216: Der Behandlungsfehler in der Arzthaftung.
Frey/Osborne, The future of employment: How susceptible are jobs to computerisation?, abrufbar unter: https://www.oxfordmartin.ox.ac.uk/publications/the-future-of-employment/.
Gaede/Kubiciel/Saliger/Tsambikakis, medstra 2020, 129: Rechtmäßiges Handeln in der dilemmatischen Triage-Entscheidungssituation.
Gehring, CCZ 2021, 162: Strukturelle Risiken für Compliance im Krankenhaus.
Goette/Goette, DStR 2016, 815: Managerhaftung: Abgrenzung unternehmerischer Entscheidungen nach Maßgabe der Business Judgement Rule von pflichtverletzendem Handeln.
Goette/Habersack/Kalss, Münchener Kommentar zum Aktiengesetz, 6. Aufl. 2023 (zitiert als: MüKoAktG/Bearb.).
Gola/Heckmann, Datenschutz-Grundverordnung/Bundesdatenschutzgesetz, 3. Aufl. 2022.
Graf, Beck'scher Online-Kommentar (BeckOK) OWiG, 40. Edition, 01.10.2023.
Graf/Jäger/Wittig, Wirtschafts- und Steuerstrafrecht, 2. Aufl. 2017.
Grau/Pohlmann/Radunz, NZI 2021, 522: Erste Praxiserfahrungen mit dem StaRUG – Zugleich Besprechung von AG Hamburg, NZI 2021, 544.
Grzesiek, GuP 2021, 171: Neue Anforderungen an die IT-Sicherheit in der Arztpraxis.

Haghani, NZI-Beilage 2021, 15: Krisenfrüherkennung im Unternehmen mittels Frühwarnsystem.
Harnos, Gerichtliche Kontrolldichte im Gesellschaftsrecht, 2021.
Hauschka/Moosmayer/Lösler, Corporate Compliance, 3. Aufl. 2016.
Helmrich, NZG 2011, 1252: Zur Strafbarkeit bei fehlenden oder unzureichenden Risikomanagementsystemen in Unternehmen am Beispiel der AG.
Henssler (Hrsg.), Beck'scher Online-Großkommentar (BeckOGK) AktG, Stand: 01.04.2023 (zitiert als: BeckOGK/Bearb., AktG).
Henssler/Hoven/Kubiciel/Weigend, NZWiSt 2018, 1: Kölner Entwurf eines Verbandssanktionengesetzes.
Henssler/Krüger (Red.), Münchener Kommentar zum Bürgerlichen Gesetzbuch: BGB, Band 5, 8. Aufl. 2020, C. H. Beck München (zitiert als: Bearb. in: MüKoBGB).
Henssler/Strohn, Gesellschaftsrecht, 5. Aufl. 2021 (zitiert als: Henssler/Strohn GesR/Bearb).
Hessel/Callewaert/Klose, MMR 2023, 471: Sicherheits-Update für das IT-Vertragsrecht – Das neue europäische Cybersicherheitsrecht in der Vertragsgestaltung.
Hornung, NJW 2021, 1985: Das IT-Sicherheitsgesetz 2.0: Kompetenzaufwuchs des BSI und neue Pflichten für Unternehmen.
Hornung/Schallbruch, IT-Sicherheitsrecht, 2020.
Huff, Die Freizeichnung von strafrechtlicher Verantwortlichkeit durch Pflichtendelegation im Unternehmen – ein deutsch-französischer Vergleich, 2008.
Hüffer/Koch, Aktiengesetz, 15. Aufl. 2021 (zitiert als: Hüffer/Koch, AktG, 15. Aufl.).
Huster/Kingreen (Hrsg.), Handbuch Infektionsschutzrecht, 2021, S. 285, 300 ff.
Jahn/Schmitt-Leonardy/Schoop, wistra 2018, 27: Unternehmensverantwortung für Unternehmenskriminalität – »Frankfurter Thesen«.
Jorzig/Sarangi, Digitalisierung im Gesundheitswesen, 2020.
Jossé, Business Continuity und Krisenmanagement. Umgang mit Krisen und Großstörungen, 2020.
Kindhäuser/Neumann/Paeffgen, Nomos-Kommentar StGB, 6. Aufl. 2023 (zitiert als: NK-StGB/Bearb.).
Kipker, Cybersecurity, 2. Aufl. 2023.
Kipker, MMR-Aktuell 2022, 452009: Der EU »Cyber Resilience Act« kommt – und mit ihm die umfassendsten Compliance-Pflichten in der IT-Sicherheit, die es jemals gab.
Kipker/Dittrich, »Wie Cyberkriminelle Gesetze als Druckmittel nutzen«. Zugriff am 12.12.2023 unter: https://www.csoonline.com/de/a/wie-cyberkriminelle-gesetze-als-druckmittel-nutzen,3681172
Kipker/Dittrich, MMR 2023, 481: Rolle der Kritischen Infrastrukturen nach dem neuen NIS-2-Umsetzungs- und Cybersicherheitsstärkungsgesetz.
Kipker/Dittrich, MMR-Aktuell 2022, 454186: Neues BMI-Eckpunktepapier für ein KRITIS-Dachgesetz: Mehr physischer Schutz für Kritische Infrastrukturen.
Kipker/Dittrich, MMR-Aktuell 2023, 458516: KRITIS-Dachgesetz kommt: Umfasser Überblick über den neuen RefE.
Kipker/Dittrich, ZRP 2023, 230; Kritischer Infrastrukturschutz ganz konkret? Das KRITIS-Dachgesetz zur Umsetzung der neuen EU Resilienz-Richtlinie.
Klinikum Esslingen, »Cyber-Angriff« auf Klinikum Esslingen, 29.11.2023 Zugriff am 12.12.2023 unter: https://www.klinikum-esslingen.de/ueber-uns/presse/pressemeldungen/pressemeldung/?tx_news_pi1%5Bnews%5D=651&tx_news_pi1%5Bcontroller%5D=News&tx_news_pi1%5Baction%5D=detail&cHash=486695541db10cc3da425814524d423a.
Klinikum Esslingen, Pressemitteilung zum Geschäftsjahr 2021, 2022 Zugriff am 12.12.2023 unter: https://www.klinikum-esslingen.de/fileadmin/medienpool/pdf/2022/Juni/2022-07-20_PM_26072022_Jahresergebnis_und_Qualitaetsbericht.pdf
Koch, Aktiengesetz, 17. Aufl. 2023.
Köhler/Schlüchtermann, Klinik Management aktuell 2021, 57: Supply-Chain-Resilienz im Krankenhaus.
Kohpeiß, DuD 2023, 220: Verpflichtung zur intelligenten Angriffserkennung?
Kühl, HRRS 2008, 359: Die Übernahme von Beschützer- und Überwachungsgarantenstellungen.

Kümmel, GuP 2015, 53: Aktuelle Rechtsfragen beim Bau und Betrieb von Krankenhäusern.
Lackner/Kühl/Heger, 30. Aufl. 2023, StGB.
Landmann/Rohmer, GewO, 99. Aufl. 2022.
Lange, CCZ 2020, 265: Auswirkungen des VerSanG auf die Managerhaftung.
Laufhütte u. a., StGB Leipziger Kommentar (LK-StGB), 12. Aufl. 2012.
Laufs/Katzenmeier/Lipp, Arztrecht, 8. Aufl. 2021.
Layeghy/Portmann, arXiv 2022, 2205.04112: On Generalisability of Machine Learning-based Network Intrusion Detection Systems.
Leupold/Wiebe/Glossner, IT-Recht, 4. Aufl. 2021.
Mahnke/Rohlfs (Hrsg.), Betriebliches Risikomanagement und Industrieversicherung, 2020, S. 191. Versicherung, 2020.
Meding/Loktyushin/Hirsch, ICASSP (42nd IEEE International Conference on Acoustics, Speech and Signal Processing) 2017, 811: Automatic detection of motion artifacts in MR images using CNNs.
Mitsch, Karlsruher Kommentar zum Gesetz über Ordnungswidrigkeiten, 2. Aufl. 2017.
Moosmayer, Compliance, 4. Aufl. 2021.
Nadeborn/Dittrich, ICLR 1/2022, 147: Cybersicherheit in Krankenhäusern – Teil 1: IT-Compliance als Leitungsaufgabe.
Nadeborn/Dittrich, ICLR 2/2022, 273: Cybersicherheit in Krankenhäusern – Teil 2: vom Normalfall zum Notfall.
Nadeborn/Klaas, medstra 2023, 32: Sanktionspraxis im Gesundheitswesen nach der DSGVO – Kann man aus den Fehlern anderer lernen?
Narayanan/Shmatikov, 2008 IEEE Symposium on Security and Privacy (sp 2008), Oakland, CA, USA, 2008, S. 111: Robust De-anonymization of Large Sparse Datasets.
Nickert/Nickert, DStR 2021, 883: Frühwarnsystem: Bestandsgefährdende Fehlentwicklungen erkennen und managen.
Paal/Pauly, Datenschutz-Grundverordnung/Bundesdatenschutzgesetz, 3. Aufl. 2021.
Papastefanou, CR 2020, 379: »Database Reconstruction Theorem« und die Verletzung der Privatsphäre (Differential Privacy).
Park, Kapitalmarktstrafrecht, 5. Auflage 2019.
Passarge, NVwZ 2015, 252: Compliance bei Unternehmen der öffentlichen Hand.
Pfenninger/Villhauer/Königsdorfer, Notfall + Rettungsmedizin 2022, https://doi.org/10.1007/s10049-022-01065-1: Krankenhausalarm- und -einsatzplanung in Baden-Württemberg. Eine länderspezifische Umfrage an 214 Kliniken.
Preussner/Pananis, BKR 2004, 347: Risikomanagement und strafrechtliche Verantwortung – Corporate Governance am Beispiel der Kreditwirtschaft.
Riehm/Meier, MMR 2020, 571: Rechtliche Durchsetzung von Anforderungen an die IT-Sicherheit – Behörden, Private und Verbände in der Gesamtverantwortung.
Ritter, Die Weiterentwicklung des IT-Sicherheitsgesetzes, 2021.
Rolfs/Giesen/Meßling/Udsching, Beck'scher Online-Kommentar (BeckOK) Sozialrecht, 70. Edition Stand: 01.09.2023.
Rompf/Schröder/Willaschek, Kommentar zum Bundesmantelvertrag für Ärzte, 1. Aufl. 2014.
Rotsch, Criminal Compliance, 1. Aufl. 2015.
Rotsch/Mutschler/Grobe, CCZ 2020, 169: Der Regierungsentwurf zum Verbandssanktionengesetz – kritische Analyse und Ausblick.
Rückert, GWuR 3/2021, 103: Zahlen oder nicht zahlen, das ist hier die Frage – Strafbarkeitsrisiken für Unternehmen bei Ransomware-Zahlungen.
Säcker/Rixecker/Oetker/Limperg, Münchener Kommentar zum Bürgerlichen Gesetzbuch, Band 5, 9. Aufl. 2023 (zitiert als: MüKoBGB/Bearb.).
Saliger/Tsambikakis/Mückenberger/Huber, Münchner Entwurf eines Verbandssanktionengesetzes, 2019.
Sarhan et al, BDTA 2020, WiCON 2020: Big Data Technologies and Applications, S. 117: NetFlow Datasets for Machine Learning-Based Network Intrusion Detection Systems.
Schenke/Graulich/Ruthig, Sicherheitsrecht des Bundes, 2. Aufl. 2018.
Schmidt, K&R 2023, 705: Neue europäische Anforderungen im Cybersicherheitsrecht – die NIS2-Richtlinie im Überblick.

Schmola/Rapp, Compliance, Governance und Risikomanagement im Krankenhaus, 2016.
Schneider/Albert, KH-J 1/2022, 9: Compliance im Spiegel des Koalitionsvertrages 2021 bis 2025.
Scholtes/Wurmb/Rechenbach (Hrsg.), Risiko- und Krisenmanagement im Krankenhaus. Alarm- und Einsatzplanung, 2018, Stuttgart: Kohlkammer.
Schönke/Schröder, Strafgesetzbuch, 30. Aufl. 2019.
Schork/Reichling, CCZ 2013, 269: Der strafrechtliche Schutz des Risikomanagements durch das sog. Trennbankengesetz.
Schwark/Zimmer, Kapitalmarktrechtskommentar, 5. Aufl. 2020.
Schwintowski, NZG 2021, 901: Das neue Frühwarnsystem nach § 1 StaRUG. Konzept – Funktionen – Zugang – Haftung.
Shokri/Stronati/Song/Shmatikov, *2017 IEEE Symposium on Security and Privacy (SP)*, San Jose, CA, USA, 2017, S. 3: Membership Inference Attacks Against Machine Learning Models.
Soyer/Schumann, wistra 2018, 321: Die »Frankfurter Thesen« zum Unternehmensstrafrecht unter Einbeziehung der Erfahrungen in Österreich.
Spickhoff, Medizinrecht, 4. Aufl. 2022.
Stollmann/Halbe, MedR 2022, 785: Zukunftsprogramm Krankenhäuser.
Streng-Baunemann, ZIS 2021, 170: »Corona«-Triage – verfassungsrechtliche und strafrechtliche Perspektive.
Su/Vasconcellos/Kouichi, IEEE Transactions on Evolutionary Computation 23.5 (2019)/IEEE EC 2019, S. 828: One Pixel Attack for Fooling Deep Neural Networks.
Tabata, How AI Could Predict Medical Conditions And Revive The Healthcare System, 2022. Zugriff am 12.12.2023 unter: https://www.forbes.com/sites/forbestechcouncil/2022/01/25/how-ai-could-predict-medical-conditions-and-revive-the-healthcare-system/?sh=47f99a5c6c47
Taeger/Gabel, DS-GVO – BDSG – TTDSG, 4. Aufl. 2022.
Taeger/Pohle, Computerrechts-Handbuch, Werkstand: 37. EL Mai 2022.
Tiecks/Otremba, BC 2020, 278: Der neue IDW EPS 340 – Risikofrüherkennung sollte auch im Mittelstand eine Schlüsselrolle zukommen.
Tramèr et al. ArXiv 2022, 2204.00032: Truth Serum: Poisoning Machine Learning Models to Reveal Their Secrets.
Tschammler, PharmR 2019, 509: IT-Sicherheit im Gesundheitswesen.
Ulsenheimer StV 2007, 77: Anmerkung zum Urteil des BGH vom 14.03.2003, Az.: 2 StR 239/02 (Fahrlässige Körperverletzung durch positives Tun oder Unterlassen).
Ulsenheimer/Gaede, Arztstrafrecht in der Praxis, 6. Aufl. 2020 (zitiert als: Ulsenheimer/Gaede, ArztStrafR.
v. Busekist/Federmann/Müller, ZRFC 06/2020, 263: Konzernverantwortlichkeit und Konzernhaftung. Nach dem Regierungsentwurf des Verbandssanktionengesetzes.
von Maltzan/Käde, DSRITB (DSRI-Tagungsband) 2020, 505: Algorithmen, die nicht vergessen – Model Inversion Attacks und deren Bedeutung für den Schutz der Daten und der Urheberrechte.
Wabnitz/Janovsky, Handbuch Wirtschafts- und Steuerstrafrecht, 5. Aufl. 2020.
Wagner/Ruttloff/Schuler, GuP 2023, 41: Das Lieferkettensorgfaltspflichtengesetz – Bedeutung für Krankenhäuser und andere medizinische Einrichtungen.
Wallhäuser, CB 2016, 151: Compliance für Krankenhäuser.
Walter, NJW 2022, 363: Keine Verpflichtung zu einem Triagegesetz – und kaum Vorgaben dafür.
Wessels/Beulke/Satzger, Strafrecht AT, 49. Aufl. 2019.
Wilhelm, NStZ 2009, 15: Hilfeleistungspflichten unter Straftätern – Besprechung von BGH, Urteil vom 4.12.2007 – BGH 04.12.2007, Az. 5 StR 324/07.
Willaschek, ZRP 2023, 125: Investoren und MVZ: Welcher Weg führt nach Rom?
Wolf, Triage in der Pandemie, 2024.
Wolff, DuD 2022, 733: KI-Biases im Gesundheitswesen.
Wurmb/Rechenbach/Scholtes, Alarm- und Einsatzplanung an Krankenhäusern: Das konsequenzbasierte Modell, Med Klin Intensivmed Notfmed, 112, 618–621, 2017

Zheng/Pengyu, NeurIPS 2018 (Advances in Neural Information Processing Systems 31: Annual Conference on Neural Information Processing Systems 2018), 7924: Robust Detection of Adversarial Attacks by Modeling the Intrinsic Properties of Deep Neural Networks.

Ziegler, ICLR 1/2023, 61: Anforderungen an die Cybersicherheit bei der Erbringung von IT-Dienstleistungen für Arztpraxen sowie Krankenhäuser und Möglichkeiten der Vertragsgestaltung.

Zimmermann, Rettungstötungen, 2009.

Weiterführende Literatur

»Branchenspezifischer Sicherheitsstandard '»Medizinische Versorgung'«, V1.2« v. 08.12.2022, Deutsche Krankenhausgesellschaft.

»Handbuch Krankenhausalarm- und -einsatzplanung«, Bundesamt für Bevölkerungsschutz und Katastrophenhilfe, Stand: November 2020, abrufbar unter: https://www.bbk.bund.de/DE/Themen/Gesundheitlicher-Bevoelkerungsschutz/Krankenhausalarmplanung/krankenhausalarmplanung_node.html.

»Krankenhäuser als kritische Infrastrukturen – Umsetzungshinweise der Deutschen Krankenhausgesellschaft« v. 09.12.2017, abrufbar unter: https://www.dkgev.de/themen/digitalisierung-daten/informationssicherheit-und-technischer-datenschutz/informationssicherheit-im-krankenhaus/.

»Nationale Strategie zum Schutz Kritischer Infrastrukturen« des BMI, 2009, abrufbar unter: https://www.bmi.bund.de/SharedDocs/downloads/DE/publikationen/themen/bevoelkerungsschutz/kritis.html

Bundeslagebild Cybercrime 2021 v. 09.05.2022, Bundeskriminalamt.

Die Lage der IT-Sicherheit 2022 v. 21.10.2021, Bundesamt für Sicherheit in der Informationstechnik.

Die Lage der IT-Sicherheit 2022 v. 25.10.2022, Bundesamt für Sicherheit in der Informationstechnik.

Die Lage der IT-Sicherheit 2023 v. 02.11.2023, Bundesamt für Sicherheit in der Informationstechnik.

Orientierungshilfe zum Einsatz von Systemen zur Angriffserkennung, V1.0 v. 26.09.2022, Bundesamt für Sicherheit in der Informationstechnik.

Stichwortverzeichnis

A

Abrechnungsbetrug   30
Abschlussprüfung   51
Angriffserkennung
– Angriffserkennungssystem   39, 97, 99, 116
Arzthaftung   25, 118
Authentizität   38, 40, 42, 86, 93, 96, 99, 107, 129
Awareness   107, 146, 170, 184, 200

B

B3S
– Branchenspezifischer Sicherheitsstandard   39, 42, 84, 86, 96, 98, 107, 117, 124, 145, 168
BBK
– Bundesamt für Bevölkerungsschutz und Katastrophenhilfe   26, 32, 136, 139, 141
BCM
– Business-Continuity-Management   17, 45, 48, 54, 55, 79, 83, 99, 156, 176
BCMS
– Business-Continuity-Management-System   47, 56, 176, 197

Behandlungseffektivität 40, 42, 86
Behandlungsfehler 118
Benachrichtigungspflicht 29, 111
Beschützergarant 57
BIA
- Business-Impact-Analyse 80, 185
Big Game Hunting 89
Bilanzberichterstattung 51
Brand
- Brandereignis 19, 44, 54, 140, 142, 145
BSI 38
- Bundesamt für Sicherheit in der Informationstechnik 23, 91, 95, 99, 108, 121, 122, 128, 136, 145
BSI-KritisV
- BSI-Kritis-Verordnung 37, 42, 95, 106, 123
Business Judgement Rule 46, 53, 74

C

CMS
- Compliance-Management-System 62, 65, 70, 74, 80
Compliance 26, 46, 61, 64, 67, 79, 82, 202
- Compliance-Officer 64, 67
Corona-Pandemie 20, 22, 24, 44, 50, 140, 154, 192
Cyberangriff 21, 25, 36, 50, 81, 84, 90, 106, 117, 120, 122, 130, 132, 157, 160, 174
Cybersicherheit 21, 27, 86, 94, 108, 116, 119, 129, 132
Cyberversicherung 109, 119, 120, 122, 168
Cybervorfall 21, 89, 117, 122, 127, 140

D

Datenpanne 110
Datensicherheit 86, 106, 107, 110
DCGK
- Deutscher Corporate Governance Kodex 62
DDoS-Angriffe 88
Delegation 64, 68, 104
Dokumentation 74, 77
DORA
- Digital Operational Resilience Act 81
DS-GVO
- Datenschutz-Grundverordnung 82, 108, 109, 121, 138
DVG
- Digitale-Versorgung-Gesetz 41, 123

E

EU-Whistleblowerrichtlinie 74

F

Flutkatastrophe 23, 44, 140

G

Garantenpflicht 58, 60, 67, 151

H

HinSchG
- Hinweisgeberschutzgesetz 75, 76
Hygiene 20

I

Informationssicherheit 31, 44, 47
- Informationssicherheits-Managementsystem 40, 98, 119
- Informationssicherheitsverletzung 119, 172
Integrität 38, 40, 42, 86, 93, 96, 99, 107, 116, 124, 129, 172
ISO 22301 41, 83, 99, 177, 195
ISO 27001 98
IT-Sicherheit 20, 23, 25, 29, 31, 36, 42, 71, 81, 86, 106, 109, 111, 116, 122, 124, 126, 128, 148, 170, 172
- IT-Sicherheitsgesetz 36
- IT-Sicherheitsgesetz 2.0 39, 93

K

KAEP
- Handbuch KAEP 32, 140, 141, 144, 146
- Krankenhausalarm- und -einsatzplanung 23, 138–141, 143, 146
- Leiter KAEP 141, 143, 144
KBV
- Kassenärztliche Bundesvereinigung 32, 123
- KBV-Richtlinie 123–127, 132
KIS
- Krankenhausinformationssystem 89, 144
Klimawandel 23, 134
Kontaktstelle 99, 102, 137
Krankenhauszukunftsgesetz 31, 108

Krisenfrüherkennung 48, 54, 84
Kritis-Dachgesetz 35, 135, 147
Kritische Infrastruktur 24, 27, 31, 35–37, 88, 94, 96, 100, 102, 110, 121, 134, 165
Künstliche Intelligenz 98, 113

L

Legalitätsprinzip 61, 63, 74, 78
Letztverantwortung 65, 141, 151
Lieferkette 22, 32, 75, 90, 134, 189
- Lieferkettenschutzgesetz 71
Lösegeld 87, 120, 157, 165, 169

M

Massenanfall von Verletzten
- MANV 140, 144
Meldepflicht 29, 82, 94, 96, 100, 108, 111, 121, 122, 130, 137, 156
MIRT
- Mobile Incidence Response Team 100, 108, 121, 122
MISP
- Malware Information Sharing Plattform 98

N

Nachweispflicht 29, 96, 102, 108
Naturkatastrophe 44, 134, 143, 145
Neubürger-Entscheidung 27, 67
NIS-2-Richtlinie 34, 35, 39, 81, 94, 95, 102, 121, 134, 135, 138
NIS-Richtlinie 34, 93, 138
Notfallversorgung 90, 91

P

Patientensicherheit 40, 42, 48, 50, 86
PDCA-Zyklus 65, 141
PDSG
- Patientendatenschutzgesetz 41, 106
Phishing 88

Q

Qualitätsgebot 25, 28, 109

R

Ransomware 87, 91, 157, 166
Reputation 30, 69, 73, 90, 111, 187
Resilienz-Richtlinie 81, 94, 134, 135, 138, 147
Risikoanalyse 40, 64, 71, 80, 136, 138, 141, 143, 147, 152
Risikobereich
- vollbeherrschbarer 118, 150
Risikofaktor Mensch 22, 133
Risikomanagement 44, 52, 94, 123, 188
- Risikomanagementsystem 43, 50, 54, 63, 80, 84

S

Sanktion 71, 73, 80, 83, 93, 101, 108, 131, 147, 168
Schulung 72, 76, 139, 146, 152, 170, 200
Schutzziel 40, 86, 93, 107, 117, 124, 152
Social Engineering 88
Sorgfaltspflicht 45, 46, 53, 60, 62
Stand der Technik 38, 42, 96, 107, 124, 129
Strafanzeige 117, 121, 161

T

Telematikinfrastruktur 106, 127, 129, 166
Tone from the Top 71, 146
Triage 144, 153–156

U

Überwachungsgarant 57
Universitätsklinikum Düsseldorf 36, 90, 91, 117, 163
Untreue 52

V

Verbandssanktionengesetz 26, 65
Verfügbarkeit 38, 40, 42, 86, 93, 96, 99, 107, 116, 124, 129, 172, 177, 194, 200
Vertraulichkeit 38, 40, 42, 86, 93, 96, 99, 107, 116, 124, 129, 172